AF832992

C. Zalpour

Checklisten Krankheitslehre

Christoff Zalpour

Für die Physiotherapie

Checklisten Krankheitslehre

1. Auflage

Unter Mitarbeit von: Melissa Knoll

ELSEVIER

Elsevier GmbH, Bernhard-Wicki-Str. 5, 80636 München, Deutschland
Wir freuen uns über Ihr Feedback und Ihre Anregungen an kundendienst@elsevier.com

ISBN 978-3-437-45023-5
eISBN 978-3-437-05553-9

1. Auflage 2024

Wichtiger Hinweis
Die medizinischen Wissenschaften unterliegen einem sehr schnellen Wissenszuwachs. Der stetige Wandel von Methoden, Wirkstoffen und Erkenntnissen ist allen an diesem Werk Beteiligten bewusst. Sowohl der Verlag als auch die Autorinnen und Autoren und alle, die an der Entstehung dieses Werkes beteiligt waren, haben große Sorgfalt darauf verwandt, dass die Angaben zu Methoden, Anweisungen, Produkten, Anwendungen oder Konzepten dem aktuellen Wissensstand zum Zeitpunkt der Fertigstellung des Werkes entsprechen.
Der Verlag kann jedoch keine Gewähr für Angaben zu Dosierung und Applikationsformen übernehmen. Es sollte stets eine unabhängige und sorgfältige Überprüfung von Diagnosen und Arzneimitteldosierungen sowie möglicher Kontraindikationen erfolgen. Jede Dosierung oder Applikation liegt in der Verantwortung der Anwenderin oder des Anwenders. Die Elsevier GmbH, die Autorinnen und Autoren und alle, die an der Entstehung des Werkes mitgewirkt haben, können keinerlei Haftung in Bezug auf jegliche Verletzung und/oder Schäden an Personen oder Eigentum, im Rahmen von Produkthaftung, Fahrlässigkeit oder anderweitig übernehmen.

Für die Vollständigkeit und Auswahl der aufgeführten Medikamente übernimmt der Verlag keine Gewähr.
Geschützte Warennamen (Warenzeichen) werden in der Regel besonders kenntlich gemacht (®). Aus dem Fehlen eines solchen Hinweises kann jedoch nicht automatisch geschlossen werden, dass es sich um einen freien Warennamen handelt.

Bibliografische Information der Deutschen Nationalbibliothek
Die Deutsche Nationalbibliothek verzeichnet diese Publikation in der Deutschen Nationalbibliografie; detaillierte bibliografische Daten sind im Internet über https://www.dnb.de abrufbar.

24 25 26 27 28 5 4 3 2 1

In ihren Veröffentlichungen verfolgt die Elsevier GmbH das Ziel, genderneutrale Formulierungen für Personengruppen zu verwenden. Um jedoch den Textfluss nicht zu stören sowie die gestalterische Freiheit nicht einzuschränken, wurden bisweilen Kompromisse eingegangen. Selbstverständlich sind **immer alle Geschlechter** gemeint.

Planung: Elisa Imbery, München
Projektmanagement und Herstellung: Marion Kraus, München
Redaktion: Christel Hämmerle, München
Satz: STRAIVE, Puducherry/Indien
Druck und Bindung: Drukarnia Dimograf Sp. z o. o., Bielsko-Biała/Polen
Umschlaggestaltung: SpieszDesign, Neu-Ulm
Titelfotografien: Lunge © SciePro – stock.adobe.com, Behandlung © SuperOhMo/Shutterstock.com

Aktuelle Informationen finden Sie im Internet unter www.elsevier.de

Vorwort

Die Krankheitslehre (allgemeine wie spezielle), ist für Physiotherapeuten ein ausgesprochen wichtiges Fach. Die Spezialisierung der Medizin mit ihren unterschiedlichen Disziplinen, wie z. B. der Inneren Medizin, Neurologie, Chirurgie oder Pädiatrie bzw. entsprechenden Subdisziplinen wie Handchirurgie, Sportmedizin oder Manuelle Medizin kennt natürlich auch gewisse Entsprechungen in der Physiotherapie. Diejenigen Physiotherapeuten, die überwiegend muskuloskelettal arbeiten, haben mit anderen Patienten und Krankheiten zu tun, als diejenigen die v. a. neurologisch oder aber pädiatrisch tätig sind.

In der Physiotherapie weltweit findet die interdisziplinäre Zusammenarbeit mit anderen Mitgliedern des therapeutischen Teams immer mehr Aufmerksamkeit, so auch in Deutschland. Evidenz-basierte höchste Versorgungsstandards werden durch die (inter)-professionelle Zusammenarbeit der verschiedenen Experten gewährleistet, z. B. aus der Physiotherapie und Medizin.

In diesem Zusammenhang und auch vor dem Hintergrund des Ärztemangels ist das physiotherapeutische Arbeiten im Erstkontakt eine Möglichkeit, die professionelle Gesundheitsversorgung auch in Zukunft zu gewährleisten. Zahlreiche Beispiele aus dem Ausland (z. B. Australien, USA, Norwegen, Niederlande) belegen die Effektivität berufsautonomen Arbeitens bei gleichzeitiger Kostenreduzierung. Deshalb wird in den *Checklisten Krankheitslehre Physiotherapie* auch das Arbeiten im Erstkontakt thematisiert. Insbesondere durch das konsequente Auflisten möglicher Red Flags, also von Symptomen oder Symptomkonstellationen, die eine ernsthafte Pathologie anzeigen können, die einer unmittelbaren ärztlichen Abklärung bedarf.

Auch in diesem Sinne soll das Buch ein guter Begleiter bei Ausbildung, Studium und beruflicher Praxis sein.

Osnabrück, im Februar 2024
Prof. Dr. med. Christoff Zalpour, Professor für Physiotherapie und
Direktor des Instituts für angewandte Physiotherapie in Osnabrück (INAP/O)
Hochschule Osnabrück, Albrechtstr. 30, 49076 Osnabrück

Danksagung

Für diese Ausgabe der *Checklisten Krankheitslehre Physiotherapie* danke ich Frau Melissa Knoll, (BSc Physiotherapie) aus Osnabrück, die bei der Erstellung der physiotherapierelevanten Texte mit großer Umsicht und vollem Engagement mitgewirkt hat. Außerdem danke ich dem gesamten Elsevier-Team für die hervorragende Zusammenarbeit, insbesondere Marion Kraus, Christel Hämmerle und natürlich Elisa Imbery.

Inhaltsverzeichnis

Warum Checklisten Krankheitslehre?

Physiotherapeuten sind täglich mit unterschiedlichen Krankheitsbildern konfrontiert. Die vorliegenden *Checklisten Krankheitslehre Physiotherapie* geben in übersichtlicher und leicht verständlicher Form einen Überblick über die am häufigsten diagnostizierten Krankheitsbilder und fassen damit ein breites Spektrum an Krankheiten aus unterschiedlichen Fachgebieten in einem Buch zusammen. Die Auswahl basiert sowohl auf Erhebungsdaten des Statistischen Bundesamtes, aber auch auf der Experteneinschätzung v. a. klinisch tätiger Physiotherapeuten.

Das Buch ist speziell für Physiotherapeuten geschrieben. Entsprechend liegt der Fokus bei der Darstellung einzelner Krankheitsbilder auf Informationen, die für die Durchführung einer kompetenten und dem Patienten gerecht werdenden Physiotherapie relevant sind, wobei diese physiotherapeutische Arbeit in verschiedenen Bereichen stattfinden kann, also z. B. ambulant, stationär, in der Akutversorgung oder in der Rehabilitation. Wenn in interdisziplinären Teams zusammengearbeitet wird und insbesondere, wenn Ärzte Teil dieses Teams sind, spielen Erstkontaktinformationen wie z. B. das Vorhandensein von Red Flags eine untergeordnete Rolle, da die ärztliche Abklärung meist schnell erfolgen kann und der jeweilige Fall ohnehin, z. B. in Teamkonferenzen oder bei Visiten besprochen wird. Gleichwohl ist es aber auch hier wichtig, als Physiotherapeut mögliche Gefahrenzeichen erkennen und werten zu können, um ggf. unmittelbar eine medizinische Abklärung einzuleiten. Eine andere Situation liegt vor, wenn im ambulanten Setting Physiotherapeuten im Erstkontakt arbeiten (z. B. als sog. sektorale Heilpraktiker Physiotherapie). Dann nämlich sind Red Flags eine wichtige Entscheidungshilfe bei der Beantwortung der Frage, ob ein Patient direkt behandelt werden kann, oder ob zuvor eine ärztliche Abklärung nötig ist.

Bei der Auflistung der jeweiligen Symptome sind diejenigen als Red Flag gekennzeichnet, die einen Hinweis geben für die Notwendigkeit einer ärztlichen Abklärung. Der Autor ist bei der Kennzeichnung davon ausgegangen, dass dieses Symptom **erstmals** aufgetreten ist und in der bisherigen Krankheitsgeschichte des jeweiligen Patienten unbekannt ist. Dies ist in der klassischen Erstkontaktsituation in der ambulanten Physiotherapie-Praxis viel öfter der Fall als in der stationären Versorgung.

Die Checklisten sind somit in erster Linie ein praktischer Ratgeber, der eine schnelle Hilfe im klinischen Alltag bietet und so eine gezielte Physiotherapie unter Einbeziehung des aktuellen theoretischen Hintergrundwissens ermöglicht.

Zum Aufbau

Die alphabetische Reihenfolge, der komprimierte Aufbau mit jeweils ein bis zwei Seiten pro Krankheitsbild und die konsequent einheitliche Gliederung des Textes erlauben dem Suchenden innerhalb kürzester Zeit, d. h. auch in der Hektik des klinischen Alltags, einen schnellen Zugriff auf fundierte, aktuelle und leitliniengestützte Informationen über die gesuchte, zum Teil äußerst komplexe Erkrankung. Zur besseren Orientierung folgt die Gliederung der Krankheitsbilder einem festen Muster. In kurzer, knapper Form werden, unter Verzicht auf komplizierte theoretische Erklärungen, die wichtigsten Aspekte und Zusammenhänge der Erkrankung unter folgenden Gesichtspunkten beschrieben:

- Definition mit Benennung der Synonyme
- Ursachen
- Symptome
- Diagnostik
- Therapie
- Hinweise zur Physiotherapie
- Besondere Informationen

Bei den *Symptomen* stehen je nach Krankheitsbild die klassischen Leitsymptome bzw. die spezifische Früh- und Spätsymptomatik im Vordergrund. Darüber hinaus finden an dieser Stelle klinische Zeichen möglicher akuter Komplikationen Erwähnung. Als **Red Flags** sind alle Symptome mit diesem Symbol » gesondert hervorgehoben, die in einer ERSTKONTAKT-Situation Anlass dazu geben, eine weitere ärztliche Abklärung in Erwägung zu ziehen.

Diagnostik und *Therapie* werden v. a. aus medizinischer Sicht beleuchtet. Für Physiotherapeuten die im Erstkontakt arbeiten (z. B. als sektorale Heilpraktiker) kann es hier Überschneidungen geben. Aber auch für alle anderen ist es wichtig, die diagnostischen und therapeutischen Prozedere der ärztlichen Therapie zu kennen, um entsprechend zuzuarbeiten bzw. die physiotherapeutische Nachsorge, etwa den Rehaprozess z. B. nach einer Operation effektiv zu gestalten.

Unter *Hinweise zur Physiotherapie* sind Aspekte zusammengefasst, die Physiotherapeuten speziell im Zusammenhang mit dem jeweiligen Krankheitsbild berücksichtigen sollten, z. B. bei bestimmten Patientengruppen oder in der physiotherapeutischen Nachbehandlung.

Unter *Besondere Informationen* finden sich Hinweise zu Stadieneinteilungen und Klassifizierungen einzelner Krankheitsbilder sowie zu Komplikationen und Prophylaxemöglichkeiten, z. B. allgemeine Impfempfehlungen der STIKO. Bei zahlreichen Krankheitsbildern ist an dieser Stelle zudem die Prognose benannt. Anhand der Informationen zur Prognose können Physiotherapeuten das Ausmaß einer Erkrankung und die damit einhergehende psychische Belastung des Patienten einschätzen und ihm so eine der Schwere der Erkrankung angemessene psychische Betreuung und adäquate Hilfestellung bei der Verarbeitung einer Diagnose anbieten.

Die Checklisten können und sollen keine fundierten und detaillierten Fachbücher ersetzen. Sie dienen, wie eingangs erwähnt, der Vermittlung von Basiswissen sowie dem schnellen Nachschlagen und ermöglichen, insbesondere auch durch die praktische Spiralbindung, welche die aktuelle Seite problemlos aufgeschlagen lässt, eine direkte Nutzung im physiotherapeutischen Alltag. Darüber hinaus machen sie vielleicht Lust auf eine vertiefte Auseinandersetzung mit einzelnen Krankheitsbildern und somit auf weiterführende Literatur.

Fehler gefunden?

https://else4.de/978-3-437-45023-5

An unsere Inhalte haben wir sehr hohe Ansprüche. Trotz aller Sorgfalt kann es jedoch passieren, dass sich ein Fehler einschleicht oder fachlich-inhaltliche Aktualisierungen notwendig geworden sind.

Sobald ein relevanter Fehler entdeckt wird, stellen wir eine Korrektur zur Verfügung. Mit diesem QR-Code gelingt der schnelle Zugriff.

Wir sind dankbar für jeden Hinweis, der uns hilft, dieses Werk zu verbessern. Bitte richten Sie Ihre Anregungen, Lob und Kritik an folgende E-Mail-Adresse: kundendienst@elsevier.com

Abkürzungen

β-HCG	humanes Choriongonadotropin
γ-GT	Gamma-Glutamyltransferase
ADA	American Diabetes Association
ADH	antidiuretisches Hormon
ADP-R-A	ADP-Rezeptorenantagonist
AK	Antikörper
allg.	allgemein
Angio	Angiografie
ANV	akutes Nierenversagen
AO	Arztanordnung
AP	alkalische Phosphatase
APC	aktiviertes Protein C
ARDS	akutes Lungenversagen (Acute Respiratory Distress Syndrome)
ASS	Azetylsalicylsäure
AT III	Antithrombin III
ätiolog.	ätiologisch
Auto-AK	Auto-Antikörper
AV-Block	Atrioventrikulärer Block
AV-Fistel	Arteriovenöse Fistel
AZ	Allgemeinzustand
b. Bed.	bei Bedarf
BB	Blutbild
BDK	Blasendauerkatheter
Beob.	Beobachtung
BGA	Blutgasanalyse
biolog.	biologisch
BNP	Brain Natriuretic Peptide
BSG	Blutsenkungsgeschwindigkeit
BZ	Blutzucker
bzgl.	bezüglich
cCT	Computertomografie des Kopfes
chirurg.	chirurgisch
chron.	chronisch
CK	Kreatininkinase
CK-MB	Kreatininkinase des Herzens
COMT	Catechol-O-Methyltransferase
CPAP	Continuous Positive Airway Pressure
CPR	kardiopulmonale Reanimation
CRP	C-reaktives Protein
CT	Computertomografie
d. h.	das heißt
DD	Differenzialdiagnose
DMARD	Disease-Modifying Anti-Rheumatic Drugs
DOAKs	direkte orale Antikoagulanzien
E.	Escherichia
Echo	Echokardigrafie
EEG	Elektroenzephalografie
EKG	Elektrokardiografie
ERCP	endoskopisch retrograde Cholangio-Pankreatikografie
Erw.	Erwachsene(r)
evtl.	eventuell
FEV1	Einsekundenkapazität
Fgb.	Frühgeborene
FSME	Frühsommer-Meningoenzephalitis
fT_3	freies Trijodthyronin
fT_4	freies Tetrajodthyronin
GCS	Glasgow Coma Scale
genet.	genetisch
ggf.	gegebenenfalls
GnRH	Gonadotropin-releasing Hormone
GOT	Glutamat-Oxalacetat-Transaminase
gyn.	gynäkologisch
hämatolog.	hämatologisch
Hb	Hämoglobin
HbA1 bzw. HbA1C	spezielles Glykohämoglobin
HBs-Antigen	Hepatitis B-Antigen
HDM	Herzdruckmassage
histolog.	histologisch
Hkt	Hämatokrit
HLA	Human Leukocyte Antigen
HME-Filter	Heat and Moisture Exchanger
HNPCC	hereditares non-polypososes Kolonkarzinom

HZV	Herzzeitvolumen
i. d. R.	in der Regel
i. m.	intramuskulär
i. v.	intravenös
i. R.	im Rahmen
IE	internationale Einheit
immunolog.	immunologisch
INSS	International Neuroblastoma Staging System
IOD	Augeninnendruck
IVH	intraventrikuläre Hämorrhagie
J	Joule
kg	Kilogramm
KG	Körpergewicht
KHK	koronare Herzkrankheit
KI	Kontraindikation
klin.	klinisch
l	Liter
LDH	Laktatdehydrogenase
LH-RH-Analoga	GnRH-Analoga
Lj.	Lebensjahr
LK	Lymphknoten
lt.	laut
Lufu	Lungenfunktionsdiagnostik
M.	Morbus
Mg	Milligramm
Min.	Minute(n)
mind.	mindestens
ml	Milliliter
mmHg	Millimeter Quecksilber
mögl.	möglich
Mon.	Monat(e)
MRT	Magnetresonanztomografie
MS	Multiple Sklerose
n.	nach
NaCl	Natriumchlorid
neurolog.	neurologisch
NIV	nicht-invasive Ventilation (Beatmung)
NNR	Nebennierenrinde
NSAID	s. NSAR
NSAR	nichtsteroidale Antirheumatika
NSTEMI	nicht-ST-Strecken-Hebungsinfarkt
NW	Nebenwirkung(en)
o.	oder
O_2	Sauerstoff
OP	Operation
Pat.	Patient
pAVK	periphere arterielle Verschlusskrankheit
PE	Probeentnahme
PEG	perkutane endoskopische Gastrostomie
PEP	Positve Exspiratory Pressure
PET	Positronen-Emissions-Tomografie
physiolog.	physiologisch
PMMA	Polymethylmethacrylat
pO_2	Sauerstoffpartialdruck
postop.	postoperativ
PPI	Protonenpumpeninhibitoren
präop.	präoperativ
PTA	perkutane transluminale Angioplastie
PTCA	perkutan transluminale Koronarangioplastie
PTH	Parathormon
PTT	partielle Thrombinzeit
PUVA-Therapie	Photochemotherapie
rezid.	rezidivierend
Rö	Röntgen
RR	Blutdruck nach Riva-Rocci
rt-PA	recombinant tissue-type Plasminogen Activator
s. c.	subkutan
SA-Block	sinuatrialer Block
Säugl.	Säugling
SD	Schilddrüse
Sek.	Sekunde(n)
SIT	spezifische Immuntherapie
SLE	systemischer Lupus erythematodes
sog.	sogenannt
Sono	Sonografie
SpO_2	Sauerstoffsättigung
stat.	stationär
Std.	Stunde(n)
stdl.	stündlich
STEMI	ST-Strecken-Hebungsinfarkt
STIKO	Ständige Impfkommission
SUP-Therapie	Ultraviolett-Phototherapie
syn.	Synonym
Szintigr.	Szintigrafie

TCM	Traditionelle Chinesische Medizin
Tbc	Tuberkulose
Tbl.	Tablette
TEA	Thrombendarteriektomie
Temp.	Temperatur
TEP	Totalendoprothese
tgl.	täglich
TNF-AK	Tumornekrosefaktor-Antikörper
TNM	Tumor Nodus (= Lymphknoten) Metastasen
TRAK	TSH-Rezeptor-Autoantikörper
TSH	Thyreoidea stimulierendes Hormon
TUR-P	transurethrale Resektion der Prostata
TZ	Thrombinzeit
u.	und
u. a.	unter anderem
u. U.	unter Umständen
unspez.	unspezifisch
v. a.	vor allem
V. a.	Verdacht auf
VATI	Positionierung zur Pneumonieprophylaxe
VW	Verbandswechsel
WHO	Weltgesundheitsorganisation
Wo.	Woche(n)
ZAV	Zentralarterienverschluss
ZNS	zentrales Nervensystem
ZVD	zentraler Venendruck
ZVK	zentraler Venenkatheter
ZVV	Zentralvenenverschluss

Abszess

Eitergeschwür, umkapselte Eiteransammlung.

Ursachen

- Meist durch Bakterien, häufigster Erreger Staphylococcus aureus
- Eintrittspforte häufig über Blutgefäße, aus angrenzender Umgebung o. durch Verletzungen

Symptome

- » Typische Entzündungszeichen: Weichteilschwellung, starke Schmerzen, Rötung u. Überwärmung der Haut über dem Abszess
- Ggf. Funktionseinschränkung umliegender Strukturen
- » Ggf. Fieber u. Schüttelfrost, Abgeschlagenheit

Diagnostik

- Blickdiagnostik bei oberflächl. Abszess
- Bei Abszessen an inneren Organen:
  - Anamnese
  - Sono, CT, MRT
  - Blut: Entzündungszeichen (BSG ↑, CRP ↑, Leukozytose, PCT ↑)
  - Evtl. Fieber, erhöhte Temp.
  - Ggf. Punktion (Bakterienkultur)
  - RF-Hinweise beachten: Entzündungszeichen – folgende 5 Kardinalsymptome beachten: Schmerz (Dolor), Rötung (Rubor), Schwellung (Tumor), Überwärmung (Calor), gestörte Funktion (Functio laesa)

Therapie

- Ggf. spontane Perforation u. Eiterentleerung
- Operative Eröffnung u. Eiterentleerung, Stichinzision
- Antiseptika, Wundspülung, ggf. Drainage
- In manchen Fällen systemische Antibiotikagabe

Hinweise zur Physiotherapie

- Allg. Wundhygiene beachten
- Bei Weichteilschwellungen: abschwellende Maßnahmen
- Bei Funktionseinschränkungen: Mobilisation der betroffenen Gelenke
- Aktivität des Patienten fördern

Besondere Informationen

- Abszesse können an jeder Stelle des Körpers auftreten, auch an inneren Organen
- Komplikationen:
  - Phlegmone
  - Fistelung
  - Sepsis
  - Tod

Achillessehnenruptur

Teilweise oder komplette Ruptur der Achillessehne.

Ursachen

- Akute o. chron. Überlastung
- Meist durch indirekte Krafteinwirkungen bzw. Zugwirkung, selten durch direktes Trauma
- Typische Bewegungsabläufe: Abstoßen bei gleichzeitiger Streckung des Knies (z. B. Fußball, Tennis), plötzliche Dorsalextension des Fußes (z. B. Fehltritt in Bodenloch) oder Aufkommen nach einem Sprung (z. B. Volleyball)
- Extrinsische Prädispositionen: Lokale Kortisoninjektion (erfolgen häufig bei Achillodynie in Vorgeschichte), systemische Kortikoidtherapie u. Immunsuppression z. B. bei Nierentransplantation o. bei rheumatischen Erkrankungen

Symptome

- » Stark einschießender Schmerz im Verlauf der Achillessehne, schmerzhafte Bewegungseinschränkung im oberen Sprunggelenk
- » Hörbares Rupturgeräusch (peitschenartiger Knall)
- » Unmittelbarer Funktionsverlust bzw. -einschränkung: Gehfähigkeit, Kraftverlust

Diagnostik

- Inspektion: Hämatom, Schwellung, sichtbare Dehiszenz
- Palpation: Druckschmerz im Verlauf der Achillessehne, tastbare Dehiszenz im Achillessehnenverlauf
- Funktionsuntersuchungen: Thompson-Test, Überprüfung der Kraftentwicklung für die Plantarflexion, Überprüfung von Motorik, Durchblutung u. Sensibilität
- Apparative Diagnostik: Röntgen, Sonografie, CT

Therapie

- Konservative Therapie:
  - Ruhigstellung in ventraler Kunststoffschiene in Spitzfußstellung
  - Anpassung einer Orthese und Mobilisation des Pat. mit Retention des Fußes in Plantarflexion
  - Sonografische Kontrolle des Heilungsverlaufs
- Operative Therapie:
  - Offene Nahttechnik: Häufigste Behandlungsmethode, Sehnennaht nach Kessler-Kirchmayr, Naht nach Krackow (höchste Rissfestigkeit)

- Perkutane Nahttechnik: ggf. zusätzliche Fibrinklebung
  - Pro: reduziertes Infektionsrisiko und geringeres Weichteiltrauma
  - Kontra: Risiko der Verletzung des N. suralis und der ungenügenden Stumpfadaption
- Rekonstruktive Verfahren: Überbrückung von Defektzonen
  - Kleine Defekte (bis 5 m) → Umkipp- oder Griffelschachtelplastik
  - Größere Defekte → Peroneus brevis- oder Flexo-hallucis-longus-Plastik

Hinweise zur Physiotherapie

- Konservative Therapie:
  - Lagerungsstabil: Durchführung der Prophylaxen, ADL-Training, Ziel ist vollbelastender Gang mit Unterschenkel-Fuß-Orthese
  - Belastungsstabil: motorisch funktionelles Training, Koordinationstraining, Gleichgewichtstraining, Muskelaufbautraining, Ziel ist Vollbelastung unter Alltagsbedingungen ohne Unterschenkel-Fuß-Orthese
  - Trainingsstabil: Bewegung und Belastung ohne Limit, zuerst sind zyklische Sportarten erlaubt, Ziel ist die Durchführung von azyklischen Sportarten
- Operative Therapie:
  - Ziele der einzelnen Phasen sind nahezu identisch mit denen der konservativen Therapie
  - I. d. R. wird die nächste Phase früher erreicht im Vergleich zur konservativen Therapie

Besondere Informationen

- Differenzialdiagnosen:
  - Knöcherner Ausriss der Achillessehne
  - Insertionstendinopathie oder Achillodynie
  - Verletzung der Wadenmuskulatur
- Komplikationen:
  - Rupturrezidiv und sekundäre Dehiszenz
  - Kraftminderung und Bewegungseinschränkung

AC-Gelenksverletzung

Luxation des Akromioklavikulargelenks.

Ursachen

- Häufig direktes Trauma der Schulter durch Sturz auf adduzierten Arm
- In Ausnahmefällen indirekte Krafteinwirkung durch Sturz auf abduzierten Arm

Symptome

- Schmerzen im Schultergelenk
- Eingeschränkte Beweglichkeit im Schultergelenk
- Schwellung, Hämatom
- Schonhaltung in Adduktion

Diagnostik

- Inspektion, Palpation u. Funktionsuntersuchung: „Klaviertastenphänomen", d. h. laterales Klavikulaende kann durch Druck nach unten reponiert werden
- Durchblutung, Sensibilität u. Durchblutung
- Röntgen unter 5 kg Belastung am hängenden Arm (zur Ausmessung des korakoklavikulären Abstands im Seitenvergleich)
- Sonografie zum Ausschluss einer Rotatorenmanschettenruptur

Therapie

- Konservative Therapie (bei Rockwood I–III):
  - Lokale u. systemische Antiphlogistika
  - Gilchrist-Verband für mind. 2 Wochen
- Operative Therapie (bei Rockwood IV–VI):
  - Ziel: Gelenkreposition und Schaffen stabiler Gelenkverhältnisse
  - Beispielhafte Operationstechniken: Fixation des ACG mittels Kirschner-Draht, Kirschner-Draht und Zuggurtung, Hakenplatte

Hinweise zur Physiotherapie

- Konservative Therapie:
  - Lagerungsstabil: Ruhigstellung der Schulter, statische Muskelarbeit, Edukation u. Verhaltenstraining
  - Belastungsstabil: assistives/aktives Bewegen (anfangs bis 90°, danach ohne Limit), Skapulamobilisation, Muskelaufbautraining
  - Trainingsstabil: Übergang zum sportartspezifischen Training, Wiedereingliederung Alltag und Beruf
- Operative Therapie:
  - Von Beginn an bewegungsstabil
  - Ziele der einzelnen Phasen sind nahezu identisch mit denen der konservativen Therapie

Besondere Informationen

- Klassifizierung nach Tossy (3 Grade):
  - Tossy I: Zerrung bzw. Dehnung der korakoklavikulären Bänder ohne Instabilität
  - Tossy II: Ruptur der Gelenkkapsel, jedoch ohne Ruptur der korakoklavikulären Bänder
  - Tossy III: komplette Ruptur der Gelenkkapsel und korakoklavikulären Bänder, Verschiebung der Klavikula nach kranial
- Rockwood hat Klassifikationen um 3 Grade erweitert (Typ I–III gleich):
  - Rockwood IV: Luxation der Klavikula nach dorsal
  - Rockwood V: schwerwiegendere Luxation nach dorsal u. zusätzliche Muskelverletzung (rupturierte Deltotrapezoidfaszie)
  - Rockwood VI (selten): Luxation der Klavikula unter Akromion bzw. unter Korakoid, Begleitverletzungen des Plexus brachialis können vorkommen

Adipositas

Überfluss an Fettgewebe mit einem BMI > 30 kg/m2; syn. Fettleibigkeit.

Ursachen

- Risikofaktoren:
  - Psychogen, z. B. Stress, Frustration
- Primäre Adipositas (95 % der Fälle)
  - Genet. Veranlagung für erniedrigten Grundumsatz (selten): Prader-Willi-Syndrom, Laurence-Moon-Bardet-Biedl-Syndrom
  - Lebensstil, Fehlverhalten: z. B. geringe sportliche Aktivität, falsche Ernährung
  - Psychogen: z. B. Stress, Frustration
- Sekundäre Adipositas:
  - Hormonelle Störungen (seltener): Hypothyreose, Cushing-Syndrom, Insulinom, Testosteronmangel
  - Zentral: Hypophysenstörungen
- Essstörungen/Sucht
- Medikamente, z. B. Glukokortikoide
- Zumeist komplexes Krankheitsbild, das auf vielfältige Interaktionen zwischen genetischen Einflüssen sowie Lebensstil und Umweltfaktoren beruht

Symptome

- Vermehrtes subkutanes Fettgewebe
- Verminderte körperl. Belastbarkeit
- Dehnungsstreifen (Striae distensae)
- Vermehrte Schweißbildung
- Bei Mädchen: frühe Entwicklung sekundärer Geschlechtsmerkmale
- Bei Jungen: Pseudohypogenitalismus (Pubertätsverzögerung)
- Sekundäre Schäden an Gelenken/Wirbelsäule

Diagnostik

- Bestimmung des Body Mass Index (BMI):

$$BMI = \frac{Körpergewicht\,(kg)}{Körpergrö\ \ e\,(m)^2}$$

- Präadipositas: BMI 25–29,9 kg/m²; Adipositas: BMI > 30 kg/m²
- Beurteilung des Fettverteilungstyps (stammbetont versus hüftbetont)
- Anamnese:
  - Ernährungs- u. Bewegungsgewohnheiten
  - Krankengeschichte
  - Psych. Zustand
- Labor:
  - Nüchtern-BZ
  - Cholesterin, Triglyzeride
  - Harnsäure, Kreatinin

- TSH
- Dexamethason-Hemmtest
- RR, EKG

Therapie

- Multidisziplinär:
  - Ernährungsberatung
  - Sportangebote
  - Psychologische Betreuung
  - Ärztl. Kontrollen
  - Ggf. pharmakologische o. chirurg. Intervention

Hinweise zur Physiotherapie

- Individualisierte Ernährungsumstellung (stufenweise zu ballaststoffreicher, fettarmer Kost hinführen, versteckten Zucker meiden, ausreichende Flüssigkeitszufuhr)
- Ernährungsberatung vermitteln, Essverhalten reflektieren (Ernährungsprotokoll), regelmäßige Gewichtskontrolle
- Körperl. Aktivität (v. a. ausdauerorientierte Bewegungsformen) anregen, inaktive Freizeitgestaltung (Fernsehen, Computer) reduzieren
- Kontakt zu Selbsthilfegruppen u. speziellen Sportgruppen zur Motivation fördern
- Erholsamen Schlaf fördern
- Offen, vorurteils- und wertfrei mit Patienten kommunizieren

Besonderheiten beim Kind

- Alters- u. geschlechtsabhängige Perzentilen für den BMI nutzen.
- Einbeziehung des familiären Umfelds zur langfristigen Umstellung des Bewegungs- und Ernährungsverhaltens (Optimierte Mischkost für Kinder und Jugendliche).

Besonderheiten beim alten Menschen

- Angehörige über Ernährungsumstellung informieren; Einbeziehung in die Ernährungsberatung des alten Menschen.
- Angehörige bitten, kein ungesundes Essen zur Verfügung zu stellen.

Besondere Informationen

- Deutschland: ca. 20–25 % der Erw. mit BMI > 30 kg/m^2
- 6 % der Kinder in Deutschland mit BMI > 30 kg/m^2
- Gewichtsreduktion um 10 kg senkt Gesamtmortalität um > 20 %
- Komplikationen:
  - Herz-Kreislauf-Erkrankungen
  - Diabetes mellitus
  - Arthrosen
  - Schlaf-Apnoe-Syndrom
  - Tumorerkrankungen
  - Schwangerschaftskomplikationen, z. B. Eklampsie u. Schwangerschaftsdiabetes
- Erhöhter BMI $\neq$ Adipositas (z. B. Bodybuilding)

Adnexitis

Entzündung der Adnexe, d. h. der Tuben (Salpingitis) u. der Ovarien (Oophoritis); syn. Eileiter- u. Eierstockentzündung, Oophorosalpingitis.

Ursachen

- Meist aszendierende Keime, z. B. Chlamydien, Gonokokken, Mykoplasmen (selten), Darmbakterien → steigen von Vagina u. Uterus in Eileiter auf
- Selten gelangen Erreger über den Blutweg (hämatogen) o. von entzündeten Nachbarorganen in die Adnexe

Symptome

- » Starke Unterbauchschmerzen, oft akut einsetzend, meist seitenbetont
- » Abwehrspannung im Unterbauch, Zeichen eines akuten Abdomens möglich
- » Gelbl.-grünl., übelriechender Ausfluss (Fluor) o. Schmierblutungen
- » Temp. ↑
- » Übelkeit u. Erbrechen (bei Begleitperitonitis)

Diagnostik

- Anamnese, gyn. Untersuchung mit Inspektion u. Palpation (Zervix, Vagina), Uterus- u. Adnex-Druckschmerz; Portio-Schiebe-Schmerz
- Abstriche zur mikrobiolog. Keimbestimmung u. zum Ausschluss eines Malignoms
- Labor: BB, Leukozytose, BSG ↑, CRP ↑; Urin
- Sono transvaginal, ggf. Sono-Abdomen, ggf. Laparoskopie
- DD: Appendizitis, Extrauteringravidität, geplatzte Ovarialzyste, Divertikulitis

Therapie

- Bettruhe in akuter Entzündungsphase
- Antibiotika, Antiphlogistika
- Liegender Intrauterinpessar (Spirale) wird entfernt
- Ggf. Abszessbehandlung (Punktion und weitergehende Antbiotikatherapie)

Hinweise zur Physiotherapie

- Bettruhe: notwendige Prophylaxen durchführen
- Red-Flag-Hinweise deuten können

Besondere Informationen

- Erkrankungsgipfel zw. 16–24 Jahren
- Häufige Komplikationen: erhöhtes Risiko für extrauterine Schwangerschaften, Sterilität infolge von Eileiterverklebungen u. Verwachsungen (30 %), Chronifizierung bei nicht vollständiger Ausheilung o. durch Reizungen einer narbig ausgeheilten Adnexitis

AIDS

Acquired immune deficiency syndrome: Immunschwächekrankheit als Folge einer Infektion mit dem HI-Virus (human immunodeficiency virus).

Ursachen

- HI-Virus: HIV-1 (häufiger) u. HIV-2 (Familie der Retroviren; mehrere Subtypen)
- Übertragung durch Körpersekrete:
  - Hohe Viruslast, z. B. Sperma, Vaginalsekret, Blut, Muttermilch, Fruchtwasser, Liquor
  - Geringe Viruslast, z. B. Sputum, Speichel, Stuhl, Urin, Erbrochenes, Tränenflüssigkeit
- Eintrittspforte u. Übertragungswege:
  - Haut- o. Schleimhautverletzungen, z. B. ungeschützter Geschlechtsverkehr
  - Gebrauch von infizierten Kanülen
  - Bei Neugeborenen diaplazentare Übertragung, Geburt, Stillen
  - Blutkonserven, Nadelstichverletzungen

Symptome

Variieren je nach Stadium, Einteilung nach CDC-Klassifikation in 3 klin. Kategorien (A–C):

Kategorie A:

- Akute, symptomatische (primäre) HIV-Infektion: mononukleoseartiges Bild
- Latenzphase: asymptomatische HIV-Infektion über Mon. bis > 10 Jahre (Virusvermehrung im lymphatischen Gewebe)
- Persistierende generalisierte Lymphadenopathie (LAS)

Kategorie B:

- Symptome, die einer HIV-Infektion ursächl. zuzuordnen sind o. auf eine Störung der zellulären Immunabwehr hinweisen, aber nicht Kategorie C angehören, z. B.
  - Oropharyngeale Candidainfektionen; subfebrile Temp. < 38,5 °C, über 4 Wo. bestehende Diarrhö
  - Herpes-zoster-Befall mehrerer Dermatome o. nach Rezidiven in 1 Dermatom
  - Periphere Neuropathie

Kategorie C (AIDS-Vollbild):

- Zelluläre Immunabwehr versagt; AIDS-definierende Erkrankungen:
  - Opportunistische Infektionen durch Protozoen (z. B. Toxoplasmose-Enzephalitis), Pilze (z. B. tiefe Candidainfektionen), Bakterien (z. B. Tbc), Viren (z. B. Zytomegalieinfektion), Pneumocystitis-Pneumonie
  - Tumorerkrankungen: Malignome (z. B. Kaposi-Sarkom), Non-Hodgkin-Lymphom
  - HIV-Enzephalopathie, Wasting-Syndrom (10 % Gewichtsverlust durch chron. Duchfälle über 30 Tage), Fieber, Diarrhö

Diagnostik

- Schriftliches Einverständnis des Pat. zur Testung muss vorliegen, Nachweis von AK gegen HIV-Bestandteile, i. d. R. ab 1–3 Mon. nach Infektion; wichtigster Suchtest: ELISA (Enzym-inked-Immunosorbent-Assay)
- Nach positivem Ergebnis Bestätigungstest, z. B. Western Blot
- Bei besonderer Fragestellung: direkter Virusnachweis u. Nachweis von Virusbestandteilen
- Virusquantifizierung zur Therapie- u. Verlaufskontrolle
- Weitere Diagnostik zum Nachweis HIV-assoziierter Erkrankungen u. Infektionen

Therapie

- HIV-Infektion ist unheilbar; Therapieziel: Vermehrung von HIV unterdrücken u. zusätzl. Krankheitserreger bekämpfen
- Methode der Wahl: hochaktive antiretrovirale Therapie (HAART) = Kombinationstherapie mit 3 gegen HIV gerichteten Medikamenten (zahlreiche NW)
- Therapie opportunistischer Infektionen u. Erkrankungen, z. B. Antibiotika, Antimykotika, Virostatika, Tuberkulostatika
- Symptomatische Therapie

Hinweise zur Physiotherapie

- Kommunikation ermöglichen, auch mit Sozialdienst u. Psychologen; Hinweis auf Selbsthilfegruppen und HIV-Ambulanzen
- Hygienische Richtlinien beachten (Eigenschutz)
- Pat. aufklären und informieren: Verlauf, Therapie, gesundheitsbewusste Lebensführung, Präventionsmaßnahmen für eine HIV-Übertragung

Besonderheiten beim Kind

- Unterstützung prophylaktischer Maßnahmen bei HIV-positiven Schwangeren zur Verhinderung der Virusübertragung auf das Neugeborene
- Einhaltung der antiretroviralen Therapie (problematisch v. a. in der Säuglings- und Adoleszenzphase): Compliance fördern (einfaches Schema, schlecht schmeckende Säfte vermeiden, Eigenverantwortung steigern)
- Betreuung durch pädiatrisches HIV-Schwerpunktzentrum

Besondere Informationen

- HIV bezeichnet eine Infektion mit dem Virus, sie kann nach einer variablen Latenzphase zur Krankheit AIDS führen
- Inkubationszeit liegt in Deutschland im Durchschnitt bei 10 Jahren, aber 30 % der Erkrankten haben 6 Wochen nach Infektion monunukleoseähnliche Phase; infizierte Neugeborene erkranken oft schon nach wenigen Monaten (schlechte Prognose)
- Meldepflichtig sind Erkrankung u. Tod ohne Namensangabe
- Prophylaxe: Prävention, Gesundheitsberatung; Stigmatisierung vermeiden/Kommunikation im medizinischen Team beachten

Akutes Abdomen

Sammelbegriff für akute, schmerzhafte Baucherkrankungen mit plötzlich einsetzendem, lebensbedrohlichem Zustand.

Ursachen

- Akute entzündliche Prozesse, z. B. Appendizitis, Cholezystitis, Pankreatitis, Divertikulitis, Ulkus, Gastritis, Entzündungen im kleinen Becken/weibl. Genitalien
- Tumorleiden
- Perforation von Hohlorganen
- Nierenkolik
- Pankreatitis
- Divertikulitis
- Mechanischer o. paralytischer Ileus
- Intraabdominelle Durchblutungsstörungen, z. B. Mesenterialinfarkt, Aortendissektion
- Massive Blutungen, z. B. rupturiertes Bauchaortenaneurysma (BAA, Aortenaneurysma)
- Bauchtrauma
- Extraabdominelle Ursachen, z. B. Nierenkolik, Extrauteringravidität, Herzinfarkt

Symptome

- » Plötzlich einsetzende starke Bauchschmerzen, Druckschmerzhaftigkeit
- » Abwehrspannung (brettharte Bauchdecke), aufgetriebenes Abdomen, Schonhaltung
- » Stark eingeschränktes Allgemeinbefinden, Übelkeit, Erbrechen, Fieber
- Evtl. Durchfall, Obstipation
- » Kaltschweißigkeit, Tachykardie, Hypotonie, Kreislaufschock mögl.
- Exsikkose, Meteorismus

Diagnostik

- Anamnese, klin. Untersuchung:
  - Narben durch Vor-OP, Hautveränderungen
  - Druckschmerz, Loslassschmerz, Abwehrspannung
  - Auskultation
- Rektale Untersuchung, gynäkologische Untersuchung
- Labor:
  - Entzündungszeichen (BSG ↑, CRP ↑, Leukozytose)
  - Serumwerte (inkl. Leber- und Nierenfunktion sowie Pankreasenzyme), Gerinnung, Blutgruppe
  - BGA
  - Urinstatus
  - Herzenzyme
- EKG bei allen Pat. > 40 J.
- Röntgen:
  - CT Abdomen
  - Ggf. Abdomen-Leeraufnahme (Stehen u. Linksseitenlage)
  - Ggf. Rö-Thorax
  - Ggf. Magen-/Darmkontrasteinlauf
  - Ggf. Kolonkontrasteinlauf

  - Ggf. Angiografie
- Sono
- Ggf. Endoskopie
- Ggf. Laparotomie o. Laparoskopie

Therapie

Erstmaßnahmen bei akutem Abdomen

Lagerung in Schonhaltung; großlumige, periphere venöse Katheter, Sauerstoffgabe; Volumensubstitution; Überwachung; Rettungsdienst/diensthabenden Arzt benachrichtigen.

- Abhängig vom Grundleiden, meist dringliche OP, ggf. diagnostische Laparotomie
- Bei V. a. massive Blutung mit Schock, Peritonitis (meist Perforation), Organruptur (Trauma, Tumor), u./o. länger als 6 Std. anhaltenden heftigen Schmerzen bei bis dahin gesunden Pat.: sofortige OP
- Ggf. Schmerzmittel (je nach Indikation)

Hinweise zur Physiotherapie

- Vor ärztlicher Diagnosestellung: Leitsymptome deuten können, vegetative Symptome beachten
- Unterstützung bei Lebensaktivitäten nach AZ, notwendige Prophylaxen durchführen
- Oberkörperhochlagerung, Knierolle zur Bauchdeckenentspannung, En-bloc-Mobilisation
- Red Flag-Hinweise deuten können

Besonderheiten beim Kind

- Postoperativ zusätzlich Hypothermiegefahr beachten: Inkubatorpflege o. offene Einheit mit Wärmestrahler, ggf. Patientenwärmsystem bei älteren Kindern einsetzen
- Eltern nach Möglichkeit früh in Versorgung anleiten und einbeziehen: bei Mund- oder Körperpflege assistieren, bei Lagerungswechsel unterstützen, Kind beruhigen durch Hautkontakt o. situationsgerecht beschäftigen durch z. B. Vorlesen

Besonderheiten beim alten Menschen

Menschen mit Demenz, Delir o. anderweitiger kognitiver Einschränkung können besonders unruhig sein (Ausdruck von Schmerz).

Besondere Informationen

- Die Prognose ist abhängig vom Zeitpunkt der Diagnosestellung und der individuellen Krankheitsprognose.
- Insbesondere bei Pat. mit akutem Abdomen ist schnelles Handeln und eine gute Teamarbeit von entscheidender Bedeutung für eine Prognoseverbesserung.

Anämie

Verminderung von Erythrozytenzahl, Hämoglobin und/oder Hämatokrit bei normalen Blutvolumen. Eigenständige Krankheit oder Folge einer Erkrankung.

Ursachen

- Anämien entstehen durch drei Gruppen von Grunderkrankungen:
  - Erythropoesestörung: Es werden nicht genügend funktionstüchtige Erythrozyten gebildet
  - Übermäßiger Erythrozytenabbau: man spricht von hämolytischen Anämien
  - Blutungsanämie: infolge eines großen Blutverlusts

Symptome

- Blässe im Gesicht
- Müdigkeit u. Abgeschlagenheit
- » Bei stärker ausgeprägter Anämie: Atemnot bei geringer körperlicher Belastung
- Tachykardie

Besonderheiten beim alten Menschen

Bei Arteriosklerose der hirnversorgenden Blutgefäße sinkt die Sauerstoffversorgung des Gehirns soweit ab, dass neurologische Störungen wie Verwirrtheit, Koordinationsstörungen und Bewusstlosigkeit auftreten können.

Diagnostik

- Bei Diagnosestellung spielt die Blutbilduntersuchung eine wichtige Rolle. Die wichtigsten Laborgrößen sind:
  - Hämoglobinkonzentration im Blut (Hb): Normalwert beim Mann 140–180 g/l, bei der Frau 120–160 g/l; erniedrigten Hb-Wert findet man bei Anämie
  - Erythrozytenzahl („Erys"): Beim Mann durchschnittlich 5,1 Millionen Erythrozyten pro Mikroliter Blut, bei der Frau 4,6 Millionen; Veränderungen der Erythrozytenzahl entsprechen meist denen des Hämoglobins
  - Hämatokrit (Hk, Hkt): Volumenteil der Blutkörperchen am Gesamtblutvolumen, bei einem Mann durchschnittlich 47 %, bei einer Frau 42 %; Hämatokrit ist bei Anämien erniedrigt
  - Retikulozyten: erhöhte Retikulozytenzahl deutet auf eine massive Erythrozytenausschwemmung hin (nach Blutverlust oder Hämolyse)

Therapie

- Ernährungsberatung
- Bei alimentärem Eisenmangel:
  - Medikamentöse Eisensubstitution
  - Dauer der Eisensubstitution: bei manifestem Eisenmangel mind. drei Monate Substitution mit dem Ziel der

Normalisierung von Hb und MCV sowie des Serumferritins
- Bei symptomatischem Eisenmangel:
  - Behandlung der Grunderkrankung
  - In Abhängigkeit von der Grunderkrankung: zusätzliche orale o. parenterale Eisensubstitution

Hinweise zur Physiotherapie

- Bei bekannten schweren Anämien müssen vor und nach der physiotherapeutischen Behandlung Blutdruck und Puls kontrolliert werden
- Puls und Atmung dienen während der Behandlung als Belastungskontrolle
- Behandlung sollte sich der subjektiven Belastungsgrenze des Patienten annähern, sodass der gesetzte Trainingsreiz die Erythropoese stimuliert
- Aktivitäten des täglichen Lebens eignen sich als Trainingsreiz und erhalten die Selbstständigkeit des Patienten
- Bei hohem Ruhepuls (> 100/min) oder als Abschluss der Behandlung kann über Atemtherapie und Entspannung eine Atemvertiefung und damit eine bessere Sauerstoffbeladung des Blutes erfolgen

Besondere Informationen

- Verschiedene Formen der Anämie:
  - Eisenmangelanämie, z. B. bei Schwangerschaft oder Mangelernährung)
  - Infektiös-toxische Anämien, z. B. bei Tumoren oder chronischen Entzündungen
  - Hyperchrome Anämien, z. B. bei Vitamin-B_{12}-Mangel
  - Hämolytische Anämien, z. B. bei Erbkrankheiten wie „Sichelzellanämie“

Angina pectoris

Anfallsartig auftretendes schmerzhaftes Engegefühl im Brustkorb als Leitsymptom einer Minderversorgung des Herzmuskels mit O2; syn. Brustenge.

Ursachen

- Missverhältnis im Myokard von O_2-Angebot u. -bedarf durch:
  - Durchblutungsstörung der Herzkranzgefäße bei bestehender koronarer Herzkrankheit (KHK)
  - Koronarspasmen
- Oft ausgelöst durch: körperl./psychische Belastung, Kälte, reichhaltige Nahrungsaufnahme (abdominelle Blutumverteilung), Blutdruckspitzen

Symptome

- » Anfallsartig auftretende, meist wenige Min. anhaltende Schmerzen im Brustkorb mit mögl. Ausstrahlung in andere Körperregionen: Arm (meist links), Schulter, Hals, Unterkiefer o. Oberbauch
- » Vernichtendes Enge- o. Druckgefühl im Brustkorb, Atemnot
- Unterschiedl. Verlaufsformen:
  - Stabile Angina pectoris: Schmerzcharakter u. -intensität über Mon. u. Jahre gleichbleibend (stabil) → Besserung durch Ruhe u. Glyzeroltrinitratgabe
  - » Instabile Angina pectoris: Beschwerden treten mit zunehmender Häufigkeit u. Intensität schon in Ruhe o. bei geringer Belastung auf → spricht nicht o. nur verzögert auf nitrathaltige Medikamente an → Gefahr eines Myokardinfarkts

Diagnostik

- Anamnese, klin. Untersuchung, Labor
- Ruhe-EKG, Belastungs-EKG, Stress-Echo, Myokardszintigrafie, Linksherzkatheter, CT, MRT
- Ausschluss eines akuten Myokardinfarkts bei schwerem Angina-pectoris-Anfall

Therapie

Erstmaßnahmen bei Angina-pectoris-Anfall

- Arzt/Ärztin verständigen, Pat. beruhigen, Sicherheit vermitteln
- Pat. ins Bett bringen, mit erhöhtem Oberkörper o. in Herzbettlagerung
- O_2-Gabe nach AO
- Vitalzeichenkontrolle: bei systolisch RR ≥ 100 mmHg medikamentöse Herzentlastung durch 2 Hübe Glyzeroltrinitrat nach AO → Wirkungseintritt innerhalb weniger Min.
- EKG schreiben nach AO
- Bis zum Beweis des Gegenteils ist eine neuaufgetretene, sich stark verschlimmernde oder mit der Hausmedikation nicht behandelbare Angina pectoris als akutes Koronarsyndrom (ACS) zu werten: Die Behandlung erfolgt analog zum ➤ Myokardinfarkt

- Auf möglichen ➤ Herz-Kreislaufstillstand vorbereitet sein
- Langzeitbehandlung ➤ Koronare Herzkrankheit

Hinweise zur Physiotherapie

- Beachtung der möglichen Red Flags bei der Anamnese
- Bei Angina-pectoris-Anfall Erstmaßnahmen rasch einleiten, Pat. nicht alleine lassen
- Zunächst engmaschige Vitalzeichenkontrolle u. Bettruhe (Mobilisation nach AO)
- Weitere Maßnahmen ➤ Koronare Herzkrankheit

Besondere Informationen

- Unspezifische Symptome wie Übelkeit, Schwindel, Atemnot, starke Unruhe, Schmerzen im Epigastrium möglich bei bestimmten Gruppen von Pat. Frauen, Diabetiker, Lebensalter > 75 Jahre, Z. n. Herz-Operation/Transplantation
- Einteilung folgt CCS-Klassifikation in 4 Schweregrade:
  - Grad I: keine Angina bei normaler Belastung, Angina bei sehr hoher o. andauernder Anstrengung
  - Grad II: geringe Beeinträchtigung bei normaler Aktivität
  - Grad III: deutl. Beeinträchtigung bei tgl. Aktivitäten
  - Grad IV: Angina bei geringster körperl. Belastung o. in Ruhe

Aortenaneurysma

Umschriebene patholog. Aussackung der Aorta, die in allen Körperregionen auftreten kann, sich aber am häufigsten im Bauchraum (85 %) befindet.

Ursachen

- Degenerative Gefäßwandveränderungen angeboren (selten) o. erworben (häufig), in 80 % aller Fälle durch Arteriosklerose, seltener durch Infektionen o. Traumen
- Unterschieden werden:
  - Aneurysma dissecans (dissezierendes Aneurysma): meist durch arteriosklerotische Veränderungen verursachter Einriss der Intima mit Ausbildung eines zweiten Gefäßlumens zwischen Intima u. Media
  - Aneurysma spurium (falsches Aneurysma): durch Gefäßverletzung z. B. nach Punktion
  - Aneurysma verum (echtes Aneurysma): Aussackung aller 3 Schichten der Gefäßwand als Folge eines Traumas o. einer Gefäßwandschwäche
  - Arteriovenöses Aneurysma: angeboren, traumatisch o. operativ bedingte Kurzschlussverbindung zwischen Arterie u. Vene

Symptome

- 80 % der Aneurysmaträger sind asymptomatisch (Diagnose häufig Zufallsbefund)
- Akute Ruptur meist sofort tödlich; gedeckte Perforation bei schnellem Handeln evtl. zu retten
- Je nach Lokalisation u. Größe kann es durch Druck auf umliegende Organe zu verschiedenen Beschwerden kommen:
  - » Abdominelles Aneurysma: Bauch- u. Rückenschmerzen, Harndrang
  - » Thorakales Aneurysma: Schluckbeschwerden, Husten, Dyspnoe, thorakaler Dauerschmerz, intraskapulärer Schmerz, Heiserkeit
- » Rupturiertes Bauchaortenaneurysma (BAA): stärkster abdomineller Schmerz in Rücken ausstrahlend, akutes Abdomen, Schocksymptomatik als Folge des Blutverlustes
- » Rupturiertes Thorakales Aortenaneurysma (TAA): Vernichtungsschmerz, akute Zeichen einer Herzinsuffizienz oder eines Myokardinfarkts (Beteiligung der Aortenklappe oder Koronarien), Blutdruckdifferenz zwischen den Armen >20 mmHg, Kreislaufversagen

Diagnostik

- BAA: bei schlanken Pat. als pulsierender Tumor tastbar, Sono, CT, Angio
- Thorak. Aneurysma: Rö-Thorax, Echo, Spiral- u. Angio-CT, MRT, Angio
- RR-Kontrolle (evt. re./li. Unterschied > 10 mmHg); periphere Pulse

Therapie

- Asymptomatisches Aneurysma mit Durchmesser < 5,5 cm u. Wachstum < 0,5 cm in 6 Monaten : regelm. sonograf. Kontrolle, RR normalisieren, körperl. Starke Belastung vermeiden; bei Durchmesser > 5 cm i. d. R. operative Therapie
- Risikofaktoren therapieren, insbesondere RR senken
- Symptomatisches Aneurysma: wenn mögl. chirurg. Resektion u. Überbrückung (Gefäßprothese), offen-chirurgisch oder endovaskulär
- Ruptur des Aneurysmas: akut lebensbedrohl. Situation, Pat. kann innerhalb kürzester Zeit hämodynamisch instabil werden u. verbluten → Reanimationsbereitschaft → Notfall-OP

Hinweise zur Physiotherapie

- Pat. aufklären über: Erkrankung, Komplikationen, Verhalten (zu vermeiden sind ruckartige Bewegungen, Bauchpresse, Heben u. Tragen von Lasten)
- Präop. Maßnahmen:
  - Bettruhe, Vermeidung körperl. Anstrengung
- Postop. Maßnahmen:
  - Mobilisation nach AZ u. AO
  - Prophylaxen durchführen

Besondere Informationen

- Aneurysmen strahlen häufig nach dorsal aus, u. U. als einziges Symptom und führen so zu nicht primär muskuloskelettal bedingtem Rückenschmerz (thorakal und häufiger lumbal!)
- Aneurysmen können nach Genese, Form, Lokalisation o. Ausdehnung klassifiziert werden
- Komplikationen, z. B.
  - Embolie, Schlaganfall
  - Akute Herzinsuffizient, akuter Herzinfarkt
  - Kompletter Gefäßverschluss
  - Multiorganversagen
  - Ruptur (an Ruptur eines BAA versterben 70 % der Pat. noch vor Notfall-OP)
- Bauchaortenaneurysma: Männer sind viermal häufiger als Frauen betroffen, Altersgipfel liegt zwischen 60 und 70 J.

Aortenklappenstenose (AKS)

Verengung der Aortenklappe des Herzens; syn. Aortenstenose.

Ursachen

- Erworbene AKS: meist Degeneration durch Kalkablagerung bei Pat. höheren Alters
- Angeborene AKS: sekundäre Kalzifizierung bei bikuspider Aortenklappe (2 statt 3 Aortentaschenklappen)
- Rheumatische AKS: ausgelöst durch zurückliegende Streptokokkeninfektion

Symptome

- Häufig über Jahre asymptomatisch, Symptome oft erst bei höhergradigen Stenosen
- ❯ Leistungsfähigkeit ↓, rasche Ermüdbarkeit, Belastungsdyspnoe
- ❯ Pektanginöse Beschwerden, Schwindel bis zur Synkope
- ❯ Rhythmusstörungen
- ❯ Zeichen der Linksherzinsuffizienz: u. a. Lungenödem, Zyanose, Hypotonieneigung

Diagnostik

- Anamnese
- Klin. Untersuchung, Auskultation (spindelförmiges Systolikum)
- Rö-Thorax
- Echo, EKG, Koronarangio (insbesondere vor operativer Therapie)

Therapie

- Kontrolluntersuchungen je nach Stadium in bestimmten zeitl. Intervallen
- Bei kongenitaler Stenose u. zur Überbrückung bei Dekompensation bis OP ggf. Ballonvalvuloplastie
- Operativer Aortenklappenersatz:
  - < 65. Lj.: mechan. Prothese, lebenslange Antikoagulations-Therapie
  - > 65. Lj.: biolog. Prothese, postop. 3 Mon. Marcumar®-Therapie

Hinweise zur Physiotherapie

- Präop.:
  - Herz-OP ist für Pat. immer Ausnahmesituation: Pat. einfühlsam auf OP vorbereiten, Ängste u. Befürchtungen ernst nehmen
  - Bewegungsabläufe nach Sternotomie, Technik des Abhustens üben
- Postop.:
  - Monitoring: RR, Puls, ZVD, Atmung, O_2-Sättigung
  - Schmerzbeobachtung; Schonatmung soll vermieden werden
  - Drehen u. Aufsetzen en bloc (achsengerecht), Pat. umgreift dabei mit gekreuzten Armen seinen Brustkorb
  - Schrittweise Mobilisation unter Beachtung der Herz-Kreislauf-Situation
  - Pneumonieprophylaxe u. Atemtherapie

Besonderheiten beim Kind

- Auf Zeichen der Linksherzinsuffizienz achten:
  - Bei Säugl. und Kleinkindern Trinkschwäche/Ernährungsstörung, Tachydyspnoe, Tachykardie, Blässe und Schwitzen am Hinterkopf
  - Bei älteren Kindern und Jugendl. Müdigkeit, Dyspnoe, Bauchschmerzen und Erbrechen
- Ruhige Therapie; Belastung und Aufregung vermeiden
- Information und Anleitung der Eltern rund um die Versorgung ihres Kindes
- Kontaktaufnahme zu Selbsthilfegruppe für Eltern herzkranker Kinder initiieren

Besondere Informationen

- Einteilung nach Schweregrad:
  - Leichtgradig: Klappenöffnungsfläche $> 1{,}5\ cm^2$
  - Mittelgradig: Klappenöffnungsfläche $1{,}0–1{,}5\ cm^2$
  - Hochgradig: Klappenöffnungsfläche $< 1{,}0\ cm^2$
- Sehr gute Ergebnisse bei frühzeitiger OP
- Minimal-invasive OP-Techniken bei hohem OP-Risiko mögl.
- Endokarditisprophylaxe nur noch nach Klappenersatz empfohlen, sowie bei Risikoeingriffen (Rachenraum)
- Häufigste erworbene Klappenerkrankung
- Vor geplanten chirurg. Eingriffen muss (unter Heparinschutz) Blutverdünner abgesetzt werden
- Komplikationen:
  - Ventrikuläre Herzrhythmusstörung
  - Infektiöse Endokarditis
  - Akutes Lungenödem
  - Schlaganfall
  - Plötzlicher Herztod, akutes Linksherzversagen
- Aortenklappeninsuffizienz:
  - Schlussunfähigkeit der Aortenklappe mit Teilrückfluss des Schlagvolumens in Ventrikel
  - Kongenital (u. a. bikuspide Klappe) o. erworben (u. a. Endokarditis)
  - Trauma, Aortendissektion

Appendizitis

Entzündung des Wurmfortsatzes (Appendix vermiformis); syn. Blinddarmentzündung.

Ursachen

- Meist eine vom Darm ausgehende (enterogene) bakterielle Infektion
- Begünstigende Faktoren: Verengung o. Verschluss des Appendixlumens, z. B. durch Abknickung, Narbenstränge, Kotsteine

Symptome

- » Appetitlosigkeit, Übelkeit, Erbrechen, Stuhlverhalt, bei Kindern auch Durchfall
- » Erhöhte Temp.: häufig typische rektal-axilläre Temp.-Differenz
- » Ziehende, oft kolikartige Schmerzen in Nabelgegend, verlagern sich innerhalb weniger Std. in rechten Unterbauch, Schonhaltung
- Kleinkinder, Schwangere u. ältere Menschen weichen von klassischer Symptomfolge ab

Diagnostik

- Erschwerte Diagnosestellung durch anatomische Lagevarianten des Wurmfortsatzes u. des je nach Lebensalter variierenden Erscheinungsbildes
- Klin. Untersuchung, Palpation des Abdomens: lokaler Druck- u. Loslassschmerz am McBurney- u. Lanz-Punkt, kontralateraler Loslassschmerz (Blumberg-Zeichen) sowie positives Psoaszeichen
- Blut: Entzündungszeichen (BSG ↑, CRP ↑, Leukozytose)
- Bildgebende Verfahren (z. B. Sono, Rö-Abdomen) geben weitere Hinweise, v. a. zum Ausschluss der zahlreichen DD
- Bei Frauen gyn. Untersuchung zum Ausschluss mögl. DD
- DD: Tubengravidität, Adnexitis, Pyelonephritis, Cholezystitis, Divertikulitis, Meckeldivertikel u. a.

Therapie

- Appendektomie (Entfernung des Wurmfortsatzes): konventionell o. minimal invasiv
- Spülung, Drainage u. Antibiotikagabe je nach OP-Befund

Hinweise zur Physiotherapie

- Präop.: Bettruhe
- Postop.: Mobilisation am OP-Tag, Information zu Sportkarenz für 2–4 Wochen

Besondere Informationen

- Komplikationen: gedeckte o. offene Perforation → diffuse Peritonitis u. Abszessbildung, bei Perforation letaler Verlauf mögl.
- Altersgipfel zwischen 10. u. 30. Lj.
- DD: Meckel-Divertikel: Ausstülpung im Bereich des digitalen Ileums, Ursache:

nicht vollständig zurückgebildeter Ductus omphaloentericus (Dottersack) in der Embryonalzeit, meist symptomlos, kann zu einem akuten Abdomen führen, wenn Blutung (ektope Magenschleimhaut) oder Invagination/Ileus → Therapie: operative Entfernung

Arteriosklerose

Sammelbegriff für chron. Arterienerkrankungen, die mit einer Verhärtung der Arterienwand u. Einengung des Gefäßlumens einhergehen; syn. Arterienverkalkung, Atherosklerose.

Ursachen

- Ursachen nicht eindeutig geklärt
- Intima u. Endothel bzw. seiner Schädigung wird eine wichtige Rolle zugeschrieben → Schädigung führt zur Ausbildung eines Ödems u. zur Anlagerung von Blutzellen u. Lipiden (Fettstreifen) in der arteriellen Gefäßwand
- Unbeeinflussbare Risikofaktoren: höheres Lebensalter, genetische Veranlagung, männl. Geschlecht
- Beeinflussbare Risikofaktoren: Nikotinabusus, Hypertonie, Fettstoffwechselstörungen, Diabetes mellitus, Bewegungsmangel

Symptome

- Arterielle Gefäßverengungen u. -verschlüsse führen in nachgeschalteten Organen zu Durchblutungsstörungen bis hin zum Gewebeuntergang (Infarkt)
- Je nach Lokalisation entwickeln sich folgende Erkrankungen mit entsprechender Symptomatik:
  - Koronare Herzkrankheit (KHK)
  - Periphere arterielle Verschlusskrankheit (pAVK)
  - Akute Verschlüsse, z. B. der Bein-, Bauch- u. Leistenarterien
  - Arteriosklerotische Aneurysmen, v. a. in Bauch u. Gehirn, ischämischer Schlaganfall
  - Durchblutungsstörungen der Eingeweidearterien

Diagnostik

- Je nach Folgeerkrankung z. B. Sono, Doppler, CT, MRT, (Koronar-) Angio, Labor

Therapie

- Behandlung aller beeinflussbaren Risikofaktoren, z. B. antihypertensive Therapie, Cholesterinsenkung, Bewegung, gesunde Ernährung
- Verbesserung des arteriellen Blutflusses, z. B. durch Medikamente, rekanalisierende Verfahren wie TEA, Bypass-OP, PTCA
- Spezielle Therapie je nach Folgeerkrankung

Hinweise zur Physiotherapie

- Bewegungstherapie durchführen, auch um Übergewicht zu reduzieren, Cholesterinwerte normalisieren und Blutdruck senken.
- Bewegung spielt in der Prävention eine genauso große Rolle wie in der Rehabilitation.
- Verbesserung der Durchblutung, z. B. durch Gefäßtraining, Lagerung, ausreichende Flüssigkeitszufuhr.
- Pat. beratung zu Risikofaktoren und Möglichkeiten, diese zu minimieren: Verweis auf Raucherentwöhnungsseminare, Ernährungs- u. Bewegungsberatung, Diabetikerschulung, Anleitung zur RR- o. Blutzuckerkontrolle

Besondere Informationen

- Folgeerkrankungen der Arteriosklerose v. a. KHK Haupttodesursache in Industrieländern
- Äußerst komplexe Pathophysiologie: Intimaveränderungen vollziehen sich über langen Zeitraum, beginnen vermutl. bereits im Jugendalter
- Fettstoffwechselstörungen werden in primäre (genetisch bedingte) und sekundäre (erworbene) Formen unterschieden. Insbesondere erstere sind nicht vollständig in ihren Auswirkungen beeinflussbar und gehen u. U. mit einer deutlich verkürzten Lebenserwartung einher

Arthritis, rheumatoide

Chron.-entzündl. Erkrankung des Binde-, Stütz- u. Muskelgewebes; syn. chron. Polyarthritis (CP).

Ursachen

- Autoimmunreaktion v. a. gegen körpereigenes Gelenkgewebe → Gelenkinnenhaut reagiert mit Ergussbildung u. tumorähnl. Wucherung ins Gelenk → Zerstörung u. Deformierung der Gelenke
- Auslöser unbekannt; autoimmune Ursachen sehr wahrscheinlich, familiäre Häufung

Symptome

- Meist schubweiser Verlauf
- » Abgeschlagenheit, Schwitzen, Muskelschmerzen, Morgensteifigkeit der betroffenen Gelenke (mind. 30 Min. andauernd)
- » Gelenke: druckschmerzhaft, schmerzhaft bewegungseingeschränkt, geschwollen u. überwärmt
- Verstrichene Gelenkkonturen durch Erguss u. Weichteilschwellung
- Symmetrischer Gelenkbefall beider Körperhälften, zu Beginn meist Fingergrund- u. -mittelgelenke sowie Handgelenke, später oft auch große Gelenke, evtl. auch Wirbelsäule
- Im weiteren Verlauf charakt. Gelenkdeformationen (v. a. an Händen), Rheumaknoten, Sehnenscheiden- u. Schleimbeutelentzündungen
- » Symptome, die nicht die Gelenke betreffen: Perikarditis, Herzklappenveränderungen, Lungenfibrose, Vaskulitis, Karpaltunnelsyndrom, Augenbeteiligung (Sicca-Syndrom) u. a.

Diagnostik

- Anamnese, klin. Bild, Rö-Befund (z. B. Hände/Füße, gelenknahe Osteoporose, Usuren)
- Blut: Entzündungszeichen (BSG ↑, CRP ↑), Rheumafaktoren in 70 % aller Fälle nachweisbar, ggf. Anti-CCP-AK u. antinukleäre AK
- Gelenk-Sono, MRT
- Synovia-Biopsie

Therapie

- Frühzeitige antientzündl. Therapie: lang wirksame Antirheumatika, Biologika
- NSAR u. Glukokortikoide zur kurzfristigen Schmerz- u. Symptomkontrolle im akuten Schub
- Basistherapie mit krankheitsmodifizierenden Medikamenten (DMARD)
- Physik. Maßnahmen, v. a. Bewegungstherapie, Massage
- Operativ: Synovektomie (Entfernung der Gelenkinnenhaut) bei rezid. Ergüssen, ggf. Gelenkersatz

Hinweise zur Physiotherapie

- Physikalische Maßnahmen: Kälteanwendungen bei akut entzündeten Gelenken; Wärmeanwendungen zwischen den entzündl. Schüben
- Beratung über gelenkschonendes Verhalten, Gebrauch von Hilfsmitteln, ergotherapeutische Schulung zur Alltagserleichterung, Beratung über Wichtigkeit von Physiotherapie: Beweglichkeit, Kräftigung der Muskulatur
- Ernährungsberatung: vollwertige Kost, Vermeidung tierischer Fette außer Fisch, Vermeidung von Über- o. Untergewicht, Rauchen, Alkohol
- Auf Sturz- und Unfallgefährdung bei der Mobilisation achten
- Zu Selbsthilfegruppe o. Patientenverband beraten

Besonderheiten beim Kind

- Eltern in allen Therapiebereichen anleiten (Erlernen von physiotherapeutischen Übungen, ergotherapeutische Elternschulung, Einsatz von Hilfsmitteln, medikamentöse Therapie durchführen)
- Psychologische und sozialpädagogische Betreuung des Kindes und seiner Familie

Besondere Informationen

- Frauen 3-mal häufiger als Männer betroffen, Altersgipfel 55–75. Lj.
- Komplikationen:
  - Entzündl. Prozess befällt Gefäße u. innere Organe (z. B. Perikarditis, Pleuritis, Vaskulitis)
  - Sekundäre Amyloidose
  - NW der antirheumatischen Therapie
- Sonderform: juvenile chron. Arthritis, häufigste chron. rheumatische Erkrankung im Kindesalter, höchst unterschiedl. Verlauf mit Wachstumsstörungen u. Bewegungseinschränkungen

Arthrose

Degenerative Erkrankung eines o. mehrerer Gelenke.

Ursachen

- Nicht entzündl. Abnutzung durch Missverhältnis zwischen Belastung u. Belastbarkeit des Gelenkknorpels
- Natürl. Alterungsprozess
- Fehl- u. Überbelastung durch: Knochenfehlstellungen, Sport, berufl. Tätigkeit, Übergewicht, Trauma

Symptome

- Anfangs: Spannungsgefühl u. Steifigkeit, wenige Min. Anlaufschmerz nach Ruhephase, Belastungsschmerz, ausstrahlende Schmerzen
- » Fortgeschrittenes Stadium: nächtl. Schmerzen u. Ruheschmerz
- » Später: Funktionseinbußen, Deformierungen, Instabilität, Muskelatrophie
- Aktivierte Arthrose, wenn sich sekundär eine Entzündung aufpfropft

Diagnostik

- Anamnese u. Tastbefund
- Rö: Gelenkspaltverschmälerung, Sklerosierungen, Osteophyten, im fortgeschrittenen Stadium Zystenbildung
- Ggf. Gelenksono, Szintigr., MRT, CT

Therapie

- Symptomatisch
- Ziel: Schmerzlinderung (z. B. NSAR), Erhalt der Gelenkfunktion
- Gelenkentlastung, z. B. Abbau Übergewicht
- Physiotherapie, z. B. isometrisches Muskeltraining, Gehschule, Wärmeanwendungen (bei Entzündungen: Kälteanwendungen)
- Orthopädietechnik, z. B. Schuheinlagen, Handstock, Schienen, Bandagen
- Operativ: Gelenkersatz

Hinweise zur Physiotherapie

- Anleitung zur Bewegung, Kräftigung der Muskulatur
- Ernährungsberatung: vollwertige Kost, Vermeidung tierisches Fett außer Fisch, Vermeidung von Über- o. Untergewicht, Rauchen, Alkohol
- Aufklärung über Arthrose und Schmerz: wissenschaftliche Untersuchungen zeigen geringe Korrelation zwischen Arthrose und Schmerz

Besonderheiten beim alten Menschen

Vorhandene Beweglichkeit der Gelenke erhalten (im Rahmen der Kontrakturprophylaxe).

Besondere Informationen

- Häufig betroffenen Gelenke: Kniegelenke (= Gonarthrose), Hüftgelenk (= Coxarthrose)
- Verlauf: Abnutzung der Gelenkknorpeloberfläche, auf Dauer Zerstörung der Knorpelschicht u. des angrenzenden Knochengewebes
- Gelenke sind nicht entzündet, sondern durch Abnutzung o. Trauma zerstört

Asthma bronchiale

Anfallsweise auftretende reversible, entzündl. Atemwegsobstruktion in unterschiedl. Intensität (Stufe 1–5); syn. Bronchialasthma.

Ursachen

- Entzündung der Bronchien o. bronchiale Hyperreagibilität infolge bestimmter Reize:
  - Allergisches (extrinsisches) Asthma, z. B. durch Tierhaare, Blütenpollen
  - Nicht allergisches (intrinsisches) Asthma, z. B. durch Infektion der Atemwege, chemische o. physik. Irritationen (z. B. kalte Luft, Rauch), Analgetikaasthma (z. B. nach ASS), gastroösophagealer Reflux, psychische Faktoren
  - Mischformen aus allergischem u. nicht allergischem Asthma

Symptome

- » Anfallsweise Atemnot (Dyspnoe), Husten v. a. zu Anfallsbeginn, Unruhe mit Angstgefühlen
- » Erschwerte, verlängerte Exspiration mit Giemen, evtl. Stridor, meist zäher Auswurf
- » Alarmsymptome: Dauerspannung der Atemhilfsmuskulatur, fehlendes Atemgeräusch, Zyanose, gestaute Halsvenen, verlangsamte u. unregelm. Atmung, paradoxer Puls, starke Unruhe des Pat.
- » Status asthmaticus: akuter Anfall, der auf Therapie mit β_2-Sympathikomimetika nicht anspricht, lebensbedrohl.

Diagnostik

- Anamnese (auslösende Faktoren?), Auskultation
- Rö-Thorax, Lufu (Spirometrie), Ganzkörperplethysmografie, EKG
- Labor: BGA, BB, Elektrolyte
- Allergietest im anfallsfreien Intervall

Therapie

- Medikamentöse Stufentherapie:
  - Stufe 1: Keine Basistherapie ggf. inhalatives Kortison (ICS) und spezifische Immuntherapie (SIT) möglich
    Bei Bedarf: Kurzwirksame β_2-Sympathomimetika (SABA)
  - Stufe 2: Niedrigdosiertes ICS ggf. Leukotrienrezeptorantagonisten (LTRA) und SIT möglich
    Bei Bedarf: Kurzwirksame β_2-Sympathomimetika (SABA)
  - Stufe 3: Niedrigdosiertes ICS und langwirksame β_2-Sympathomimetika (LABA) ggf. hohe ICS-Dosis bzw. ICS+LTRA
    Bei Bedarf: SABA oder ICS/Formoterol (niedrigdosiert)

  - Stufe 4: Normal- bis hochdosiertes ICS und langwirksame β_2-Sympathomimetika (LABA)
    Bei Bedarf: Tiotropium, hohe ICS-Dosis in Kombination mit LABA/LTRA oder SABA oder ICS/Formoterol (niedrigdosiert)
  - Stufe 5: (Additiv) Tiotropium, Anti-IgE oder Anti-IL-5 ggf. niedrigste effektive Dosis oraler Kortikosteroide
    Bei Bedarf: SABA oder ICS/Formoterol (niedrigdosiert)
- Auslöser erkennen u. meiden, Nikotinkarenz, Asthmaschulung
- Hyposensibilisierung bei allerg. Asthma
- Atemselbstmessung mit Peak-Flow-Gerät
- Viel Flüssigkeit zur Sekretverflüssigung (KI: Herzinsuffizienz)

Erstmaßnahmen bei akutem Asthmaanfall

- Arzt/Ärztin verständigen
- Pat. aufsetzen, beruhigen, möglichst keine Sedierung
- 2–4 Hübe des Bedarfmedikaments (β_2-Sympathikomimetika) verabreichen, ggf. nach 10–15 Min. wiederholen
- O_2-Gabe (2–15 l/Min., Höhe nach Bedarf des Pat.)
- Venösen Zugang legen, Arzneimittel nach AO vorbereiten: Glukokortikoide i.v., β_2-Sympathikomimetika s.c.
- BGA, Pulsoximetrie u. Vitalzeichenkontrolle
- Ggf. Bronchialsekret absaugen, ggf. Intubation u. Beatmung vorbereiten

Hinweise zur Physiotherapie

- Erstmaßnahmen im akuten Anfall einleiten, Pat. nicht allein lassen, aufsetzen, beruhigen, Arme abstützen lassen, Kutschersitz, Lippenbremse
- In anfallsfreier Phase:
  - Schulung des richtigen Verhaltens während des Anfalls
  - Inhalationsschulung
  - Wissen über die physiologischen Vorgänge während des Anfalls an Pat. vermitteln
  - Atemerleichternde ASTE (Ausgangsstellung)
  - Allg. Kraft- und Ausdauertraining
  - Techniken zur Dämpfung von unproduktivem Husten
  - Entspannungstechniken

Besonderheiten beim Kind

- Bei Verwendung eines Dosieraerosols Inhalationshilfe (Spacer) einsetzen, bei Feuchtinhalation für Säugl. und Kleinkinder Maske verwenden, für Kinder ab ca. 4. Lj. Mundstück
- Strukturierte Schulung unter Einbeziehung der Familie und des sozialen Umfelds

Besondere Informationen

- Stufeneinteilung erfolgt so, dass unter gewählter Therapie ein stabiler Zustand hergestellt werden kann (kontrolliertes Asthma), bei dem die Anwendung der Bedarfsmedikation unter 2-mal/Woche liegt
- Allergisches Asthma häufig bei Kindern, nicht allergische Form gehäuft im Alter
- Komplikationen:
  - Status asthmaticus mit vitaler Bedrohung

  - Obstruktives Lungenemphysem
  - Cor pulmonale, pulmonale Hypertonie
- Prognose: bei Kindern häufig spontane Ausheilung, bei Erw. meist chron. Verlauf
- Zahl schwerer Asthmaanfälle deutl. geringer bei geschulten Asthmatikern
- Aerobes Ausdauertraining bei Erwachsenen mit moderatem bis schwerem Asthma wirkt sich, neben der Verbesserung der Leistungsfähigkeit, auch positiv auf die asthmaspezifische Pathophysiologie aus

Aszites

Ansammlung freier Flüssigkeit in der Bauchhöhle; syn. Bauchwassersucht.

Ursachen

- Symptom einer meist fortgeschrittenen Erkrankung, bei der es aufgrund verschiedener Faktoren (z. B. niedriger kolloidosmotischer Druck) dazu kommt, dass Flüssigkeit in die Bauchhöhle gepresst wird, z. B.: Leberzirrhose (häufigste Ursache), Rechtsherzinsuffizienz, bösartige Tumoren, Entzündungen im Bauchraum, Eiweißmangel

Symptome

- Bei geringer Flüssigkeitsansammlung meist symptomlos
- » Vorgewölbtes Abdomen mit verstrichener Nabelregion, evtl. Nabelbruch
- » Zwerchfellhochstand, Atemnot, Schmerzen durch größere Aszitesmengen
- Ggf. begleitend Ergüsse anderer Regionen (Pleuraergüsse, Perikarderguss)

Diagnostik

- Palpation u. Perkussion (Beklopfen) zum Nachweis größerer Aszitesmengen > 1000 ml
- Sono-Abdomen ermöglicht Nachweis geringer Aszitesmengen
- CT
- Bei unklarer Ursache diagnostische Aszitespunktion zur Untersuchung der Flüssigkeit u. Laboranalyse; weitere Untersuchungen zur Ursachenklärung (Mikrobiologie, Zytodiagnostik, klin. Chemie)

Therapie

- Bettruhe, Natrium- u. Flüssigkeitsrestriktion; je nach Schwere medikamentöse Ausschwemmung mit Diuretika
- Bei erfolgloser Basistherapie entlastende Aszitespunktion, entstehenden Eiweißverlust ggf. mit Humanalbuminlösungen ausgleichen
- Diuretikatherapie (Spironolacton), Natriumrestriktion, nur wenn Diuretika nicht ausreichen
- Bei therapieresistentem Aszites: Implantation eines peritoneovenösen Shunts zur Ableitung der Aszitesflüssigkeit ins Venensystem o. Anlage eines Kurzschlusses zwischen Pfortader u. unterer Hohlvene (transjugulärer intrahepatischer portosystemischer Shunt, TIPS)
- Behandlung der Grunderkrankung

Hinweise zur Physiotherapie

- Symptome deuten können, um ärztliche Überweisung einzuleiten
- Mobilisation
- Gewichtskontrolle

- Prophylaxen, v. a. Pneumonieprophylaxe wegen eingeschränkter Atmung
- Ernährungsberatung: eiweißreiche und kochsalzarme Kost, ggf. Flüssigkeitsbeschränkung nach AO

Besondere Informationen

- Aszites wird unterschieden nach:
  - Ursache: hepatogen (am häufigsten), kardiogen, maligne, infektiös, pankreatogen, traumatisch
  - Aussehen: serös, chylös, hämorrhagisch o. eitrig
- Schlechte Prognose bei Aszites u. Leberzirrhose
- Komplikationen: bakterielle Peritonitis
- TIPS-Anlage bedeutet immer, dass die Leber noch stärker umgangen wird. Dies kann eine Verschlechterung der neurologischen Situation bedeuten, da Giftstoffe (wie z. B. Ammoniak) nicht ausreichend abgebaut werden.

Bandscheibenvorfall

Verlagerung o. Austritt des Nucleus pulposus aus seinem Fasermantel nach außen.

Ursachen

- Degenerativer Bandscheibenvorfall:
  - Mit zunehmendem Alter verändert sich der gallertartige Nucleus pulposus zu fibrösem Kern
  - Straffe Textur des Anulus fibrosus verändert sich (Umbau zu Kollagen-Typ-1)
  - Beginn der Veränderung im frühen Erwachsenenalter bis zum Alter zwischen 50 und 80 Jahren in zellarmer Fibrose des Gallertkernes
- Traumatischer Bandscheibenvorfall (eher selten):
  - Bei akuter hoher Belastung reißt der Anulus fibrosus ein und der Nucleus pulposus tritt aus

Symptome

- » Bei Druckschädigung der vorhandenen Nervenwurzel kommt es zu starken Schmerzen, Sensibilitätsstörungen o. zu Lähmungserscheinungen im sensomotorischen Versorgungsgebiet
- » Sensibilitätsstörungen im Dermatom, motorische Ausfälle im Myotom, ggf. Reflexausfälle
- » Klopf- u. Druckschmerz der Wirbelsäule
- » Husten-, Press- o. Niesschmerz
- » Positive Nervendehnungszeichen

Diagnostik

- Anamnese bzw. Identifizierung des klinischen Beschwerdebildes
- Röntgen
- CT/MRT
- Endgültige Diagnosestellung: Übereinstimmung von der morphologischen Veränderung im CT/MRT mit klinischem Beschwerdebild

Therapie

- Aufklärung und Beratung:
  - Aufforderung zur normalen Aktivität (Entlastung und Ruhigstellung ist nicht empfehlenswert)
  - Bettruhe nicht länger als 4 Tage nach dem akuten Ereignis
- Pharmakotherapie:
  - Zu Beginn NSAR
  - Bei Therapieresistenz Opioide für 2–3 Wochen einsetzen
  - Lokale Injektionsbehandlungen

- Operative Therapie:
  - Indikationen: Kauda-Syndrom, Blasen- und Mastdarmlähmung, progrediente u. akut aufgetretene motorische Ausfälle, gescheiterte konservative Therapie
  - Offene Sequesterentfernung u./o. Nukleotomie (mikrochirurgische Technik)
  - Minimalinvasive Eingriffe: perkutane mikroskopische Nukleotomie; perkutane Laserdiskektomie

Hinweise zur Physiotherapie

- Mobilisation in schmerzfreie Bewegungsrichtungen
- Verhaltens- bzw. Bewegungsinstruktionen
- Nach Protrusion sollte größtmögliche Belastbarkeit des Reparationsgewebe erreicht werden
- In Proliferationsphase ist Gewebe in Form von Training leicht zu belasten
- Erstes Ziel: Zentralisation der Schmerzen (ausstrahlender Schmerz geht zurück)
- Übungen zur Steigerung der intra- und intermuskulären Koordination der Rücken- u. Bauchmuskulatur zur Stabilisierung der Wirbel

Besondere Informationen

- Bandscheibenvorfälle findet man bei 20–30 % der gesunden Menschen unter 60 Jahren und bei 60 % der über 60-Jährigen.
- Eine morphologische Veränderung muss nicht zwingend mit einem klinischen Beschwerdebild einhergehen.
- Sofern keine direkte OP-Indikation vorliegt, gibt es keine Unterschiede bei Langzeitvergleichen zwischen operativer und nicht-operativer Therapie.
- Kauda-Equina-Symptome: Störungen der Blasen-, Mastdarm- und Genitalfunktion; Reithosenparästhesien (RF).

Beckenringfrakturen

Stabile oder instabile Knochenbrüche am Beckenring.

Ursachen

- Bei jungen Menschen starkes Trauma wie z. B. Verkehrsunfall oder Sturz aus großer Höhe
- Bei älteren Menschen reicht zum Teil ein geringes Trauma aufgrund osteoporotischer Veränderungen

Symptome

- » Starke Schmerzen
- Schwellung
- Hämatome
- » Bei schweren Verletzungen des Beckens können Begleitverletzungen des sakralen Nervenplexus, der intraabdominalen Organe o. des Urogenitaltrakts auftreten.

Diagnostik

- Bestandsaufnahme sämtlicher Begleitverletzungen
- Inlet- und Outletaufnahme mittels Röntgen
- CT

Therapie

- Beckenfraktur Typ A: stabil, Pat. können nach kurzer Zeit mobilisiert werden, ausreichende Analgesie
- Beckenfraktur Typ B: Wiederherstellung der Kontinuität der Ringstruktur des Beckens durch Osteosynthese (z. B. durch eine Symphysenplatte o. Iliosakralverschraubung)
- Beckenfraktur Typ C: es besteht zusätzliche vertikale Instabilität, somit wird auch eine iliolumbale Abstützung benötigt

Hinweise zur Physiotherapie

- Beckenfraktur Typ A: frühe Mobilisation, von Beginn bewegungsstabil, progressive Ausbelastung
- Beckenfraktur Typ B: von Beginn bewegungsstabil, Übergang zur belastungsstabilen Phase erfolgt etwas später als bei der Typ-A-Fraktur
- Beckenfraktur Typ C: Typ B

Besondere Informationen

- Polytrauma: bei polytraumatisierten Pat. sind gleichzeitig mehrere Körperregionen oder Organsysteme verletzt, was zum tödlichen Ausgang führen kann

Borreliose

Durch Borrelia burgdorferi (Schraubenbakterien) verursachte Infektionskrankheit, die alle Organe sowie das Haut-, Nerven- u. Gelenksystem betreffen kann; syn. Lyme-Krankheit.

Ursachen

- Bakterielle Infektion mit Borrelia burgdorferi
- Übertragung durch Biss einer mit Borrelien infizierten Zecke, in Mitteleuropa v. a. durch den gemeinen Holzbock (Ixodes ricinus)

Symptome

- » Komplexer Krankheitsverlauf, Unterteilung in 3 Stadien:
  - 1. Stadium (Lokalinfektion) 1–6 Wochen: grippeähnl. Beschwerden u. schmerzlose Hautrötung, breitet sich ringförmig um Zeckenbiss aus (Erythema migrans), blasst zur Mitte hin ab
  - 2. Stadium (Ausbreitung des Erregers) bis 6 Monate: Entzündungen eines o. mehrerer Gelenke (Lyme-Arthritis), Myokarditis, Meningoradikulitis Bannwarth mit Entzündung der Hirnhäute u. der Nervenwurzeln am Rückenmark, brennende Schmerzen, häufig auch einseitige Gesichtslähmung
  - 3. Stadium (chron. Infektion nach 6 Mon. bis Jahren): entzündl. atrophisch veränderte Haut (häufig an Streckseiten der Extremitäten), chron. Gelenkentzündungen, selten chron. Neuroborreliose mit Entzündung von Gehirn u. Rückenmark, Polyneuropathie
- Häufig atypische Verläufe, nur in wenigen Fällen wird jedes Stadium durchlaufen

Diagnostik

- Anamnese, klin. Bild (v. a. im Frühstadium): Zeckenbiss? Erythema migrans?
- Blut, Liquor o. Gelenkpunktat: AK-Nachweis gegen Borrelien (v. a. im Frühstadium nicht ausreichend zuverlässig)

Therapie

- Antibiotische Therapie je nach Stadium, z. B. mit Doxycyclin o. Ceftriaxon

Hinweise zur Physiotherapie

- Bei Verdacht sollte eine rasche ärztliche Überweisung erfolgen.
- I. d. R. nur die Behandlung der Spätfolgen (siehe Polyneuropathie).

Besondere Informationen

- Inkubationszeit: für das 1. Stadium 1–6 Wo.
- Weltweit die am häufigsten durch Zecken übertragene Krankheit

- Besondere Gefährdung in Waldgebieten, v. a. im Sommer u. Herbst
- Prognose: bei sofortiger Behandlung gut, Chronifizierung ist auch unbehandelt eher die Ausnahme als die Regel
- Oftmals sind Pat. mit unklaren Beschwerden durch eigenständige Recherche im Internet oder in anderen Quellen überfordert und interpretieren ihre Symptome als Zeichen einer Borreliose. Hier hilft ein empathisch geführtes Aufklärungsgespräch, um den Pat. ihre Ängste zu nehmen
- Prophylaxe: lange Hosen und Socken tragen, nicht direkt ins hohe Gras setzen, Insektenschutzmittel, Körper auf Zeckenbisse inspizieren

Botulismus

Meldepflichtige schwere lebensbedrohl. Vergiftung (Intoxikation) durch Clostridium-botulinum-Toxin.

Ursachen

- Toxine des sporenbildenden Bakteriums Clostridium botulinum: beim Menschen v. a. Typ A u. B → blockieren Signalübertragung zwischen Nerven u. Muskeln
- Meist Aufnahme des Giftes durch Verzehr kontaminierter Lebensmittel, v. a. Konservennahrung
- Inhalation der Toxine
- Selten Wundbotulismus o. Säuglingsbotulismus, durch Aufnahme der nur für Kleinkinder gefährl. Sporen des Botulinumtoxins (oft in Honig)

Symptome

- Botulinumtoxin blockiert Freisetzung von Acetylcholin in peripheren Nervenendigungen → neuromuskuläre Blockade → Lähmungserscheinungen entsprechender Muskeln, Symptombeginn 12–36 Stunden:
  - » Augenmuskulatur (Doppelbilder, Augenflimmern, Pupillen erweitert), später Lippen-, Zungen-, Gaumen- u. Kehlkopfmuskel einhergehend mit Sprachstörungen, Schluckbeschwerden u. Mundtrockenheit
  - » In schweren Fällen vom Kopf absteigende Ausbreitung der Lähmung auf die Muskulatur der Extremitäten u. Rumpf
  - Zwerchfelllähmung → Ateminsuffizienz
- » Bei lebensmittelbedingtem Botulismus: Übelkeit, Erbrechen, Durchfall, Bauchkrämpfe
- Während des gesamten Verlaufs sind die Pat. bei vollem Bewusstsein

Diagnostik

- Verdachtsdiagnose durch Anamnese, körperl. Untersuchung u. klin. Bild
- Toxinnachweis im Blut, Stuhl o. ggf. in kontaminierten Lebensmitteln

Therapie

- Unverzügl. Gabe eines Antitoxins, Magenspülung (nur wenn Giftaufnahme < 1h in Vergangenheit), Laxantiengabe
- Symptomatische Therapie: ggf. künstl. Ernährung u. Beatmung

Hinweise zur Physiotherapie

- Symptomatische Therapie:
  - Prophylaxen durchführen
  - Innervationsschulung bei neurologischen Ausfällen

Besondere Informationen

- Inkubationszeit: 12–36 Std.
- Komplikationen:
  - Lähmung der Atemmuskulatur
  - Herzstillstand
- Prognose: mit Einführung des Antitoxins Senkung der Sterblichkeitsrate von 90 % auf 10–15 %
- Lähmungserscheinungen der Muskulatur bilden sich nur langsam über Mon. zurück
- Prophylaxe: aufgetriebene Konservendosen nicht öffnen u. verzehren; Botulinumtoxin wird durch Kochen zerstört
- Verzicht auf Honig oder Ahornsirup in jeglicher Form für Säuglinge < 12 Mon.
- Meldepflichtig nach dem IfSG bei Verdacht, Krankheit, Tod

Bronchialkarzinom

Bösartiger Tumor der Bronchien, ausgehend vom Epithel der Bronchialschleimhaut; syn. bronchogenes Karzinom, Lungenkrebs.

Ursachen

- Inhalation von Zigarettenrauch (85 % aller Fälle), auch passiv
- Inhalation anderer Noxen, z. B. Asbest, Uran, Chrom, Ruß, Radon
- Genetische Veranlagung

Symptome

- Keine Frühsymptome, i. d. R. sind Erstsymptome Spätsymptome
- Chron. Husten, später auch » Hämoptysen (Bluthusten), rezid. pulmonale Infekte
- » Dyspnoe, Leistungsabfall, Gewichtsverlust, Fieber, Nachtschweiß
- » Paraneoplastische Symptome durch hormonelle Tumoraktivität, z. B. Cushing-Syndrom
- Schmerzen u. Symptome je nach Wachstum (» Heiserkeit bei Infiltration des Nervus recurrens) u. Metastasierungsort (Knochen, Gehirn, Leber, Herz, Nebenniere)
- » Horner-Trias bei Pancoast-Tumor (Lungenspitze)

Diagnostik

- Anamnese, körperl. Untersuchung, klin. Bild
- Rö-Thorax, CT, Bronchoskopie mit PE, endobronchialer Ultraschall
- Metastasensuche: Schädel-CT, Sono, Knochenszintigramm, Mediastinoskopie, PET
- Präop. Lufu
- Tumormarker (NSE, CYFRA 21–1, CEA) zur Verlaufskontrolle

Therapie

- Stadium u. Art des Tumors therapieentscheidend
- ⅔ aller Pat. sind bei Diagnosestellung bereits inoperabel
- Kurativ: chirurg. im Frühstadium u. bei nicht kleinzelligem Karzinom → Lobektomie, Pneumektomie (postop. ggf. Strahlentherapie)
- Kleinzellige Karzinome sind selten kurativ zu behandeln, meist Kombinations-Chemotherapie mit anschließend Strahlentherapie
- Palliative Therapien: Laser-, Chemo-, Strahlentherapie, ggf. palliative OP, endobronchiale Stent-Implantation, unterstützende Begleitmedikation
- Schmerztherapie

- Maßnahmen zur Verbesserung der Lebensqualität, z. B. Physiotherapie, Heimsauerstoff
- Anbindung an Palliativmedizin wenn inoperabel

Hinweise zur Physiotherapie

- Prophylaxen (Pneumonie-, Dekubitus-, Thromboseprophylaxe), Unterstützung bei den Lebensaktivitäten bei Erhalt größtmögl. Mobilität u. Selbstständigkeit
- Bei operativer Therapie: Atemtherapie (z. B. Lippenbremse, Packegriffe, ggf. Thoraxmobilisation), Lagerung (bei Pneumektomie: Oberkörperhochlagerung im Wechseln mit Lagerung auf der operierten Seite; bei Lobektomie, Segmentresektion: Oberkörperhochlagerung im Wechsel mit Lagerung auf nicht-operierte Seite), stufenweise Mobilisation
- Im fortgeschrittenen Stadium palliative Maßnahmen beachten, z. B. atemerleichternde Lagerung

Besonderheiten beim alten Menschen

Bei Rauchern: Non-Compliance bezüglich Rauchentwöhnung akzeptieren („habe mein Leben lang geraucht")

Besondere Informationen

- Zweit-häufigster bösartiger Tumor bei Männern , dritt-häufigster bei Frauen (15 % aller Krebstodesfälle), Männer häufiger betroffen als Frauen
- Nach Zellart werden unterschieden:
  - Kleinzelliges Bronchialkarzinom (15 %)
  - Plattenepithelkarzinom (40 %)
  - Adenokarzinom (35 %)
  - Großzelliges Bronchialkarzinom (10 %)
- Prognose: 5-Jahres-Überlebensrate beträgt nur 15 %; auch bei kurativer Therapie bis zu 50 %

Bronchiektasen

Irreversible Ausweitungen der großen Bronchien, in denen sich vermehrt Sekret ansammeln kann.

Ursachen

- Erworbene Form:
  - Folge frühkindl. Infektionen, z. B. Masern, Keuchhusten
  - Infolge chron. obstruktiver Bronchitis u. Pneumonie
  - Stenose der Bronchien, z. B. durch Tumor, Fremdkörper, tuberkulöse LK
- Angeborene Form:
  - Fehlbildung des Bronchialbaums
  - Erbkrankheiten, z. B. Mukoviszidose, Kartagener-Syndrom

Symptome

- » Ständiger Husten, häufig mit Hämoptysen (Bluthusten)
- » Übelriechender Auswurf (maulvolle Expektoration, Drei-Schichten-Sputum), besonders morgens
- » Rezid. Infekte
- » Wachstumsretardierung bei Kindern
- » Uhrglasnägel, Trommelschlegelfinger
- » ➤ Herzinsuffizienz (Rechtsherzinsuffizienz)

Diagnostik

- Anamnese, klin. Bild, körperl. Untersuchung, Auskultation
- Rö-Thorax, CT, Lungenfunktion
- Bronchoskopie mit Keimanalyse: häufig nachweisbar Haemophilus influenzae, Klebsiella pneumoniae, E. coli, Pneumokokken u. a.

Therapie

- Physiotherapie mit Sekretdrainage
- Antibiotikatherapie nach Antibiogramm, medikamentöse Schleimlösung
- Ggf. operative Sanierung: Resektion eines Lungensegments o. -lappens
- Lungensport

Hinweise zur Physiotherapie

- Sekretmanagement: Atemgymnastik, sekretlösende Maßnahmen, z. B. Inhalationen, ausreichende Flüssigkeitszufuhr, Drainagelagerungen, Vibrationsmassage, Ausatmung auf Laute (Phonation), autogene Drainage, heiße Rolle
- Unterstützung beim Abhusten, Anleitung zu geeigneten Hustentechniken (Abhusten in der sog. Quincke-Lagerung)

Besondere Informationen

- Komplikationen:
  - Cor pulmonale
  - Pneumonien
  - Thoraxempyem
- Prophylaxe: Impfung gegen Influenza (jährl.), Pneumokokkenimpfung (alle 5 Jahre)

Bronchitis

Akute o. chron. Entzündung der Bronchialschleimhaut mit unterschiedl. Genese.

Ursachen

- Akute Bronchitis:
  - Meist virale, selten bakterielle Infektion
  - Chlamydien, Mykoplasmen
  - Im Rahmen anderer Erkrankungen, z. B. Masern, Keuchhusten, Scharlach
  - Selten: Reizstoffe (Gase, Stäube), Pilze
  - Beatmungsassoziierte Bronchitis (nosokomial)
- Chron. Bronchitis:
  - Schädigung der Bronchialschleimhaut über längeren Zeitraum, zu 90 % durch Rauchen
  - Inhalative Belastungen durch Reizgase
  - Feucht-kalte Witterung
  - Genetische Faktoren (Alpha1-Antitrypsinmangel)
  - Faktoren, die das Lungenwachstum während Schwangerschaft/Kindheit gehemmt haben

Symptome

- Akute Bronchitis: schmerzhafter Reizhusten, zäher Auswurf, allg. Krankheitsgefühl (z. B. Kopf-, Glieder-, Muskelschmerzen), Fieber, Frösteln
- Chron. Bronchitis: sog. Raucherhusten (schleimig-weißer Auswurf) ohne weitere Beschwerden, später Obstruktion, zunehmend Belastungsdyspnoe, Leistungsabfall, infektiöse Exazerbationen

Diagnostik

- Körperl. Untersuchung, Klin. Bild, Lungenauskultation (brummende, giemende Rasselgeräusche), ggf. Keimanalyse mittels Sputumabstrich
- Bei chron. Form zusätzl.: Lufu, Rö-Thorax, BB, Sputumuntersuchung, BGA
- Ausschluss eines Bronchialkarzinoms
- Bei Kindern auch an RS-Virus und Pertussis als DD denken

Therapie

- Sekretolyse, z. B. Mukolytika, Inhalationen, reichlich Flüssigkeit zuführen
- Hustendämpfende Medikamente behindern Abhusten des infektiösen Schleims → nur in Ausnahmefällen bei trockenem Husten indiziert
- Nikotinkarenz
- Antibiotika bei bakterieller Infektion
- Bei chron. Form zusätzl.:
  - Antiobstruktive Bedarfs- o. Dauertherapie nach Stufenplan → Stufenschema COPD, z. B. β_2-Sympathikomimetika, Anticholinergika, inhalative Glukokortikoide, ggf. O_2-Dauertherapie
  - Pneumokokken- u. Influenzaimpfung, Physiotherapie: Atem- u. Hustentechnik

Hinweise zur Physiotherapie

- Symptomatische Maßnahmen bei akuter Bronchitis: Hustenreiz lindern (z. B. atemerleichternde Ausgangsstellung einnehmen, Huffing durchführen, tiefe abdominale Atmung schulen), zähen Schleim verflüssigen (z. B. reichlich Flüssigkeitszufuhr, Inhalation, Einreibung, Vibrationsmassagen), körperliche Schonung
- Chron. u. chron.-obstruktive Bronchitis
- Weitere Maßnahmen ➤ COPD

Besondere Informationen

- Akute Virusbronchitis heilt i. d. R. folgenlos aus
- Chron. Bronchitis ohne Obstruktion reversibel
- Chron. Bronchitis besteht gemäß WHO, wenn in 2 aufeinander folgenden Jahren während mind. 3 Mon. Husten u. Auswurf besteht
- Komplikationen chron. Bronchitis: Ateminsuffizienz, Cor pulmonale, Pneumothorax, pulmonale Hypertonie, Pneumonien, Lungenabszess, Bronchiektasen
- Insbesondere die chronische Bronchitis ist ein sehr komplexes Krankheitsbild, dessen Therapie nur gelingen kann, wenn betroffene Pat. interdisziplinär versorgt und in ihrer Krankheitsbewältigung unterstützt werden

Bursitis

Entzündung eines Schleimbeutels.

Ursachen

- Verletzungen (posttraumatisch)
- Überlastung
- Infektionen

Symptome

- Schmerzen v. a. bei Druck und Bewegung des Gelenks
- Eingeschränkte Beweglichkeit
- » Spürbare Wärme im Bereich des Schleimbeutels (allg. Entzündungszeichen beachten)

Diagnostik

- Lokaler Druckschmerz
- Ggf. Entzündungszeichen
- Dekompression der Bursa verbessert die Symptomatik
- Ultraschall

Therapie

- Zu Beginn Entlastung
- Kompressionsverband
- Kälteanwendung
- Antiphlogistische Medikation
- In seltenen Fällen Bursektomie

Hinweise zur Physiotherapie

- Akute Phase: Schmerzlinderung, Resorption, schmerzfreie Mobilisation
- Nach akuter Phase: Aufbelastung der umliegenden Strukturen durch gezieltes Training

Besondere Informationen

- Komplikation könnte eine Chronifizierung sein.
- Am häufigsten sind die Schulter, das Knie und der Ellenbogen betroffen.

Chondrosarkom

Bösartige (maligne) Veränderung des Knochengewebes.

Ursachen

- Unbekannt

Symptome

- Unspezifische Symptome:
  - » Bewegungseinschränkung des betroffenen Körperteils
    - » Schmerzen während Belastung
    - » Pathologische Frakturen
- Häufigste Lokalisation: Femur, Becken (Körperstamm)

Diagnostik

- Anamnese, klin. Untersuchung
- Laboruntersuchung
- Rö., CT, MRT
- Biopsie

Therapie

- Chirurgische Entfernung

Hinweise zur Physiotherapie

- Primär keine physiotherapeutische Behandlung
- Red-Flag-Hinweise (s. o.) deuten können und bei positiven Zeichen direkte ärztliche Überweisung veranlassen
- Postop.: Durchführung der Prophylaxen

Besondere Informationen

- Prädilektionsalter: 30.–50. Lj.
- Bessere Prognose als Osteosarkom

Cholelithiasis

Konkremente in der Gallenblase (Cholezystolithiasis) u./o. den Gallengängen (Choledocholithiasis); syn. Gallensteinerkrankung.

Ursachen

- Mit kristallbildenden Substanzen übersättigte Gallenflüssigkeit, z. B. Cholesterin, Bilirubin
- Längeres Verweilen der Galle in der Gallenblase bei geringer Gallenblasenbeweglichkeit
- Risikofaktoren (6F-Regel: **f**emale, **f**air, **f**at, **f**orty, **f**ertile, **f**amily):
  - Weibl. Geschlecht
  - Blond
  - Adipositas
  - Zunehmendes Alter (> 40. Lj.)
  - Schwangerschaften
  - Erbl. Disposition

  Zudem: Diabetes mellitus; fettreiche, ballaststoffarme Ernährung

Symptome

- Meist asymptomatisch (ungefähr 75 %)
- Völlegefühl, Blähungen, Druckschmerz im rechten Oberbauch, Fettunverträglichkeit
- » Gallenkolik bei Steinaustreibung in den Ductus cysticus o. Ductus choledochus: heftige krampfartige Schmerzen mit Ausstrahlung in Rücken, Schweißausbruch, Übelkeit, Erbrechen, evtl. Kreislaufkollaps, ggf. Temp. ↑
- » Ikterus

Diagnostik

- Anamnese (Koliken? Risikofaktoren?) u. körperliche Untersuchung, Palpation, Druckschmerz in Leberregion bei Palpation in tiefer Inspiration
- Sono, ERCP, CT, Kontrastmitteluntersuchungen
- Blut: bei Entzündung der Gallenblase BSG ↑, CRP ↑, Leukozytose, Bilirubin ↑, AP ↑ u. γ-GT ↑
- DD: Nierenkoliken, Pankreatitis, Myokardinfarkt, Ileus, Ulkus (Magen/Duodenum), Appendizitis

Therapie

- Keine Therapie bei stummen Gallensteinen, Ausnahme: Porzellangallenblase o. Polypen, da hohes Risiko für Gallenblasenkarzinom
- Gallenkolik: Spasmolytika (Butylscopolamin), Schmerzmittel
- Nahrungskarenz, später fettarme Kost, bei anhaltender Symptomatik ggf. Früh-OP

- Bei gleichzeitiger Gallenblasenentzündung (Cholezystitis) Antibiotikagabe
- Operative Entfernung der Gallenblase (Cholezystektomie) im beschwerdefreien Intervall, laparoskopisch o. konventionell oder bei komplizierter Chole(docho)lithiasis

Hinweise zur Physiotherapie

- Bei o. g. Symptomen und bestehenden Risikofaktoren: direkte ärztliche Überweisung
- Bei Cholezystektomie: Durchführen der Prophylaxen, Frühmobilisation, Beobachten auf Schmerzen und Ikteruszeichen

Besondere Informationen

- Mehrzahl der Steine bilden sich in Gallenblase, Steine in Gallenwegen meist Folge einer Steinaustreibung
- Komplikationen je nach Lokalisation der Steine:
  - Akute Cholezystitis
  - Gallenwegsentzündung (Cholangitis)
  - Verschlussikterus
  - Gallenblasenhydrops
  - Empyem
  - Gallenblasenperforation mit Peritonitis
  - Akute biliäre Pankreatitis
  - Porzellangallenblase

Chronisch obstruktive Lungenerkrankung (COPD)

Chron. Lungenkrankheit mit nicht vollständig reversibler Obstruktion der Atemwege infolge einer chron. Bronchitis u./o. eines Lungenemphysem; syn. chronic obstructive lung disease (COLD).

Ursachen

- Inhalatives Rauchen (zu weit über 90 %)
- Umweltverschmutzung, z. B. Schwefeldioxid
- Inhalation anderer Schadstoffe, z. B. Feinstaub
- Selten erbliche Faktoren, z. B. α_1-Antitrypsin-Mangel

Symptome

- Husten mit schleimig-weißem Auswurf, v. a. morgens
- Belastungsdyspnoe, oft anfallsartig
- Zyanose
- Häufige bronchopulmonale Infekte → infektbedingte Verschlechterung (Exazerbationen)
- Später Gewichtsabnahme (pulmonale Kachexie), Muskelschwäche

Diagnostik

- Klin. Bild, Anamnese, körperl. Untersuchung
- Labor: BB (Polyglobulie? Entzündungszeichen?), BGA (O_2 ↓, ggf. CO_2 ↑)
- Mikrobiolog. Untersuchung des Sputums
- Rö-Thorax, Lungenfunktionsprüfung

Therapie

- Raucherentwöhnung, Vermeidung von Schadstoffen
- Individuelles körperl. Training, Atemtherapie
- Sekretlösende Maßnahmen: Inhalation, Sekretolytika
- Medikamentöse Therapie n. Stufenplan COPD-Stadien 1–4 :
  - Stufe 1 (leicht): kurzwirksame β_2-Mimetika b. Bedarf
  - Stufe 2 (mäßig schwer): zusätzl. langwirksame β_2-Mimetika u./o. Anticholinergika regelm.
  - Stufe 3 (schwer): zusätzl. inhalative Glukokortikoide regelm.
  - Stufe 4 (sehr schwer): zusätzl. O_2-Langzeittherapie, evtl. intermittierend nicht-invasive Selbstbeatmung, chirurg. Maßnahmen prüfen
- Antibiotikatherapie bei Infekten
- Rehabilitationsmaßnahmen

Hinweise zur Physiotherapie

- Ressourcenorientierte Physiotherapie (je nach Fortschritt der Erkrankung, weisen Pat. unterschiedliche Belastungsniveaus auf; Therapie orientiert sich am aktuellen Gesundheitszustand)

- Allg. Krisenmanagement: Maßnahmen bei Luftnot (z. B. Lippenbremse) durchführen, ökonomische Abstimmung von Atmung u. Bewegung, Üben von Alltagsverrichtungen mit Einsatz von Hilfsmitteln (z. B. Rollator), adäquate Auswahl eines transportablen Sauerstoffgeräts
- Atemtherapie ohne und mit Atemtherapiegeräten: einfache Atemübungen, Kontaktatmung, dosierte Lippenbremse, PEP-Geräte/Ausatmen gegen Widerstand, SMI-Trainer, CPAP-Atmung
- Atemunterstützende und -erleichternde Positionen, z. B. Dehnlagerungen, Kutschersitz, Sitzen mit abgestützten Armen, VATI-Positionierung
- Sekretmanagement: ausreichende Flüssigkeitszufuhr, Inhalationen, Abklopfen/Vibration, oszillierende PEP-Geräte, produktive Hustentechnik („Huffing“), evtl. endotracheales Absaugen
- Vermeiden von Komplikationen/Exazerbationen durch angeordnete antiobstruktive Therapie und Pneumonieprophylaxe
- Beobachtung von Atmung/Atemnot, Husten, Sputum, Vitalzeichen, Hautfarbe, Ödembildung, Bewusstsein (Hyperkapnie), Infektanzeichen
- Anleitung des Pat. im Umgang mit Dosieraerosolen u. Peak-Flow-Meter
- Beratung zur Lebensführung (Raucherentwöhnung, Gewichtsnormalisierung, gezielter Muskelaufbau, Noxen u. Kälte meiden); Kontakt zu Selbsthilfegruppen, spezielle Schulungen zur Alltagsbewältigung, Osteoporose-Prophylaxe
- Angepasstes Ausdauertraining, Krafttraining (zum Erhalt der Selbstständigkeit; CAVE keine Pressatmung)

Besonderheiten beim alten Menschen

Bei Menschen mit kognitiver Einschränkung (z. B. demenzielle Erkrankung): Angehörige aufklären und im Umgang mit Hilfsmittel schulen.

Besondere Informationen

- Häufigste chron. Lungenerkrankung: jeder 2. Raucher > 40 Jahre hat chron. Bronchitis
- Komplikationen:
  - Hb ↑ durch Hypoxie (Polyglobulie)
  - Cor pulmonale
  - Lungenemphysem → Überblähung von Lungengewebe mit Elastizitätsverlust, irreversibler Zerstörung von Alveolen u. Bildung von Emphysemblasen
- Influenza-, Pneumokokkenimpfung
- Stadieneinteilung (Schweregrad nach FEV_1 I–IV, erweitere Einteilung unter Einbeziehung von Exazerbationsrisiko und Symptomlage: GOLD A-D)

Colitis ulcerosa

Geschwürige chron. Entzündung der Dickdarmschleimhaut.

Ursachen

- Ursache ungeklärt
- Diskutiert werden: genet. Veranlagung, immunolog. u. psychosomatische Faktoren, Umweltfaktoren

Symptome

- » Blutig-schleimige Durchfälle mit krampfartigen Schmerzen (Tenesmen) bis zu 30-mal tgl.
- » Allgemeinsymptome:
  - Fieber
  - Appetitlosigkeit
  - Übelkeit
  - Gewichtsabnahme
  - Anämie
- Lokale Symptome:
  - Oberflächl. Ulzerationen
  - Kryptenabszesse
  - Später Schleimhautatrophie
- Meist chron. rezid. Verlauf mit vorübergehender Abheilung (Remission), auch chron. kontinuierl. o. akut fulminanter Verlauf mögl. o. toxisches Megakolon
- Wachstumsstörung bei Kindern

Diagnostik

- Anamnese, körperl. Untersuchung, Sono
- Rekto-/Koloskopie mit Biopsie u. histolog. Untersuchung
- Blut: Entzündungszeichen (BSG ↑, CRP ↑, Leukozytose, Anämie), Auto-Antikörper
- Stuhlkultur u. Serologie zum Ausschluss infektiöser Ursachen, z. B. Salmonellen
- DD: Kolitis anderer Ursache, Morbus Crohn, Divertikulitis, Parasitärer Befall, Wasting-Syndrom (AIDS), ischämische Kolitis, Zöliakie, Reizdarmsyndrom, pseudomembranöse Kolitis

Therapie

- Im akuten Schub:
  - Medikamentös: 5-Aminosalicylsäure (5-ASA) o. Sulfasalazin, ggf. Glukokortikoide, bei fulminantem Verlauf Immunsuppressiva Cyclosporin A o. Azathioprin, Biologika
  - Ausgleich der Elektrolyt- u. Flüssigkeitsverluste
  - Diätetisch: ballaststofffreie Diät, niedermolekulare o. parenterale Ernährung, laktosefreie Kost bei Unverträglichkeit
- In Remission: 5-ASA o. Sulfasalazin über Jahre
- Operativ: bei Komplikationen o. erfolgloser konservativer Therapie komplette Proktokolektomie mit ileoanalem Pouch (kontinenzerhaltend) o. Ileostomaanlage
- Komplementär, z. B. Probiotika (E. coli Nissle), Psychotherapie

- Therapie von extraintestinalem Befall (in 35 % der Fälle) v. a. Haut und Augen

Hinweise zur Physiotherapie

- Strategien zur Krankheitsbewältigung, Kontakt zu Selbsthilfegruppen vermitteln, Sozialberatung (Rehabilitation)
- Ernährungsberatung: langsamer Kostaufbau hin zu leichter Vollkost; erhöhter Eiweißbedarf, Ernährung je nach Verträglichkeit; keine spezielle Diätempfehlung, keine Rohkost, ggf. Eisen- und Kalziumsubstitution; häufig Mangelernährung vorliegend, 30 % Laktoseintoleranz vorliegend
- Beratung zur Lebensführung (Raucherentwöhnung, körperliche Aktivität zur Verbesserung des Immunsystems steigern)
- Osteoporose-Prophylaxe

Besondere Informationen

- Manifestation im 20.–40. Lj.
- Beginn der Entzündung meist im Rektum, Ausbreitung nach proximal, selten bis ins Ileum; Entzündung auf Mukosa u. Submukosa begrenzt
- Komplikationen:
  - Ulzerationen mit Blutungen
  - Abszesse
  - Toxisches Megakolon mit septischem Krankheitsbild (absolute OP-Indikation)
  - Erhöhtes Kolonkarzinomrisiko (Präkanzerose)
  - Amyloidose
- Nach vollständiger Entfernung des Dickdarms keine Beschwerden mehr
- Die Erkrankung basiert vermutlich auf der Bildung autoaggressiver Antikörper

Colon irritabile

Langanhaltende oder rezidivierende Beschwerden, mit abdominellen Schmerzen und Störungen der Darmmotilität und daraus resultierend der Stuhlgewohnheiten.

Ursachen

- Größtenteils ungeklärt
- Diverse molekulare und zelluläre Mechanismen werden vermutet:
  - Motilitätsstörungen des Darms
  - Gestörter Gallensäuremetabolismus
  - Veränderte Schleimhautfunktionen
  - Veränderte viszerale Sensibilität
  - Störung des enteralen Immunungleichgewichts
  - Veränderte Innervation der Darmwand
  - Reduzierte parasympathische Aktivität
  - Hormoneller Status
  - Genetische Prädisposition
  - Psychische Faktoren

Symptome

- » Chronische oder rezidivierende Beschwerden des Abdomens
- » Veränderung der Stuhlkonsistenz (Diarrhö o. Obstipation)
- Defäkationen bringt Erleichterung
- Zunahme der Beschwerden durch Stress oder Nahrungsaufnahme

Diagnostik

- Ausschluss der Arbeitsdiagnose Reizdarmsyndroms bei Fieber, Entzündungszeichen oder anderer Laborveränderungen
- Differenzialdiagnostische Grunderkrankungen müssen ausgeschlossen werden
- Endgültige Diagnosestellung des Reizdarmsyndroms basiert auf Grundlage der körperlichen Untersuchung, Anamnese und dem Ausschluss der oben genannten Faktoren

Therapie

- Allg. Beratung der Pat. (Gutartigkeit des Reizdarmsyndroms erklären, Stressoren klären und auf den Zusammenhang hinweisen)
- Ernährungsberatung
- Medikamente: Behandlung der Begleitsymptome (wie z. B. Diarrhö)
  - Primär gibt es jedoch keine ausreichende Evidenz für die Behandlung eines Reizdarmsyndroms

Hinweise zur Physiotherapie

- Primär keine physiotherapeutische Therapie
- Beachtung der möglichen Red Flags im Zuge der Anamnese

Besondere Informationen

- » Risikofaktoren: Alter > 50 Jahre, neu aufgetretene Symptome, plötzlicher Gewichtsverlust, Blut im Stuhl, Dysphagie
- DD: Kolorektales Karzinom, Ovarialkarzinom, chronisch entzündliche Darmerkrankungen, Mikroskopische Kolitis, Zöliakie

Cor pulmonale

Durch Erkrankungen der Lunge bedingte pulmonale Hypertonie mit Rechtsherzbelastung u. nachfolgender Hypertrophie (später auch Dilatation) der rechten Herzkammer.

Ursachen

- Akutes Cor pulmonale: plötzl. Druckanstieg im Lungenkreislauf, oft bei Lungenembolie, seltener bei Status asthmaticus u. Spannungspneu
- Chron. Cor pulmonale: langfristig bestehende Widerstandserhöhung im Lungenkreislauf (pulmonale Hypertonie), verursacht durch chron. Lungenerkrankungen, z. B. chron. Bronchitis, Sarkoidose, Lungenfibrose, Mukoviszidose
- Nur pulmonal bedingte Widerstandserhöhungen lt. WHO-Definition Cor pulmonale

Symptome

- Akutes Cor pulmonale:
  - » Dyspnoe, Tachykardie, atemabhängige Thoraxschmerzen, Husten
  - Bei schwerem Verlauf kardiogener Schock mit tödl. Rechtsherzversagen mögl.
- Chron. Cor pulmonale:
  - » Anfangs geringe Beschwerden: Leistungsschwäche, Dyspnoe, Schwindel, Thoraxschmerzen
  - » Später Zeichen der Rechtsherzinsuffizienz: Husten, gestaute Halsvenen, Beinödeme, Leberstauung, Aszites

Diagnostik

- Anamnese, körperl. Untersuchung
- EKG, Rö-Thorax, Echo, Lufu, Rechtsherzkatheter, CT, Sauerstoffsättigung, Lungenfunktion
- Bei akutem Cor pulmonale zum Ausschluss o. Nachweis einer Lungenembolie auch Perfusionsszintigrafie u. Pulmonalisangiografie
- Ggf. Rechtsherzkatheteruntersuchung
- DD: Myokardinfarkt

Therapie

- Behandlung der Grunderkrankung u. Folgeerscheinungen:
- Chron. O_2-Mangel: O_2-Langzeittherapie, nasale CPAP-Atmung
- Herzinsuffizienztherapie
- Antikoagulation bei rezid. Lungenembolien
- Medikamentöse Therapie der pulmonalen Hypertonie, z. B. Kalziumantagonisten, Prostazyklinderivate, Phosphodiesterase-5-Inhibitoren (Sildenafil) zur Senkung des pulmonalen Drucks
- Akutes Cor pulmonale: Akutthrombolyse, Notfallembolektomie (hohe Letalität!), ggf. Beatmung

Erstmaßnahmen Akutes Cor pulmonale

- Arzt/Ärztin verständigen, Herzbettlagerung, Pat. beruhigen, Sicherheit vermitteln
- Hoch dosierte O_2-Gabe über Nasensonde o. Maske mit Reservoirbeutel 4–15 l/Min.
- Vitalzeichenkontrolle, Reanimationsbereitschaft

Hinweise zur Physiotherapie

- Zur Beh. des chron. Cor pulmonale
  ➢ Herzinsuffizienz

Besonderheiten beim alten Menschen

- Bei präfinal erkrankten Patienten sollte dem Team bekannt sein, ob Wiederbelebungsmaßnahmen gewünscht sind (Patientenverfügung)
- Im Zweifel muss immer mit der Reanimation begonnen werden, da das Risiko für dauerhafte Behinderungen mit jeder kleinsten Verzögerung zunimmt

Besondere Informationen

- Einteilung des Cor pulmonale nach:
  - Klin. Verlauf: akut o. chron.
  - Schweregrad: Stadium I–III
  - Auftreten: latent o. manifest
- Pulmonale Hypertonie: Erhöhung des mittleren Pulmonalarteriendrucks auf $\geq$ 20 mmHg

CRPS (Komplexes regionales Schmerzsyndrom)

Schmerzsyndrom nach Trauma einer Extremität, bei dem die Schmerzen unangemessen stark sind und mit Störungen der Sensorik, Motorik, des veg. Nervensystems und der Gewebetrophik einhergehen.

Ursachen

- Noch nicht vollständig geklärt

Symptome

- » Sensorik:
  - Übermäßige Schmerzen (bei Belastung verstärkt) u. Sensibilitätsstörungen
  - Druckhyperalgesie
  - Thermische u. mechanische Hyperalgesie auf der Haut
  - Störungen der Körperwahrnehmung u. Körperschema
- » Motorik:
  - Einschränkungen der aktiven u. passiven Beweglichkeit
  - Störungen der Feinmotorik
  - Schmerzhafte Kraftminderung bis hin zu Pseudoparesen
  - Selten: Tremor, Myoklonien, fixierte Dystonien
- » Autonomes Nervensystem:
  - Änderungen von Hauttemperatur u. Hautfarbe
  - Schwitzen
  - Extremitätenvolumen (Ödeme)
- » Trophische Störungen:
  - Hautanhangsgebilde (Haare, Nägel)
  - Bewegungseinschränkung, Kontrakturen
  - Proximale Extremitäten u. Gelenke können ebenfalls betroffen sein

Diagnostik

- Symptomkategorien:
  1. Hyperalgesie, Allodynie
  2. Asymmetrie der Hauttemperatur, Veränderung der Hautfarbe
  3. Asymmetrie im Schwitzen, Ödem
  4. Reduzierte Beweglichkeit, Dystonie, Tremor, Schwäche, Veränderung von Haar-/Nagelwachstum
- Diagnosestellung CRPS, wenn alle 4 Punkte erfüllt sind:
  - Anhaltender Schmerz, der durch das initiale Trauma nicht mehr erklärbar ist
  - Anamnese: mind. 3 der Symptome unter o. g. Symptomkategorien
  - Körperl. Untersuchung: mind. 2 der Symptome
  - Ausschluss differenzialdiagnostisch möglicher Erkrankungen
- Zusatzdiagnostik:
  - Röntgen
  - CT

Therapie

- Aufklärung u. Anleitung zum Management der Erkrankung
- Systemische medikamentöse Therapie: Bisphosphonate, Steroide, N-Acetylcystein (NAC)
- Topische medikamentöse Therapie: Dimethylsulfoxid (DMSO)

Hinweise zur Physiotherapie

- Pathologische Bewegungsmuster kompensieren
- Adäquate Funktion wiederherstellen
- Ödembehandlung
- Traktions- u. Mobilisationsbehandlung (sofern der Schmerz es zulässt)
- Aufklärung über Krankheit u. damit einhergehenden Schmerzen
- Verhaltenstherapeutische Elemente: Spiegeltherapie, „Graded Motor Imagery Program", „Graded Exposure"

Besondere Informationen

- Klassifikation:
  - CRPS I: keine nachweisbare Verletzung größerer peripherer Nerven
  - CRPS II: nachweisbare Verletzung größerer peripherer Nerven

Cushing-Syndrom

Störung der NNR-Funktion mit Erhöhung von Kortisol im Blut.

Ursachen

- Exogenes Cushing-Syndrom: Glukokortikoid-Dauertherapie (am häufigsten)
- Endogenes (zentrales) Cushing-Syndrom: NNR-Hyperplasie u. -überfunktion durch vermehrte Ausschüttung von ACTH (Morbus Cushing):
  - Tumor des Hypophysenvorderlappens
  - Paraneoplastisch, v. a. bei Bronchialkarzinom
- Peripheres Cushing-Syndrom, ACTH-unabhängig:
  - NNR-Adenom
  - NNR-Karzinom

Symptome

- » Leistungsabfall, Müdigkeit, Schwäche
- » Stammfettsucht, Fettansammlung im Nacken, Vollmondgesicht
- Diabetogene Stoffwechsellage
- » Bindegewebsatrophie, Striae rubrae (dunkelrote breite Streifen der Haut)
- » Muskelschwäche v. a. der prox. Extremitäten
- Osteoporose, Knochenumbau
- Depression
- Fettige Haut, Akne

Diagnostik

- Anamnese, körperl. Untersuchung
- Labor:
  - Kortisolspiegel im Blut ↑
  - Kortisolbestimmung im 24 Std.-Urin
  - Dexamethasonhemmtest, CRH-Test
  - BZ ↑, Leukozytose, Thrombozyten ↑, Hb ↑
- Sono, CT, MRT

Therapie

- Nicht-iatrogen: chirurg. (Adrenalektomie), ggf. Strahlenbehandlung
- Postop. Substitution von Glukokortikoiden
- Bei Inoperabilität o. zur Überbrückung: Hemmung Hormonsynthese, z. B. Ketoconazol + Octreotid

Hinweise zur Physiotherapie

- Hormonelles Ungleichgewicht, belastende Diagnose: Auftreten von Depressionen, Angstzuständen möglich: Verständnis zeigen; Kontakt zu Selbsthilfegruppen
- Berücksichtigung der Folgen der Grunderkrankung (z. B. Bluthochdruck)
- Osteoporose-Prophylaxe (angepasstes Krafttraining)
- Ernährungsanpassung (kalorien-, salzarme, kaliumreiche Kost)
- Thromboseprophylaxe

Besondere Informationen

- Prognose v. a. von Grunderkrankung abhängig
- Erhöhte kardiovaskuläre Mortalität und Thromboserisiko

Demenz

Organisch bedingter fortschreitender Verlust geistiger Fähigkeiten mit Gedächtnis-, Wahrnehmungs- u. Denkstörungen.

Ursachen

- Alzheimer-Demenz (75 %): unklare Ursache
- Vaskuläre Demenz (15 %) = Sammelbegriff für Gehirnschädigung durch Gefäßerkrankungen:
  - Multiinfarktdemenz: viele kleine Ischämien (multiple Infarkte) als Folge einer Schädigung der hirnversorgenden Gefäße
  - Binswanger-Enzephalopathie: Gefäßschäden durch langjährige Hypertonie
  - Selten: Vaskulitis
- Mischformen von Alzheimer- u. vaskulärer Demenz
- Demenz i. R. anderer Erkrankungen, z. B. Creutzfeld-Jakob-Krankheit
- Selten: genetische Ursachen

Symptome

- Gedächtnisstörungen
- Kognitive Störungen: Störung von Orientierung, abstraktem Denken o. Urteilsfähigkeit
- Veränderung von Verhalten, Persönlichkeit: Unruhe, Aggressionen
- Neurologische Symptome: Gangstörungen, Reflexstörungen
- Inkontinenz
- Später zunehmender körperl. Verfall u. Gewichtsverlust

Diagnostik

- Standardisierte Tests: Mini-Mental-Status-Test, Uhrzeit-Zeichnen-Test
- Psychiatr. Untersuchung zum Ausschluss anderer organischer o. psych. Erkrankungen (z. B. Schilddrüsenerkrankungen, Depression)
- Labor: BSG, BB, BZ, Elektrolyte, Leberwerte, TSH, ggf. Medikamentenspiegel, Liquordiagnostik
- EEG, CT, MRT, evtl. PET
- Ggf. genetische Diagnostik

Therapie

- Ziel ist der längstmögliche Erhalt der Selbstständigkeit
- Behandlung von Risikofaktoren, z. B. Therapie einer arteriellen Hypertonie
- Medikamentöse Verbesserung der Hirnleistung

  - Cholinesterasehemmer, z. B. Rivastigmin
  - Memantine,
- Symptomat. Therapie mit Psychopharmaka bei Depression, Unruhe, Aggressionen
- Kontinenztraining
- Absetzen von delirogenen Medikamenten (PRISCUS-Liste)

Hinweise zur Physiotherapie

- Therapie von Demenzkranken erfordert Geduld u. Einfühlungsvermögen (z. B. herausfordernde Verhaltensweisen)
- Grundsätze:
  - Aktivierende, auf Ressourcen des Erkrankten ausgerichtete Therapie bzw. Training, ohne zu überfordern
  - Zeit geben, klar strukturierter, möglichst auf die individuellen Bedürfnisse abgestimmter Tagesablauf notwendig; Zeitdruck führt zur Aggression beim Pat.
  - Zeitl. u. räuml. Orientierungshilfen, z. B. Symbole, Farben, Kalender, Uhren, Fotos
  - Biografiearbeit, Anknüpfen an feste Gewohnheiten → Sicherheit, Vertrauen für Pat.
  - Kommunikationsregeln beachten, kein Korrigieren, Ablenken, Herunterspielen von Gefühlen, Tadeln, Nachbohren; Betroffenen möglichst von vorne mit Namen ansprechen, auf Augenhöhe begeben, Körperkontakt aufnehmen, z. B. Hand geben, Äußerungen respektieren, in kurzen Sätzen sprechen, nicht in Kindersprache verfallen, an kognitive Fähigkeiten des Pat. anpassen
  - Angehörige in Therapie einbeziehen u. beraten; Selbsthilfegruppen vermitteln

Besondere Informationen

- Derzeit gibt es ca. 1,3 Millionen an Demenz Erkrankte in Deutschland
- Aufgrund demografischer Entwicklung: voraussichtl. Verdopplung dieser Zahl bis zum Jahr 2050
- Während eines Krankenhausaufenthaltes besteht ein hohes Delir-Risiko

Descensus uteri

Tiefertreten des Uterus aufgrund einer Schwäche des bindegewebigen Halteapparates; syn. Gebärmuttersenkung.

Ursachen

- Beckenbodeninsuffizienz u. bindegewebige Schwächung des Halteapparates der Gebärmutter, z. B. durch Geburten, Übergewicht, körperl. Anstrengung, alters- o. anlagebedingte Bindegewebsschwäche, Diabetes mellitus
- Durch anatomische Verbindung mit Uterus u. Vagina können Harnblase u. Rektum mit heruntergezogen werden → Zystozele (Blasenvorfall) o. Rektozele (Vorfall des Enddarms)

Symptome

- Druckgefühl nach unten, unspezifische Unterbauch- u. Rückenschmerzen, Geh- u. Sitzbehinderung, Fluor
- Bei Zystozele: Neigung zu Harnwegsinfekten, Miktionsbeschwerden, Harninkontinenz
- Bei Rektozele: Neigung zur Obstipation, ggf. mit » Blutungen
- » Blutabgänge bei Stuhlgang/Wasserlassen möglich, vaginale Blutungen durch Druckulzera möglich

Diagnostik

- Klinik, gyn. Untersuchung (Senkung ist sichtbar)

Therapie

- Konservativ: Beckenbodengymnastik, Östrogenzufuhr bei älteren Frauen, Scheidenpessar bei inoperablen Pat.
- Operative Rekonstruktion des Beckenbodens: vordere o. hintere Scheidenplastik (Kolporrhaphie), vaginale Hysterektomie

Hinweise zur Physiotherapie

- Postop. Durchführung der Prophylaxen
- Aufklärung über das Thema Beckenbodenmuskulatur
- Beckenbodengymnastik durchführen, ggf. mit Biofeedbackgerät
- Alltagstipps: Pressatmung vermeiden, schweres Heben vermeiden
- Atmung beachten:
  - Bei Einatmung Beckenboden entspannen
  - Bei Ausatmung Beckenboden anspannen

Besondere Informationen

- Schwere Verlaufsformen: partieller o. totaler Uterusprolaps:
  - Partialprolaps: Scheidenwände u. Uterus sinken teilweise vor die Vulva
  - Totalprolaps: Uterus tritt vollständig aus dem Scheideneingang hervor
- Hohe Rezidivrate
- Inkontinenz ist mit hohem Schamgefühl behaftet

Diabetes mellitus Typ 1

Diabetes mellitus durch absoluten Insulinmangel infolge einer zunehmenden Zerstörung der B-Zellen des Pankreas; früher juveniler Diabetes genannt.

Ursachen

- Meist autoimmunbedingte Zerstörung der B-Zellen mit nachfolgendem absolutem Insulinmangel
- Auslöser: vermutl. Virusinfekte bei erbl. Veranlagung

Symptome

- Klin. Manifestation, wenn 80 % der B-Zellen zerstört sind
- » Rascher Beginn mit zunehmender Polyurie
- » Starker Durst, Gewichtsverlust, Exsikkose, Schwäche
- Erstmanifestation bei Kindern oft als ketoazidotische Stoffwechselentgleisung mit o. ohne Koma

Diagnostik

- Anamnese, körperl. Untersuchung
- Diagnosekriterien nach ADA u. WHO:
  - Symptomatik u. Gelegenheits-BZ (unabhängig von Nahrungsaufnahme u. Tageszeit) $\geq$ 200 mg/dl (11,1 mmol/l)
  - Wiederholte Nüchternplasmaglukose (8-Std.-Nahrungskarenz) $\geq$ 126 mg/dl (7,0 mmol/l) o. oraler Glukosetoleranztest (oGTT) > 200 mg/dl nach 2 Stunden
- Glukose im Urin, Ketonkörper im Urin
- Meist Auto-AK nachweisbar, C-Peptid ↓
- Bestimmung der Glykohämoglobine (HbA_1 bzw. HbA_{1C}) → zeigen mittleren BZ-Spiegel der letzten 6–8 Wo., v. a. für Therapieverlauf relevant

Therapie

- Therapieziele: Nüchtern-BZ $\leq$ 100 mg/dl (5,5 mmol/l), Vermeidung von Hypoglykämien, größtmögl. Flexibilität bei der Nahrungsaufnahme, Vermeidung von Spätfolgen (➤ Diabetes mellitus Typ 2), Urin sollte frei sein von Glukose u. Ketonkörpern, postprandialer Blutzucker max. 140 mg/dl
- Sofortige lebenslange Insulinpflicht, diabetesgerechte Ernährung

Erstmaßnahmen bei Hypoglykämie

Bei einem bewusstlosen Diabetiker immer zuerst an eine **Hypo**glykämie denken u. Glukose zuführen. Auf keinen Fall Insulin verabreichen. Im Falle einer vorliegenden Hyperglykämie würde die zugeführte

Glukose nicht schaden, hingegen ist die Gabe von Insulin bei Hypoglykämie lebensbedrohl.

- (Not-)Arzt/Ärztin informieren
- Engmaschige Kontrolle BZ, Vitalwerte, Bewusstsein
- Sicherung des Atemwegs durch z. B. stabile Seitenlage
- Fortlaufende Kontrolle von Atmung, Kreislauf und Bewusstsein

Hinweise zur Physiotherapie

- Symptome während Anamnese deuten können
- Pat. über Erkrankung informieren, psychische Unterstützung bei Verarbeitung der Diagnose
- Ernährungsberatung Umgang mit BZ während u. nach Sport
- Bewegungs- bzw. Trainingstherapie (wichtigster Baustein in der physiotherapeutischen Betreuung), Cave: diabetischer Fuß; ärztliche und podologische Weiterleitung

Besonderheiten beim Kind

- Betreuung durch kinderdiabetologisch erfahrenes Team, psychosoziale Begleitung der gesamten Familie im Langzeitverlauf
- Strukturierte, altersangepasste Diabetesschulung für Eltern und Kinder sowie das Umfeld (Kita, Schule, Sportverein); Unabhängigkeit und Eigenständigkeit des Kindes erhalten und fördern

Besondere Informationen

- Hauptmanifestationsalter: 10.–25. Lj.
- Häufigste Stoffwechselerkrankung bei Kindern (1:1 000)
- Akute Komplikation: ketoazidotisches Koma (z. B. durch erhöhten Insulinbedarf bei Infekt o. Insulinunterdosierung): absoluter Insulinmangel → Hyperglykämie (300–700 mg/dl) u. Lipolyse mit Produktion saurer Ketonkörper → metabolische Azidose → Kußmaul-Atmung u. Azetongeruch der Atemluft, ggf. Peritonitis-Zeichen
- Spätfolgen ➤ Diabetes mellitus Typ 2

Diabetes mellitus Typ 2

Diabetes mellitus mit relativem Insulinmangel durch Insulinresistenz u. gestörte Insulinsekretion.

Ursachen

- Verminderte Insulinwirkung (Insulinresistenz) an Leber-, Muskel- u. Fettzellen
- Gestörte Insulinsekretion bis zur Erschöpfung der Insulinproduktion (Sekundärversagen)
- Begünstigt durch Übergewicht, Bewegungsmangel, Stress, bestimmte Arzneimittel, häufig positive Familienanamnese

Symptome

- Langsamer Beginn über Mon. bis Jahre
- » Rezid. Harnwegs- u. Hautinfektionen (Jucken, Mykosen), Sehstörungen, allg. Schwäche, Leistungsabfall
- Meist Teil des metabolischen Syndroms: stammbetonte Adipositas, Blutfettspiegel ↑, Hypertonie, gestörte Glukosetoleranz, Hyperurikämie
- » Später Diabetessymptome: Polyurie, Gewichtsabnahme, Durst
- Bei Diagnose oft schon Spätfolgen:
  - Makroangiopathie: pAVK, KHK, apoplektischer Insult, Myokardinfarkt
  - Mikroangiopathie: Nierenschaden, Retinopathie, Neuropathie (z. B. Sensibilitätsstörungen, Herzrhythmusstörungen, Darm-, Blasenentleerungsstörungen, Ulzera, Potenzstörungen)
  - Diabetisches Fußsyndrom
  - Verminderte Immunabwehr
  - Hypertriglyzeridämie mit Fettleber

Diagnostik

- In 30–70 % aller Fälle Zufallsbefund
- Anamnese, körperl. Untersuchung
- Diagnosekriterien nach ADA u. WHO:
  - Symptomatik u. 1 Gelegenheits-BZ (unabhängig von Nahrungsaufnahme u. Tageszeit) ≥ 200 mg/dl (11,1 mmol/l)
  - Wiederholte Nüchternplasmaglukose (8-Std.-Nahrungskarenz) ≥ 126 mg/dl (7,0 mmol/l) o. oraler Glukosetoleranztest (oGTT) > 200 mg/dl
- Glukose im Urin
- Bestimmung der Glykohämoglobine (HbA_1 bzw. HbA_{1C}) zeigen mittleren BZ-Spiegel der letzten 6–8 Wo., v. a. für Therapieverlauf relevant

Therapie

- Ziele: ➤ Diabetes mellitus Typ 1
- Lifestyletherapie u. Vorbeugung vor Langzeitschäden individuell einstellen
- Therapie nach Stufenschema:

  - Stufe 1: Schulung, Veränderung des Lebensstils, Gewichtsreduktion (Ernährung u. Bewegung)
  - Stufe 2: Orales Antidiabetikum (OAD)
  - Stufe 3: Mehrere Antidiabetika
  - Stufe 4: Insulin + OAD: Dosiseinsparung, oft nur 1 Insulininjektion pro Tag erforderl.
  - Stufe 5: Intensivierte o. konventionelle Insulintherapie

Hinweise zur Physiotherapie

- Bewegung intensivieren, häufig ist Gewichtsabnahme notwendig
  - Angepasstes Ausdauer- u. Krafttraining
- Inhalte der Patientenschulung ➤ Diabetes mellitus Typ 1

Besonderheiten beim alten Menschen

- Angehörige in die Schulung des Pat. einbeziehen:
  - Selbstkontrolle: BZ-Wert (mind. 4-mal tgl.), Ketonkörper im Urin
  - Umgang mit Insulin, Insulinarten und Wirkbeginn, Injektionstechnik, Spritz-Ess-Abstand, Injektionsorte
  - Ernährung: i. d. R. hohe Flexibilität bzgl. Nahrungsmittel und Häufigkeit bei einer intensivierten konventionellen Insulintherapie und Insulinpumpentherapie
  - Diabetes mellitus und Bewegung
  - Diabetes mellitus und Hobbys
  - Verhalten in Sondersituationen, z. B. Sport, Infektionskrankheiten
  - Vermeiden/Erkennen von Hypoglykämien
- Folgeerkrankungen u. Spätkomplikationen durch Mikro- und Makroangiopathie und deren Prävention, z. B. sorgfältige Fußpflege, Augenarzttermine

Besondere Informationen

- In Deutschland: > 95 % aller Diabetiker sind Typ-2-Diabetiker
- Hauptmanifestationsfaktoren: Übergewicht, Bewegungsmangel
- Akute Komplikationen:
  - Hypoglykämien
  - Hyperglykämien
  - Diabetisches Koma

Diphtherie

Meldepflichtige akute, mitunter lebensbedrohl. verlaufende Infektionskrankheit.

Ursachen

- Erreger: toxinbildendes Corynebacterium diphtheriae (grampositiv)
- Übertragung: Tröpfcheninfektion

Symptome

- Langsamer Beginn: mäßiges Fieber, Halsschmerzen, Schluckbeschwerden
- Rachendiphtherie (häufigste Form): großflächige Tonsillitis, grau-weiße Beläge, süßl. Mundgeruch, Rachenschwellung, geschwollene Hals-LK, Blutung in Membranbeläge
- Kehlkopfdiphtherie: bellender Husten, Heiserkeit, Dyspnoe (→ Kehlkopfbeteiligung, Erstickungsgefahr durch Kehlkopfschwellung)
- Nasendiphtherie (v. a. bei Säuglingen, Kleinkindern): blutig-seröser Schnupfen, krustige Beläge

Diagnostik

- Klin. Bild, mikroskopischer u. kultureller Erregernachweis aus Nasen-Rachen-Abstrich
- Mikrobiolog. Nachweis des Diphtherietoxins

Therapie

- Bei begründetem Verdacht noch vor Erregernachweis unverzügl. Therapiebeginn: Diphtherieantitoxin u. Antibiotika
- Stat. Behandlung mit Isolierung u. Bettruhe
- Tracheotomie bei Erstickungsgefahr durch Kehlkopfschwellung

Hinweise zur Physiotherapie

- Isolierungs- u. Hygienemaßnahmen einhalten
- Symptome während Anamnese deuten können
- Bei krankenhäuslichem Setting: Durchführung der Prophylaxen
- In der Erst-Kontakt-Praxis: Behandlungsverbot für Physiotherapeuten

Besondere Informationen

- Inkubationszeit: 2–7 Tage
- Komplikationen: Laryngitis, Ausbreitung auf Herzmuskel, Leber, Niere o. Nervensystem
- Keine langfristige Immunität
- Prophylaxe: Schutzimpfung, Reiseimpfung, Auffrischung alle 10 Jahre, aktive Immunisierung u. prophylaktische Antibiotikatherapie für gesunde Kontaktpersonen empfohlen
- DD: Pseudokrupp, Epiglottitis

Divertikulose, Divertikulitis

Auftreten zahlreicher Divertikel (sackförmige Ausstülpungen), meist im Bereich der Dickdarmwand; Divertikulitis bezeichnet die Entzündung der Divertikel.

Ursachen

- Divertikulose: erhöhter Innendruck im Darmlumen, z. B. durch Kotstau bei ballaststoffarmer Kost u. chron. Verstopfung (Obstipation)
- Divertikulitis: Stuhlaufstau u. bakterielle Besiedlung in Divertikeln

Symptome

- Divertikulose: i. d. R. symptomloser Verlauf
- ❯ Divertikulitis:
  - Schmerzen im linken Unterbauch, Völlegefühl, Übelkeit, Blähungen, Stuhlunregelmäßigkeiten
  - Subfebrile Temp., evtl. Blut im Stuhl
  - Alte und/oder immunsupprimierte Menschen können wenig Beschwerden haben

Diagnostik

- Anamnese, körperl. Untersuchung
- Koloskopie, im akuten Infektionsintervall strenge Indikationsstellung wegen Perforationsgefahr, nach Akutphase immer Koloskopie zum Malignitätsausschluss
- Labor: Entzündungszeichen ↑ (BB, BSG, CRP)
- Sono (freie Flüssigkeit?) u. CT zum Divertikelnachweis
- DD: Karzinom, Morbus Crohn, Colitis ulcerosa, andere chron entzündl. Darmerkrankungen, Reisdarmsyndrom
- Zur gynäkologischen Untersuchung raten

Therapie

- Therapie je nach Symptomatik u. Schweregrad der Entzündung
- Divertikulose:
  - Stuhlregulierung
  - Ballaststoffreiche Kost, z. B. Kleie
  - Ausreichend Flüssigkeit
  - Bewegung
- Divertikulitis:
  - Bei umkomplizierter Divertikulitis wird Bewegung empfohlen
  - Ballaststoffarme Kost
  - Je nach Schwere Nahrungskarenz, parenterale Ernährung
  - Ggf. Breitbandantibiotikum, Spasmolyse (Butylscopolamin)
- Operative Entfernung des betroffenen Darmabschnitts bei:
  - Erfolgloser konservativer Therapie u. rezid. Divertikulitis
  - Verschlimmerung der Symptomatik, z. B. Peritonitiszeichen

- Stenosierung, Perforation o. Perforationsverdacht in Bauchhöhle
- Ggf. Anus praeter-Anlage → Stomapflege einbeziehen

Hinweise zur Physiotherapie

- Ernährungsberatung
- Wärme- o. Kälteanwendung zur Schmerzlinderung ausprobieren
- Bauchdeckenentlastende Positionierung mit Knierolle
- Postop. Durchführung der Prophylaxen

Besondere Informationen

- Dickdarmdivertikel (zu 80 % im Sigma): häufigste Divertikel des Verdauungstrakts
- Jenseits des 70. Lj. haben ca. 50 % der Menschen Dickdarmdivertikel
- Komplikationen:
  - Perforation mit Abszessbildung o. diffuser Peritonitis
  - Fistelbildung zur Harnblase o. Vagina
  - Narbige Einengungen (Stenosierung)
  - Blutung

Endokarditis

Entzündung (ausgelöst durch einen infektiösen Streuherd) der Herzinnenhaut (Endokard) mit drohender Zerstörung der Herzklappen.

Ursachen

- Bakterielle Endokarditis (infektiös): meist grampositive Erreger, v. a. Staphylokokken (65 %), Streptokokken (30 %), seltener gramnegative Bakterien u. Pilze
- Rheumatische Endokarditis (nichtinfektiös): rheumatisches Fieber (eher selten)
- Risikofaktoren:
  - Angeborene o. erworbene Herzklappenfehler
  - Künstl. Herzklappe
  - Schlechter Immunstatus
  - Hämatogene Streuung bei bekannter Bakteriämiequelle, z. B. i. v.-Drogenabusus, Herzklappenprothesen, Schrittmachersonden

Symptome

- Bei bakterieller Endokarditis je nach Erreger hochakuter o. schleichender Verlauf:
- » Leitsymptome:
  - Fieber je nach Verlauf: $\leq$ 39 °C (subakut), $\geq$ 39 °C mit Schüttelfrost (akut)
  - Zeichen der Herzinsuffizienz u. neu aufgetretene Herzgeräusche
  - Splenomegalie
  - Embolische Ereignisse
- » Gewichtsverlust, allg. Schwäche, Gelenk- u. Muskelschmerzen, Nachtschweiß
- » Nierenbeteiligung mit Hämaturie u. Proteinurie
- » Periphere Manifestationen: petechiale Blutungen, Osler-Knötchen (kleine schmerzhafte Knötchen an Finger- u. Zehenspitzen)
- » Rheumatische Endokarditis:
  - Fieber, Gelenkschmerzen
  - Ringförmige Hautausschläge
  - Allg. Krankheitsgefühl (zunächst ohne Herzbeschwerden)

Diagnostik

- Anamnese, körperl. Untersuchung (neu aufgetretenes Herzgeräusch)
- Blut: BSG ↑, CRP ↑, Leukozytose, Anämie, Blutkulturen zum Erregernachweis
- EKG-Kontrollen, Echo (transthorakale Echokardiografie TTE, transösophageale Echokardiografie TEE)

Therapie

- Aufnahme auf Intensivstation nötig
- Bakterielle Endokarditis:
  - Nach Blutkulturentnahme sofortige Antibiotikatherapie
  - Operativer Klappenersatz, z. B. bei antibiotisch nicht beherrschbarer Sepsis, infizierter Klappenprothese, Klappenzerstörung, kardialer Dekompensation
- Rheumatische Endokarditis:
  - Antibiotikatherapie zur Beseitigung des Streptokokkeninfekts (Penicillin)
  - Behandlung der rheumatischen Beschwerden
- Fokussuche und -sanierung z. B. Tonsillen, Nasennebenhöhlen, Zähne

Hinweise zur Physiotherapie

- Bettruhe einhalten lassen
- Durchführen der Prophylaxen
- Im weiteren Verlauf Aktivität fördern (angepasstes Ausdauertraining)

Besonderheiten beim Kind

- Fieber als häufigstes Symptom kann bei Neugeborenen o. jungen Säuglingen fehlen
- Risikogruppe: Kinder mit angeborenem Herzfehler; bei vorgeschädigtem Endokard: antibiotische Endokarditisprophylaxe bei diagnostischen o. therapeut. Eingriffen

Besondere Informationen

- Komplikationen:
  - Septische Embolien meist in Niere, Milz, Gehirn, Retina, Koronarien u. Lunge
  - Schwere Klappenschäden
- Bakterielle Endokarditis: akuter Verlauf meist schnell u. fulminant mit Sepsis, mögl. Multiorganversagen u. tödl. Ausgang, Milzruptur möglich
- Prognose: Letalität beträgt ca. 30 %; nach überstandener Endokarditis müssen sich ca. 40 % der Pat. einer Herzklappen-OP unterziehen
- Pat. brauchen Endokarditis-Ausweis, den sie bei jedem weiteren Krankenhausaufenthalt vorzeigen sollen

Endometriose

Vorkommen von Gebärmutterschleimhaut (Endometrium) außerhalb der physiolog. Lokalisation.

Ursachen

Genaue Ursache ungeklärt, diskutiert werden:
- Metaplasie: Umwandlung aus anderen Gewebearten durch wiederholte Irritationen
- Retrograde Menstruation: Endometriumzellen gelangen mit Menstrualblut retrograd (rückwärts) durch Eileiter in Bauchhöhle u. nisten sich dort ein, v. a. bei gestörtem Immunsystem
- Streuung durch operative Eingriffe, z. B. Kaiserschnitt, Kürettage
- Kontinuierl. Vorwachsen des Endometriums
- Lymphogene/hämatogene Aussaat

Symptome

- Komplexe Erkrankung mit vielfältiger Symptomatik
- Mit Menstruationszyklus auftretende Schmerzen u. Beschwerden (Endometrioseherde unterliegen gleichen hormonabhängigen zyklischen Veränderungen wie Gebärmutterschleimhaut)
- Typisch: Maximum der Schmerzen vor Menstruation
- Weitere Symptomatik je nach Lokalisation, z. B.:
  - Muskelschicht der Gebärmutter: schmerzhafte, verstärkte u. verlängerte Menstruation
  - Hinter der Zervix: Kreuzschmerzen, » Schmerzen beim Geschlechtsverkehr
  - Außerhalb der Geschlechtsorgane (z. B. Darm, Harnblase): zyklisches Auftreten » blutiger Stühle o. Hämaturie
  - Am Ovar: Bildung sog. Teer- bzw. Schokoladenzysten
- Bei Verwachsungen evtl. Dauerschmerz
- Ungewollte Kinderlosigkeit, mitunter als einziges Symptom

Diagnostik

- Anamnese, gyn. Tastuntersuchung, Sono
- Laparoskopie zur Einteilung des Schweregrades mit Biopsie zur histolog. Sicherung → aussagekräftigstes Verfahren
- Je nach Lokalisation ggf. Darm- o. Blasenspiegelung

Therapie

- Medikamentös bei leichten Beschwerden o. Inoperabilität: Gestagene, gestagenbetonte Ovulationshemmer (Pille), Danazol (Hormon mit antiöstrogenem Effekt)

o. GnRH-Analoga zur Unterdrückung der Hormonproduktion in den Ovarien
- Schmerzmittel, z. B. NSAR
- Operative Therapie bei Ovarialzysten, stärkeren Beschwerden o. Sterilität: laparoskopisch, mittels Laservaporisation o. durch Laparotomie mit Resektion befallener Organe
- Häufig Kombination aus operativer u. medikamentöser Therapie

Hinweise zur Physiotherapie

- Bei differenzialdiagnostischem Verdacht ärztliche Überweisung
- Postop. Therapie bei laparoskopischer o. laparotomischer Zystenentfernung: Prophylaxen durchführen, schmerzadaptierter Belastungsaufbau
- Einfühlsamer Umgang mit oft stark belasteten Patientinnen, Gesprächsbereitschaft, Verweis auf Verbände und Selbsthilfegruppen

Besondere Informationen

- Beschwerden korrelieren nicht immer mit dem Grad der Ausbreitung
- Komplikationen: eine der häufigsten Ursachen für Sterilität (Frauen sind durch unerfüllten Kinderwunsch oft sehr belastet), Zysten, Verwachsungen, Ileus, Vernarbungen, Entartung (selten)
- Auch nach operativer Sanierung oft hohe Rezidivrate

Endometriumkarzinom

Von der Gebärmutterschleimhaut (Endometrium) ausgehender Gebärmutterhöhlenkrebs; syn. Korpuskarzinom.

Ursachen

- Meist ein Adenokarzinom, mögl. Ursache: Gewebewucherung durch langjährige Östrogendominanz gegenüber Gestagenen, z. B. bei Kinderlosigkeit, früher Menarche, später Menopause, östrogenbetonter Hormontherapie
- Risikofaktoren: Hypertonie, Übergewicht, Diabetes mellitus, Mutationen

Symptome

- » Blutungen nach Menopause
- Im gebärfähigen Alter verstärkte Menstruation, Metrorrhagien, Schmierblutungen
- » Eitriger, blutiger o. dunkler Ausfluss (Fluor)
- » Tastbarer Tumor, Schmerzen, Aszites → Hinweis auf fortgeschrittenen Prozess
- Bei Verschluss des Gebärmuttermundes mit sekundärer Infektion → Pyometra (Eiteransammlung in Gebärmutterhöhle)

Diagnostik

- Gyn. Untersuchung oft unauffällig
- Vaginalsono zum Nachweis atypisch aufgebauter Schleimhaut
- Diagnosesicherung durch fraktionierte Abrasio (Ausschabung) mit Gewebeprobe
- Zur Beurteilung der Tumorausdehnung, z. B. CT, MRT, Tumormarker, ggf. Blasenspiegelung u. Rektoskopie

Therapie

- Basistherapie: abdominelle Hysterektomie, je nach Tumorstadium mit Adnexe, oberen Scheidenanteilen u. Becken-LK
  - In höheren Stadien postop. Bestrahlung
  - Kontaktbestrahlung im Afterloading-Verfahren zur Vermeidung eines Scheidenrezidivs, z. B. bei Pat. mit Tumorübergang auf die Zervix
- Bei Inoperabilität primäre Strahlentherapie
- Hoch dosierte Gestagentherapie bei Fernmetastasen o. als palliative Maßnahme bei Inoperabilität u. nicht mögl. Bestrahlung

Hinweise zur Physiotherapie

Zur Behandlung > Zervixkarzinom

Besondere Informationen

- Häufigkeitszunahme (heute 30 % aller Genitalkarzinome), Altersgipfel 65.–70. Lj.
- Metastasierung v. a. in Zervix, Adnexe, Vagina
- Diagnose häufig im Frühstadium, somit gute Prognose

Enzephalitis

Meldepflichtige Entzündung des Hirngewebes; syn. Gehirnentzündung.

Ursachen

- Meist Virusinfektion: Herpes-simplex-Virus (häufigster Erreger), Varizella-zoster-, Zytomegalie-, Ebstein-Barr-, Tollwut-, Mumps-, Masern-, FSME-, HI-Viren
- Bakterien o. a. Krankheitserreger
- Allergisch o. autoimmun
- Embolische Herdenzephalitis als Folge kleiner septischer Embolien

Symptome

- Symptome der Grunderkrankung, z. B. Mumps, Masern, Grippe
- » Kopf- u. Gliederschmerzen, Fieber, Übelkeit, Erbrechen, Nackensteifigkeit
- » Bewusstseinsstörung, z. B. Verwirrtheit, Halluzinationen, Koma, Lichtempfindlichkeit
- » Zerebrale Krampfanfälle, neurolog. Ausfälle
- » Hemiparese, Hirnnervenausfälle, Aphasie, Ataxie
- Häufig begleitend » Meningitis
- Oft auch vegetative Störungen (z. B. Bradykardie)

Diagnostik

- Anamnese, klin. Untersuchung
- Lumbalpunktion zur Liquordiagnostik erst nach Ausschluss von Hirndruck durchführen (CCT) (Zellzahl, Eiweißgehalt, ggf. Erregernachweis mögl.), Erregersuche in Blut, Stuhl, Sputum, Urin
- EEG, CT, MRT

Therapie

- Herpes-simplex-Enzephalitis: sofortige i. v.-Gabe von Aciclovir
- Symptomatisch, z. B. Hirndrucktherapie, antiepileptische Therapie, ggf. Beatmung
- ZNS-gängige Antibiotika bei bakterieller Enzephalitis

Hinweise zur Physiotherapie

- Meist intensivmedizinische Betreuung, Bettruhe: Durchführung der Prophylaxen
- Abdunkeln des Raums, Abschirmung von Reizen
- Je nach Grunderkrankung Isolierung, Hygienerichtlinien beachten
- Neurologische symptomatische Behandlung (z. B. bei Hemiparese)

Besonderheiten beim Kind

- Bei Säuglingen tägliche Kopfumfangsmessung, Beobachtung der Fontanelle
- Assistenz bei Lumbalpunktion: altersentsprechende Information, sichere Positionierung und Fixierung des Kindes, Eltern situativ betreuen
- Häufig Berührungsempfindlichkeit: Minimal Handling, entspannende Positionierung

Besondere Informationen

- Prognose je nach Erreger unterschiedl.:
  - Parainfektiöse Enzephalitiden eher milder Verlauf, selten Dauerschäden
  - Herpes-simplex-Enzephalitis, häufig Folgeschäden, Letalität 10–25 %
- Prophylaxe durch mögl. Impfungen, z. B. Masern, Mumps, Polio

Epikondylitis

Degenerative Veränderung an der Sehne der Hand- und Fingerextensoren.

Ursachen

- Degenerative Veränderung des Ansatzes der Finger- und Handmuskulatur (am häufigsten betroffene Muskeln: M. extensor carpi radialis brevis und M. extensor communis)
- Ausgelöst durch Überbelastung bzw. repetitive Mikrotraumen
- Hyperplasie der Fibroblasten mit Bildung nicht geordneter Kollagenfasern und Neovaskularisation (angiofibrotische Hyperplasie)
- Auf histologischer Ebene keine Entzündungszellen beobachtbar
- Risikofaktoren: Rauchen, Übergewicht, zunehmendes Alter, repetitive Bewegungsabläufe der genannten Muskelgruppen mehrmals tgl. (z. B. Tennis oder Klavier spielen)

Symptome

- Schmerzen bzw. Druckschmerz am lateralen Epikondylus mit Ausstrahlung in Ober- oder Unterarm
- Belastungsabhängige Schmerzen
- Funktionseinschränkungen (z. B. Schwäche der Hand)
- Einfachste Bewegungen der Hand fallen schwer

Diagnostik

- Klinische Diagnose auf Grundlage der Anamnese stellen
- Fragebogen der Patient-Rated Tennis Elbow Evaluation (PRTEE) zur Unterstützung
- Bildgebung zur Bestätigung der Diagnose:
  - Röntgen
  - Ultraschall
  - MRT (nur bei Chronifizierung)

Therapie

- NSAR-Intervalltherapie
- Kortikosteroid-Injektionen (kein besserer Langzeiteffekt und hohe Nebenwirkungen)
- Bei nicht erfolgreicher konservativer Therapie von mindestens 6 Monaten kann eine Operation in Betracht gezogen werden

Hinweise zur Physiotherapie

- Progressive Belastungssteigerung der Handgelenksextensoren als Hauptbaustein der konservativen Therapie
- Manuelle Therapie nur in Kombination mit Trainingstherapie
- Fehlende Evidenz der Wirksamkeit für andere Therapieformen wie Elektrotherapie, Ultraschall, Friktionsmassagen, Kryotherapie oder Kinesio-Taping

Besondere Informationen

- Es gibt keine einheitliche Klassifikation
- Es gibt lediglich eine Unterteilung in akut (Beschwerden < 6 Monate) und chronisch (Beschwerden > 6 Monate)

Epididymitis

Nebenhodenentzündung.

Ursachen

- Über Samenstrang fortgeleitete Infektion von Prostata u. Harnwegen
- Bei Männern < 35 Lj. häufig Folge sexuell übertragbarer Erreger, z. B. Chlamydien, bei Jungen v. a. E. coli
- Infolge diagnostischer u. therapeutischer Maßnahmen, z. B. Katheterisierung, Endoskopie
- Kann auch postinfektiös auftreten bei durchgemachter/aktiver Infektion mit Mykoplasmen (Tuberkulose), Adenoviren, Enteroviren
- Selten ausgelöst durch medikamentöse Nebenwirkungen (z. B. Amiodaron)
- Starke körperliche Belastung des Hodensacks (z. B. durch Heben von schweren Gegenständen)

Symptome

- » Akute schmerzhafte Schwellung des Skrotums (akutes Skrotum)
- Rötung der Skrotalhaut
- » Starke Schmerzen im Hodenbereich mit Ausstrahlung in Leiste u. Samenstrang
- » Fieber mit allg. Krankheitsgefühl
- Im Gegensatz zur Hodentorsion Linderung durch Anheben des Skrotums (positives Prehn-Zeichen)

Diagnostik

- Klin. Untersuchung (Inspektion, Palpation), Sono
- Urinuntersuchung u. Erregernachweis: Harnröhrenabstrich, Blutkultur, evtl. Virusserologie Restharnbestimmung
- Prehn-Zeichen (unsicheres Zeichen; zur Differenzierung der Grunderkrankung: wenn beim Anheben des betroffenen Hodens am (entspannt) liegenden Pat. die Schmerzen abnehmen → Orchitis, Epididymitis; bleiben die Schmerzen gleich → Hodentorsion
- DD: Hodenentzündung (Orchitis), Hodentorsion, Hydrozele

Therapie

- Antibiotikatherapie sofort nach Abnahme von Urin- u. Blutkultur
- Schmerzmedikation, je nach Schmerzintensität ggf. Samenstrangblockade mit Lokalanästhetikum
- Bei chron. Rezidiven ggf. Entfernung des Nebenhodens (Epididymektomie) o. Durchtrennung des Samenstrangs (Vasektomie)

Hinweise zur Physiotherapie

- Bei o. g. Symptomen und bestehenden Risikofaktoren: direkte ärztliche Überweisung
- Bettruhe: Durchführung der Prophylaxen

Besondere Informationen

- Langsamer Heilungsprozess
- Komplikationen:
  - Unfruchtbarkeit
  - Abszess- o. Fistelbildung
  - Chronifizierung

Epidurales Hämatom

Arterielle Blutung zwischen Schädelkalotte u. Dura mater.

Ursachen

- Arterienruptur (> 90 %; meist Arteria meningea media) nach Schädelfraktur, aber auch durch venöse Sickerblutungen möglich (selten)
- Trauma (z. B. Anpralltraum am Schädel, oder Sturz auf den Kopf)
- Atraumatische Fälle nach neurochirurgischen Operationen, bei arterio-venösen Malformationen oder hämorrhagische Transformation eines Apoplexes
- Risikofaktoren: Hypertonie, Hirntumoren, Vaskulitis, Gerinnungsstörungen, Behandlung mit Antikoagulanzien, zerebrale Amyloidangiopathie

Symptome

- » Kurzer Bewusstseinsverlust, meist folgt ein freies Intervall (von Minuten bis Stunden), dann erneute Eintrübung bis hin zum Koma; freies Intervall kann auch fehlen
- » Hirndruckzeichen, kontralaterale Halbseitensymptomatik, Mydriasis (Pupillenweitstellung) auf Seite des Hämatoms
- Steigender Hirndruck → Gefahr der Einklemmung des Hirnstamms → Gefahr des Hirntods

Diagnostik

- Anamnese (Risikofaktoren: art. Hypertonus, Hirntumoren, Vaskulitiden, Gerinnungsstörungen/med. Antikoagulation, zerebrale Amyloidangiopathie), neurolog. Status
- Notfallindikation zum sofortigen CCT

Therapie

- Sofortige neurochirurg. Versorgung: Trepanation, Hämatomausräumung, ggf. Drainage
- Ggf. Hirndrucktherapie

Hinweise zur Physiotherapie

- Maßnahmen zur Hirndruckprophylaxe
- Prophylaxen durchführen
- Neurologische symptomatische Behandlung (z. B. bei einer Hemiparese)
- Achtung bei Anpralltraumata auf dem Sportplatz **mit** kurzer Bewusstlosigkeit: immer

an die Gefahr eines epiduralen Hämatoms denken und ärztliche Diagnostik einleiten

Besonderheiten beim Kind

- Beurteilung von Verhaltensänderungen/Auffälligkeiten: Eltern hinzuziehen
- Eltern einbeziehen, Informationsbedarf erfassen, ggf. ärztliches Gespräch ermöglichen
- Kleinkinder/Säuglinge fallen ggf. erst durch den hämorrhagischen Schock auf, da Schädelkalotte noch sehr flexibel

Besondere Informationen

- Entnommener Schädelknochen wird nach einigen Mon. wieder eingesetzt
- Einklemmungssyndrom: Verschiebung des Hirngewebes mit Einklemmung im Foramen magnum
- Prognose: bei schneller Druckentlastung gut, nach Einklemmung des Hirnstamms schlecht

Epilepsie

Sammelbegriff für Funktionsstörungen des Gehirns mit spontanem wiederholten Auftreten zerebraler Krampfanfälle; syn. Fallsucht.

Ursachen

- Genuine o. idiopathische Form: keine erkennbare Ursache, genet. Disposition
- Symptomatische Form: Hirnschädigung durch z. B. Tumor, Blutung, Entzündung, Trauma, Alkohol, Intoxikationen
- Erhöhte Erregbarkeit der Gehirnzellen durch z. B. Alkohol, Schlafentzug, Lichtreize
- Hypoxie, Hypoglykämie
- Eklampsie

Symptome

- Unterschiedl. je nach betroffener Hirnregion u. Umfang der Fehlfunktion
- » Aura: dem Anfall vorausgehende subjektive Wahrnehmungen, z. B. eines Gefühls, Geruchs
- » Absencen: plötzl. beginnende kurz andauernde (5–20 Sek.) Bewusstseinsstörungen mit starrem Blick, ggf. Automatismen
- » Tonische, klonische o. myoklonische Anfälle
- Motorische, sensible, sensorische, vegetative Symptome
- Automatismen, z. B. Schmatzen, Nesteln, Sprechautomatismen, Weglaufen

Es werden unterschieden:

- » Generalisierte Anfälle: gesamtes Gehirn betroffen, z. B. Petit-mal-Anfälle, Grand-mal-Anfall
  - Grand-mal-Anfall: Initialschrei, Hinstürzen, tonische Krämpfe, klonische Zuckungen mit Urin- u. Stuhlabgang, Schaum vor Mund, evtl. Zungenbiss, Terminalschlaf, Amnesie
- » Fokale Anfälle: eine Hirnregion betroffen, z. B. Jackson-Anfälle, fokal-motorische o. psychomotorische Anfälle
  - Einfach fokal: ohne Bewusstseinsstörung
  - Komplex fokal: mit Bewusstseinsstörung, fokaler Anfall kann sekundär generalisieren
- » Status epilepticus: Serie von Anfällen > 20 Min. ohne volle Bewusstseinserlangung, lebensbedrohl. (Letalität 5–10 %)
- Bei Kindern eher generalisierte Krampfanfälle, bei Erwachsenen eher fokale

Diagnostik

- Anfallsbeobachtung u. -beschreibung, EEG, CT, MRT
- Nach Anfall häufig erhöhte CK nachweisbar
- DD: Synkopen, psychogener Anfall, Affektkrämpfe bei Kindern, Fieberkrämpfe bei Kindern (häufigstes, meist prognostisch harmloses Krampfleiden im Kindesalter), Hyperventilationstetanie, Narkolepsie, Kataplexie

Therapie

- Status epilepticus sofort medikamentös unterbrechen, O_2-Gabe, ggf. Barbituratnarkose
- Antiepileptika, z. B. Benzodiazepine, Phenytoin, Carbamazepin, Valproinsäure, Barbiturate
- Genuine Form: Antiepileptika, mind. über 2 Jahre, ggf. dauerhaft
- Symptomatische Form: Therapie der Grunderkrankung, wenn nicht mögl. Antiepileptikagabe
- Auslösende Faktoren meiden
- Operative Ausschaltung des Epilepsieherds bei Therapieresistenz, Vagusnervstimulator-Implantation

Erstmaßnahmen bei epileptischem Anfall

- Ärztliche Hilfe holen
- Sicherheit des Pat. gewährleisten, Pat. ggf. aus Gefahrenbereichen wegziehen (nicht aufrichten!)
- Arzneimittel nach AO
- Anfallsform und -zeitraum, Patientensituation genau erfassen (Anfallsprotokoll)
- Pat. nicht an Krampfbewegungen hindern, Gummikeil nicht mehr empfohlen
- Nach Anfall: stabile Seitenlage, wenn der Pat. noch nicht vollständig bei Bewusstsein ist, Freihalten der Atemwege, Überwachung des Pat.

Hinweise zur Physiotherapie

- Beratung der Pat. über auslösende Faktoren, Lebensführung (z. B. mögl. Berufe, Familiengründung), Führen eines Anfallskalenders, Selbsthilfegruppen, Verhalten im Straßenverkehr/Fahrverbot für 1 Jahr nach letztem Krampfanfall
- Schulung der Angehörigen für das Verhalten während eines Anfall (sicheres Setting schaffen; möglichst wenig taktile Reize während des Anfalls setzen)

Besonderheiten beim alten Menschen

- Medikamente als Auslöser bzgl. Neben- und Wechselwirkung prüfen, ggf. Änderung veranlassen
- In schweren Fällen: Bettgitter nach richterlicher und ärztlicher Genehmigung; mit Polstern gegen Verletzungen sichern
- Angehörige schulen (siehe Besonderheiten beim Kind)

Besondere Informationen

- Häufigkeit ca. 2–4 % der Bevölkerung erleben einmal in ihrem Leben einen Krampfanfall, 0,8 % der Bevölkerung haben eine Epilepsie; Erstmanifestation je nach Anfallsart unterschiedl.
- ⅔ der Pat. sind unter medikamentöser Therapie anfallsfrei
- Ein einzelner Anfall bedarf i. d. R. keiner Therapie, aber einer diagnostischen Abklärung

Erythema infectiosum acutum

Harmlose Virusinfektion des Kindesalters mit typischem Hautausschlag u. geringer Symptomatik; syn. Ringelröteln.

Ursachen

- Erreger: Parvovirus B19
- Übertragung: Tröpfcheninfektion

Symptome

- 30 % asymptomatisch
- Evtl. leichtes Fieber, dann typisches Exanthem: zu Beginn schmetterlingsförmige Gesichtsrötung mit perioraler Blässe, dann ring- u. girlandenförmige Rötung v. a. an Streckseiten der Extremitäten u. Rumpf, Gelenkbeteiligung mögl., ggf. auch Handschuh-Socken-Syndrom, Exantheme (nur) in diesen Bereichen
- Exanthem blasst schnell ab, kann aber rezidivieren

Diagnostik

- Klin. Bild, ggf. Anämie, Thrombozytopenie, Granulozytopenie

Therapie

- Spontanheilung

Hinweise zur Physiotherapie

- Bei den o. g. Symptomen: ärztliche Überweisung

Besondere Informationen

- Inkubationszeit: 1–2 Wo.
- Meist im Alter von 6–15 Jahren
- Nach Erkrankung lebenslange Immunität
- Infektion in Schwangerschaft (1. und 2. Trimenon) kann zum Abort führen, ggf. Versuch der intrauterinen Austauschtransfusion
- Schwangere mit negativer Serologie für Parvovirus B19 haben Berufsverbot in Arbeitsbereichen der Kinderversorgung/Gesundheitsversorgung
- Prophylaxe durch Impfung nicht mögl.
- Komplikation: Knochenmarkshemmung mit aplastischer Anämie (selten), bei aplastische Krise Immunglobulin-Gabe/Intensivpflichtigkeit

Ewing-Sarkom

Bösartige (maligne) Veränderung des Knochengewebes.

Ursachen

- Unbekannt

Symptome

- Lokalisation: Becken (ca. 25 %), lange Röhrenknochen (häufig Femur, Tibia, Fibula)
- Unspezifische Symptome: lokalisierter Schmerz, häufig zunächst nur milde (manchmal mit » nächtlicher Verstärkung, oder nach Anstrengung), evtl. begleitet von Schwellung
- » Später allg. Red Flags: Ermüdung, Gewichtsverlust, Nachtschweiß, Fieber
- » Pathologische Frakturen (10–15 %)

Diagnostik

- Anamnese, klin. Untersuchung
- Laboruntersuchung
- CT, MRT
- Biopsie

Therapie

- Induktions-Chemo plus OP/Bestrahlung plus adjuvante Chemo

Hinweise zur Physiotherapie

- Red-Flag-Hinweise deuten können und bei pos. Red Flags direkte ärztliche Überweisung veranlassen

Besondere Informationen

- Cave: bösartigster Knochentumor
- Zweithäufigster Tumor im Kindes- und Jugendalter (Median: 15. LJ); J > M
- In 20 % der Fälle mit ausschließlicher Lokalisation im Weichgewebe
- 20–30 % haben bereits Metastasen bei Diagnosestellung

Fazialisparese

Nervenläsion des Nervus facialis (VII. Hirnnerv).

Ursachen

- Zentrale Fazialisparese (Schädigung betrifft das Gehirn):
  - Schlaganfall (Hirnblutung, Hirninfarkt)
  - Hirntumor
- Periphere Fazialisparese (Gesichtsnerv ist beschädigt):
  - Meist idiopathisch (in 70 % der Fälle)
  - Folge einer infektiösen oder entzündlichen Erkrankung (z. B. Herpes Zoster [Gürtelrose], Borreliose, Hirnhautentzündung)
- Risikofaktoren: Bluthochdruck, Diabetes mellitus, Stress

Symptome

- Zentrale Fazialisparese:
  - » Lähmung der Gesichtsmuskulatur auf der kontralateralen Seite der Schädigung
  - Stirnmuskulatur u. Lidschluss nicht beeinträchtigt
- Periphere Fazialisparese:
  - » Komplette mimische Muskulatur auf der betroffenen Seite gelähmt
  - Falls eine Läsion zwischen Hirnstamm und Innenohr besteht, sind neben der mimischen Muskulatur auch » Geschmacks- u. viszeromotorische Funktionen auf der betroffenen Seite beeinträchtigt

Diagnostik

- Klinische Untersuchung: Lidschluss, Tränen- und Speichelsekretion und Schmecken
- EMG
- CT
- Blutuntersuchung, um mögliche Grunderkrankung zu identifizieren

Therapie

- Medikamentöse Therapie:
  - Glukokortikoide
  - Virostatika
  - Ggf. Botulinumtoxin
- Nicht medikamentöse Therapie (symptomatisch):
  - Künstliche Tränen
  - Hornhautschutz
  - Augensalbe

Hinweise zur Physiotherapie

- Förderung der Mimik (z. B. Lächeln, Lippen spitzen, Stirn runzeln)
- Manuelle Techniken (z. B. Tapping)
- Entspannungs- und Haltungsübungen für Gesicht, Kiefer und Nacken
- ADL bezogenes Training

Besondere Informationen

- Prognose: Bei idiopathischer Fazialisparese kommt es in 85 % der Fälle zur Rückbildung der Symptome nach ca. drei Wochen
- Fazialisparese bei Neugeborenen durch Einklemmung des N. facialis im Geburtskanal oder durch Zangeneinsatz während der Geburt
- Risiko einer Fazialisparese in der Schwangerschaft erhöht

Fibromyalgie-Syndrom

Nichtentzündl. bedingtes, multifokales Schmerzsyndrom mit chron. Weichteilbeschwerden, vegetativen Symptomen und Funktionsstörungen.

Ursachen

- Unklar, evtl. genet. Veranlagung

Symptome

- Heftige Druckschmerzen an sog. Tenderpoints (Schmerzdruckpunkte)
- Starke Schmerzen, v. a. an Muskulatur u. Sehnenansätzen, ggf. Entwicklung zum Ganzkörperschmerz
- Abgeschlagenheit, Müdigkeit, Konzentrationsstörungen, Morgensteifigkeit, Schlafstörungen, Reizdarm, Depressionen, Dysmenorrhö
- Subjektives Schwellungsgefühl der Hände
- Zunehmende Schmerzverstärkung
- Vegetative Symptome: Hyperhidrosis, kalte Akren, trockener Mund, Tremor

Diagnostik

- Ausschlussdiagnose
- Anamnese, körperl. Untersuchung
- Diagnose nach Kriterien der ACR (American College of Rheumatology):
  - Mind. 3 Mon. anhaltende Schmerzen in mind. 3 verschiedenen Körperquadranten
  - Heftiger Schmerz bei leichtem Druck auf Schmerzdruckpunkte, mind. 11 der 18 Tenderpoints

Therapie

- Kurative Therapie nicht mögl.
- Schmerzlinderung durch z. B.: Physiotherapie, physik. Maßnahmen, Massage, Akupunktur, Schmerzmedikation
- Ggf. begleitende Psychotherapie, bzw. schmerztherapeutische Begleitung
- Positiver Effekt häufig durch Sport, z. B. Walking, Wandern

Hinweise zur Physiotherapie

- Ausdauertraining (z. B. Walking, Ergometertraining)
- Wassergymnastik
- Funktionstraining
- Multimodale Therapie (Kombination aus einer aktivierenden Therapie, wie z. B. Ausdauer-, Kraft-, Flexibilitätstraining und einer psychotherapeutischen Therapie)

Besondere Informationen

- Lebensqualität durch starke Schmerzen ggf. sehr eingeschränkt, hoher Leidensdruck
- 3 % der Bevölkerung, Frauen 9-mal häufiger betroffen

Frühsommer-Meningoenzephalitis (FSME)

Virale ZNS-Infektion durch Biss einer Zecke.

Ursachen

- Erreger: FSME-Virus (Flavivirus)
- Übertragung durch Biss einer infizierten Zecke, in Mitteleuropa v. a. durch gemeinen Holzbock (Ixodes ricinus)

Symptome

- 70–90 % der Pat. bleiben beschwerdefrei
- 10–30 % der Pat. entwickeln grippeähnl. Symptome, anschließend heilen die meisten FSME-Infektionen aus
- » In 10 % der Fälle nach fieberfreiem Intervall erneuter Fieberanstieg u. Entwicklung einer Meningitis o. Meningoenzephalitis

Diagnostik

- Erreger- u. AK-Nachweis im Blutserum u. ggf. im Liquor

Therapie

- Nur symptomatische Therapie mögl.

Hinweise zur Physiotherapie

- I. d. R. nur Behandlung der Spätfolgen (➤ Meningitis)

Besondere Informationen

- Inkubationszeit: 5–28 Tage
- Besondere Gefährdung in Waldgebieten, v. a. im Sommer
- Aktive Impfung bei erhöhter Gefährdung empfohlen, z. B. Förster, Waldarbeiter, Einwohner u. Reisende in Endemiegebiete, Auffrischung nach 3 Jahren
- Krankheitsverlauf bei Erw. i. d. R. schwerer als bei Kindern
- Letalität bei Meningoenzephalitis 1–2 %
- Prophylaxe: Schutz vor Zeckenbiss durch körperbedeckende Bekleidung, Insektenschutzmittel, nicht ins hohe Gras setzen, Inspektion des Körpers auf Zeckenbisse nach Aufenthalt in der Natur
- Meldepflichtige Erkrankung

Furunkel, Karbunkel

Furunkel: tiefe Entzündung des Haarbalges mit Abszessbildung; Verschmelzung mehrerer Furunkel bildet ein Karbunkel.

Ursachen

- Erreger: Bakterium Staphylococcus aureus
- Eintrittspforte: kleine Verletzungen
- Furunkel geht meist eine Infektion des Haarfollikels (Follikulitis) voraus
- Begünstigt durch Abwehrschwäche, z. B. bei Diabetes mellitus

Symptome

- » Furunkel:
  - Schmerzhafter, geröteter Knoten mit Eiterpfropf, umgebende Schwellung
  - Bevorzugte Lokalisation: Gesicht, Nacken, Gesäß, Oberschenkelinnenseiten
- » Karbunkel:
  - Flächenhaft eitrige Entzündung mit starken Schmerzen
  - Evtl. Fieber u. Nekrosen

Diagnostik

- Blickdiagnostik, Erregernachweis durch Abstrich

Therapie

- Eröffnung u. lokale Antiseptika
- Systemische Antibiotikagabe bei Lokalisation im Gesicht wegen Gefahr der Keimverschleppung ins Gehirn (Sinusvenenthrombose)

Hinweise zur Physiotherapie

- Bei o. g. Symptomen: direkte ärztliche Überweisung veranlassen zur weiteren Abklärung

Besondere Informationen

- Keine mechanische Manipulation, z. B. nicht drücken
- Bei wiederholter Ausbildung von Furunkeln (Furunkulose) Ursachenforschung
- Komplikationen:
  - Sinusthrombose
  - Meningitis, Enzephalitis

Gastritis

Akute o. chron. Entzündung der Magenschleimhaut; syn. Magenschleimhautentzündung.

Ursachen

- Akute Gastritis:
  - Übermäßige Medikamenteneinnahme (z. B. NSAR, Zytostatika, Kortisonpräparate)
  - Übermäßiger Alkoholgenuss
  - Stresssituationen (z. B. Traumen, Schock, OP, extreme körperliche Belastung/Leistungssport)
  - Strahlentherapie
  - Lebensmittelvergiftung durch toxinbildende Bakterien
- Chron. Gastritis:
  - Typ A (< 5 %): Autoimmunreaktion gegen Belegzellen des Magens
  - Typ B (80 %): bakterielle Besiedelung mit Helicobacter pylori
  - Typ C (15 %): chem. Reizung z. B. durch ASS, NSAR, Alkohol, Gallenreflux
  - Typ D (diverse Sonderformen)
  - Typ E (infolge von Refluxösophagitis)
- Jede Gastritis ist Folge eines Ungleichgewichts zwischen schleimhautprotektiven u. schleimhautaggressiven Faktoren

Symptome

- Akute Gastritis:
  - » Druckgefühl o. Schmerzen im Oberbauch
  - Appetitlosigkeit
  - Übelkeit, Erbrechen
  - Bei erosiver Gastritis » Hämatemesis (Bluterbrechen) u. Teerstuhl mögl.
- Chron. Gastritis:
  - Häufig über Jahre symptomlos
  - » Oberbauchschmerzen
  - Sodbrennen
  - Übelkeit, Brechreiz
  - » Anämie

Diagnostik

- Anamnese, körperl. Untersuchung
- Gastroskopie mit PE
- Helicobacter-pylori-Nachweis, z. B. Urease-schnelltest, histolog. Nachweis, ^{13}C- o. ^{14}C-Atemtest

Therapie

- Akute Gastritis:
  - Nahrungskarenz
  - Entbehrl. Medikamente absetzen
  - B. Bed. Protonenpumpeninhibitoren (PPI), z. B. Omeprazol
- Chron. Gastritis Typ A:
  - Evtl. Vitamin-B_{12}-Substitution
  - Jährl. Kontrollendoskopie
- Chron. Gastritis Typ B: medikamentöse Therapie gegen bakterielle Besiedelung

(HP-Eradikationstherapie) mit PPI u. Antibiotika
- Chron. Gastritis Typ C:
  - Auslösende Medikamente möglichst absetzen, sonst ergänzend PPI
  - Bei Reflux möglichst Ursache behandeln

Hinweise zur Physiotherapie

- Symptome deuten können und ggf. ärztliche Überweisung veranlassen
- Ernährungsberatung: Verzicht auf Kaffee, Nikotin und Alkohol; fett- und zuckerarme Ernährung/leichte Vollwertkost wird empfohlen, mehrere kleine Mahlzeiten

Besondere Informationen

- Blutungsgefahr bei akuter Gastritis, Gefahr der Entartung bei chron. Gastritiden, bei Typ-B-Gastritis entwickeln sich häufig gastroduodenale Ulzera
- Typ-B-Gastritis ansteigende Häufigkeit mit zunehmendem Alter, Faustregel: 25 % der 25-Jährigen, 50 % der 50-Jährigen, 75 % der 75-Jährigen → tendenziell sind jedoch Helicobacter-Infektionen in Mitteleuropa rückläufig

Gicht

Klin. Manifestation der Hyperurikämie; syn. Urikopathie.

Ursachen

- Hyperurikämie (Harnsäureerhöhung im Blut ≥ 6,5 mg/dl) → Ablagerungen von Harnsäurekristallen (Urate) in Gewebe, Gelenken, Harnwegen
- Unterschieden werden:
  - Primäre Hyperurikämie (häufig): erbl. bedingte Störung der Harnsäureausscheidung (autosomal dominant) oder (sehr selten) genetisch bedingte Überproduktion von Harnsäure (x-chromosomal-rezessiv), manifestiert sich bei Übergewicht, purinreicher Kost, Alkoholkonsum
  - Sekundäre Hyperurikämie (seltener): Harnsäureerhöhung infolge vermehrten Zelluntergangs (z. B. Zytostatikatherapie) o. einer Nierenfunktionsstörung

Symptome

- Stadium I: asymptomatische Hyperurikämie
- » Stadium II: akuter Gichtanfall (meist nachts): plötzl. heftigste Schmerzen in einem Gelenk (meist Großzehengrundgelenk), Gelenk gerötet, geschwollen, überwärmt, extrem berührungsempfindl., ggf. Fieber
- Stadium III: symptomfreie Intervalle zwischen 2 Gichtanfällen
- Stadium IV (heute selten): chron. Gicht mit Gelenkdeformierungen u. Harnsäureablagerungen in Weichteilen u. Knochen
- Bei Lesch-Nyhan-Syndrom (x-chrom. rez.) fast nur Jungen betroffen: wird in den ersten Lebensmonaten symptomatisch mit eingeschränktem Bewegungsdrang, ggf. geistiger Retardierung, selbstverletzendem Verhalten

Diagnostik

- Labor: Harnsäure ↑
- Gichtanfall: klin. Symptomatik, Entzündungszeichen (BSG ↑, CRP ↑, Leukozytose)

Therapie

- Bei Gichtanfall: NSAR (entzündungs- u. schmerzhemmend); ggf. auch Colchicin, unterbricht Anfall rasch, aber keine schmerz- u. entzündungshemmende Wirkung; ggf. Kortisongabe
- Intervalltherapie (Harnsäurespiegel senken):
  - Diät
  - Medikamente, Mittel der Wahl: Allopurinol (Urikostatikum) zur Hemmung der Harnsäureproduktion

Hinweise zur Physiotherapie

- Gesundheitsberatung über:
  - Diät u. ihren Stellenwert: purinarme Kost (wenig Fleisch), Alkoholabstinenz (Alkohol hemmt den Harnsäureabbau), aber auch, weil z. B. Bier purinreich ist), wenig Kaffee
  - Gewichtsreduktion, aber keine Fastenkuren (erhöhen Harnsäurespiegel)
  - Extreme körperliche Belastung und Unterkühlung können Gichtanfall auslösen
  - Bei Gabe von Urikostatika auf ausreichende Trinkmenge zur Bildung von mind. 2 l Urin pro Tag achten
- Schmerzlindernde und bewegungserweiternde Maßnahmen
- Muskelaufbautraining

Besonderheiten beim alten Menschen

Bei Menschen mit kognitiver Einschränkung (z. B. demenzielle Erkrankung): unruhiges Verhalten (mögliches Anzeichen von Schmerz)

Besondere Informationen

- Zu 95 % sind Männer betroffen, gute Prognose bei konsequenter Therapie
- Komplikation: Uratnephropathie (Gichtniere), in allen Stadien mögl.
- Am häufigsten betroffen: Großzehengrundgelenk, seltener Sprunggelenk oder andere Gelenke
- Evtl. knötchenförmige Uratablagerungen, die Gichttophi, auch an Ohrmuscheln, Händen u. Füßen sowie Ellenbogen

Glomerulonephritis, akute

Bezeichnung einer Reihe von unterschiedl. Nierenerkrankungen, die durch eine Entzündung der Gefäßknäuel (Glomeruli) der Nierenkörperchen gekennzeichnet sind.

Ursachen

- Primär z. B. autoimmun
- Sekundär z. B. Infektion, z. B. durch Streptokokken
- Überproduktion von Immunglobulin A (IgA)

Symptome

- » Appetitlosigkeit, Schwäche
- » Kopfschmerzen
- » Leichtes Fieber
- » Rötl.-brauner Urin
- Lidödeme
- Schmerzen in der Lendengegend
- IgA-Glomeulonephritis: abwechselnd Phasen mit Mikro- u. Makrohämaturie

Diagnostik

- Anamnese: Wasserlassen, AZ, Vorerkrankungen, Infektionen
- Körperl. Untersuchung
- Urin: Proteine, Erythrozyten, Leukozyten
- Blutserologie: Kreatinin, Harnstoff ↑, Harnsäure ↑, AK-Nachweis
- Bei V. a. IgA-Glomeulonephritis: Nierenbiopsie

Therapie

- Bettruhe und kochsalzarme Kost
- Ggf. Verabreichung von Penizillin
- Ggf. Flüssigkeitsrestriktion

Hinweise zur Physiotherapie

- Red-Flag-Hinweise deuten können
- Ernährungsberatung: ggf. eiweißreiche, kochsalz- und kaliumarme Ernährung

Besonderheiten beim Kind

Eltern einbeziehen und anleiten, z. B. in korrekter Dokumentation der Trinkmenge

Besondere Informationen

- Günstige Prognose
- Chron. Glomerulonephritis äußert sich im nephrotischen Syndrom

Harninkontinenz

Unfreiwilliger Abgang von Urin; syn. Blasenschwäche.

Ursachen

- Funktionelle Inkontinenz, Unfähigkeit, die Toilette rechtzeitig zu erreichen, z. B. weil Mobilität und Kognition eingeschränkt sind, keine Störung des Urogenitaltrakts
- Harninkontinenz aufgrund veränderter Speicher- und Entleerungsfunktion:
  - Belastungs-(Stress-)Inkontinenz: mangelhafte Funktion von Verschluss- u. Haltemechanismen von Blasenhals u. Beckenbodenmuskulatur; bei Frauen durch Schwangerschaft, Alter, Übergewicht; bei Männern infolge einer Prostata-OP, z. B. bei Prostatahyperplasie, bei beiden Geschlechtern bei starker körperlicher Belastung
  - Dranginkontinenz: Überaktivität der glatten Blasenmuskulatur z. B. durch Prostatahyperplasie, MS, Schlaganfall, rezidiv. Blasenentzündungen
  - Reflexinkontinenz bei Verletzungen des Rückenmarks
  - Inkontinenz bei chron. Harnretention: übermäßige Dehnung der Blase u. Unfähigkeit der Blase sich zusammenzuziehen, z. B. durch Prostatahyperplasie, Diabetes mellitus, Medikamenteneinnahme
  - Mischinkontinenz: unfreiwilliger Urinverlust durch plötzlich auftretenden, starken Harndrang und körperliche Belastung
  - Extraurethrale Inkontinenz, z. B. Harnleiter- o. Harnblasenfisteln
  - Unkategorisierbare Inkontinenz, wenn Symptome nicht eindeutig zuzuordnen sind

Symptome

- » Belastungsinkontinenz:
  - Zu Beginn Urinabgang bei starker Belastung in aufrechter Haltung
  - Später auch Urinabgang im Liegen
- » Dranginkontinenz:
  - Zu Beginn häufiger Harndrang u. Entleerung nur kleiner Harnmengen (Pollakisurie)
  - Später unwillkürl. Urinabgang oft bis zur völligen Blasenentleerung
- » Reflexinkontinenz: reflexartige Blasenentleerung ohne Ankündigungszeichen
- Inkontinenz bei chron. Harnretention:
  - Unvollständige Entleerung (Restharnbildung)
  - Stauung in der Blase mit Gefahr einer „Überlaufblase“
- Extraurethrale Inkontinenz:
  - Urinabgang über Fistel
  - Gefahr von Harnwegsinfektionen

Diagnostik

- Anamnese, Miktionsanamnese
- Miktionsprotokoll

- Klin. Untersuchung (Abdomen, Genitale, rektale u. vaginale Untersuchung)
- Hustentest
- Ggf. Sono

Therapie

- Abhängig von der Ursache gibt es vielfältige Therapieoptionen → ggf. interdisziplinäre Therapie
- Bei Männern: OP bei benignem Prostatasyndrom
- Bei Frauen: OP des Descensus urogenitalis (mit Eigengewebe oder mit Gewebeersatz)
- Harnableitung mittels Katheter, z. B. Dauerkatheter, transurethral o. suprapubisch
- Medikamentöse Therapie:
  - Anticholinergika, ß-3-Sympathomimetika
  - Desmopressin zur Therapie der Nykturie
  - SSNRI zur Behandlung der Belastungsharninkontinenz

Hinweise zur Physiotherapie

- Einfühlsamer Umgang, Betroffene zeigen häufig hohes Maß an Schamgefühl
- Aufklärung:
  - Anatomie, Aufbau und Funktion d. Beckenbodens und d. Schließmuskulatur
  - Edukation und Alltagstipps
- Kontinenzprofil (Schweregrad der Inkontinenz) ermitteln
- Übungen zum Stärken u. Entlasten des Beckenbodens (in Kombination mit dem Biofeedback)
- Entspannungs- und Atemtechniken
- Spezielle Maßnahmen des Kontinenztrainings:
  - Blasentraining u. Toilettentraining (mit festgelegten o. individuellen Zeiten) (vorher Miktionsprotokoll führen)

Besonderheiten beim Kind

- Stabile Blasenkontrolle entwickelt sich zwischen 3.–6. Lj.: Einnässen über dieses Alter hinaus stellt häufig langwierige Belastung für Kind und Familie dar
- Multidisziplinärer Ansatz zur Therapie, Motivation von Kind u. Eltern entscheidend

Besonderheiten beim alten Menschen

- Weiteres Beobachtungskriterium: lehnt Trinken ab (um Ausscheidung zu verringern)
- Selbstkatheterismus meist nicht möglich

Besondere Informationen

- > 5 Millionen Betroffene in Deutschland (lt. Gesellschaft für Inkontinenz)
- 2 Millionen sind 60 Jahre u. älter (häufigste Erkrankung im Alter)

Hepatitis

Akute o. chron. Entzündung der Leber; syn. Leberentzündung.

Ursachen

- Viren: Hepatitisviren Typ A–E, Epstein-Barr-Virus, Zytomegalievirus u. a.
- Bakterien, z. B. Leptospiren, Salmonellen; Protozoen, z. B. Toxoplasmose
- Nicht infektiöse Hepatitis: Alkoholabusus, Medikamente, andere Lebererkrankungen

Symptome

- Klin. Bild bei allen Formen ähnl., typischer 3-phasiger Verlauf:
  - ❯❯ Prodromalphase: „grippale" Symptome, Müdigkeit, Übelkeit, Brechreiz, Durchfall, Druckgefühl im rechten Oberbauch, Gelenk- u. Muskelschmerzen
  - ❯❯ Krankheitsphase: Haut- u. Sklerenikterus, dunkler Urin, entfärbter Stuhl, Juckreiz, druckschmerzhafte Vergrößerung von Leber u. Milz, subjektive Beschwerden nehmen ab
  - Rekonvaleszenzphase: Ikterus klingt ab, unspez. Symptome wie Müdigkeit (oft länger anhaltend)
- Hepatitis A und C können anikterischen Verlauf haben
- Anikterischer Verlauf u. milde Symptomatik nicht gleichbedeutend mit komplikationslosem Abheilen der Erkrankung

Diagnostik

- Ausführl. Anamnese, z. B. Auslandsreisen? Transfusionen? Berufl. Risiko?
- Blut: Hepatitisvirusserologie, Bilirubin, Leberwerte, BB, Elektrophorese, Eisen, Gerinnung, ggf. Biopsie, wenn kein infektiöses Geschehen nachweisbar

Therapie

- Hepatitis A und E:
  - Kausale Therapie nicht mögl.
  - Symptomatisch: Ausschalten leberschädigender Noxen (z. B. Alkohol, Medikamente), körperl. Schonung
- Akute Hepatitis B: Interferon α u./o. Nukleosidanaloga
- Chronische Hepatitis B o. D: ebenfalls α-Interferon-Gabe
  - Hepatitis D tritt nur bei Pat. mit Hepatitis B auf
- Akute Hepatitis C: Peginterferon
- Chronische Hepatitis C: Kombinationstherapie aus α-Interferon u. Ribavirin sinnvoll
  - Heilung in 90 % der Fälle durch Sofosbuvir und Ledipasvir/Velpatasvir möglich

Hinweise zur Physiotherapie

- Red-Flag-Hinweise deuten können
- Pat. u. Angehörige über Infektionswege u. Hygienemaßnahmen informieren; Achtung: auch getrocknetes Blut ist infektiös
- Hygienemaßnahmen abhängig vom Übertragungsweg/infektiösem Material, einrichtungsinterne Hygienestandards beachten
- Körperliche Schonung, ggf. Unterstützung bei den Lebensaktivitäten, notwendige Prophylaxen durchführen
- Edukation: Absolutes Alkoholverbot!

Besondere Informationen

- Inkubationszeit: 2–25 Wo.
- Namentl. Meldepflicht bei V. a. Virushepatitis u. akuter Infektion
- Prophylaxe: Impfung gegen Hepatitis A u. B
- Frühkomplikation: fulminanter Verlauf bis hin zum Leberversagen
- Spätkomplikation: Chronifizierung (bei Typ B, C, D) → erhöhtes Risiko für Leberzirrhose u. Leberzellkarzinom
- Hepatitis ist eine Erkrankung, die überdurchschnittlich oft bei drogensüchtigen Patienten vorkommt. Dieser Umstand sollte für eine gelungene Behandlung immer mit einbezogen werden.

Herpes zoster

Hauterkrankung aufgrund der Reaktivierung des Varizella-Zoster-Virus; syn. Zoster, Gürtelrose.

Ursachen

- Reaktivierung der nach Windpockenerkrankung in Spinalganglien verbliebenen Varizella-Zoster-Viren bei Abwehrschwäche
- Reaktivierte Viren wandern entlang der Spinalnerven zu dazugehörigem Dermatom

Symptome

- Prodromalstadium: Krankheitsgefühl, Fieber
- » Stärkste, brennende Schmerzen im betroffenen Dermatom (meist einseitig), später Bildung kleiner gruppiert stehender Hautbläschen, die unter Krustenbildung abheilen
  - Bläschen sind bis zum Abfallen der Kruste infektiös (Windpocken)
  - Zosterausschlag bis zur Lösung der Krusten ca. 2–3 Wo. sichtbar
  - Schmerzen können über Wochen andauern und haben ein Risiko zu chronifizieren
  - In 20 % der Fälle treten kraniale Dermatome auf, in 50 % thorakale Dermatome

Diagnostik

- Klin. Bild, im Zweifel PCR (Polymerase Kettenreaktion) u. serolog. Untersuchung

Therapie

- Systemische Gabe antiviraler Substanzen
- Beginn möglichst innerhalb von 48–72 Std. nach Auftreten der Hautsymptomatik
- Lokaltherapie: austrocknende, antiseptische, antientzündl. Mittel
- Adäquate Schmerztherapie sehr wichtig

Hinweise zur Physiotherapie

- Symptome deuten können u. bei Verdacht direkte ärztliche Überweisung
- Hygienemaßnahmen zur Verhinderung von Übertragung u. Sekundärinfektion einhalten

Besondere Informationen

- Altersgipfel zwischen 60. u. 70. Lj.
- Bei Erstkontakt mit Varizella-Zoster-Virus: Windpocken
- Alle Dermatome können betroffen sein, zu 50 % thorakale Dermatome T3–L3 einseitig
- Komplikationen: postzosterische Neuralgien, generalisierter Zoster mit Befall innerer Organe o. ZNS-Beteiligung (Meningitis, Enzephalitis), bei Gesichtsrose: Fazialisparese, Hornhautulzerationen, Nervenentzündungen
- DD: Herpes simplex, Morbus Hailey-Hailey

Herzinsuffizienz

Unvermögen des Herzens, das vom Körper benötigte Blutvolumen zu fördern; syn. Herzmuskelschwäche.

Ursachen

- Immer Folgeerscheinung einer anderen Grunderkrankung
- KHK u. Myokardinfarkt, Hypertonie (häufigste Ursachen der chron. Herzinsuffizienz), Kardiomyopathien
- Aortenstenose, Aorten- u. Mitralinsuffizienz
- Pulmonale Hypertonie
- Entzündl. Herzerkrankungen, Herzrhythmusstörungen, Herzfehler, kardiotoxische Medikamente

Symptome

- » Linksherzinsuffizienz (Blutrückstau in kleinen Kreislauf):
  - Ruhe- u. Belastungsdyspnoe, Orthopnoe (v. a. nachts), Zyanose
  - Stauungshusten (Sputum trocken o. rostbraun), Rasselgeräusche, Lungenödem
- » Rechtsherzinsuffizienz (Blutrückstau in großen Kreislauf): periphere Ödeme, Halsvenenstauung, Gewichtszunahme, Stauungsleber u. -gastritis, Aszites
- » Gemeinsame Symptome: Leistungsdefizit, Nykturie, Tachykardie, Herzvergrößerung, Pleuraerguss, Verwirrtheit (v. a. bei alten Menschen) auf Grund zerebraler Minderperfusion

Diagnostik

- Anamnese u. Inspektion (Dyspnoe? Stauungszeichen? Ödeme?)
- BNP-Spiegel (natriuretisches Peptid B)
- Lungenauskultation
- EKG, Rö-Thorax (z. B. Herzgröße?), Echo (z. B. Auswurfleistung?), Kardio-MRT, Koronarangio (Katheter)

Therapie

- Therapie der Grunderkrankung
- Therapie je nach akuter u. chronischer Herzinsuffizienz zu unterscheiden, Intensivmedizin
- Allg.:
  - Kardiovaskuläre Risikofaktoren minimieren, individuelles Bewegungsprogramm
  - Diät. Maßnahmen (kochsalzarm), Flüssigkeitsrestriktion (1,5–2 l tgl.), ggf. O_2-Gabe
- Medikamentös je nach Schweregrad NYHA I-IV: ACE-Hemmer, β-Blocker, Diuretika, Digitalis, Nitrate
- Invasiv: bei Dekompensation zur Überbrückung bis zur Herztransplantation [intraaortale Gegenpulsation/intraaortale Ballonpumpe (IABP), Herzunterstützungssystem/Ventricular Assist Devise (VAD)], terminales Stadium ggf. Herztransplantation

Erstmaßnahmen bei akuter Herzinsuffizienz mit Lungenödem oder Kreislaufschwäche

- Pat. beruhigen, Sicherheit vermitteln, bei Lungenödem: Herzbettlagerung (Oberkörper hoch, Beine tief)
- Arzt/Ärztin informieren
- Oberkörper tief lagern, wenn Kreislaufschwäche im Vordergrund: Bewusstlosigkeit oder Herz-Kreislaufstillstand
- Atemwege freihalten, ggf. endotracheale Absaugung
- O_2-Gabe 2–15 l/Min. (Nasensonde o. Maske)
- Vitalzeichenkontrolle
- Anlage eines i. v.-Zugangs
- ➤ Lungenödem, ➤ Schock, ➤ Herz-Kreislaufstillstand

Hinweise zur Physiotherapie

- Beobachtung und Kontrollen: Blutdruck, Puls, Atmung, Gewicht/Gewichtsverlauf, Unterschenkel-, Fußödeme
- Ernährungsberatung: Wunschkost, keine blähenden, fetten o. schwerverdaulichen Speisen, mehrere kleine Mahlzeiten, Kalorienreduzierung bei Übergewicht, individuelle Trinkmengenbeschränkung, ggf. Einfuhrbilanzierung
- Mobilität:
  - Bei Dekompensation: Bettruhe, die bei Besserung gelockert wird, Herzbettpositionierung; Unterstützung bei den Lebensaktivitäten, notwendige Prophylaxen durchführen
  - Bei Kompensation: Belastbarkeit und Mobilität langsam steigern
- Beratung: Gewicht reduzieren, regelm. Selbstkontrolle von Blutdruck und Puls, regelm. körperliche Betätigung

Besonderheiten beim Kind

- Ruhiger Umgang, evtl. Minimal Handling
- Versorgung dystropher, herzkranker Säuglinge mit Thermoregulationsstörungen im Wärmebett, bei Schwitzen im Kopfbereich häufiger Wäschewechsel
- Eltern anleiten in den korrekten Umgang
- Psychologische Unterstützung der Familie mit schwerkrankem Kind

Besonderheiten beim alten Menschen

- Bei bettlägerigen Pat. auf zunehmende Ödeme achten
- Geriatrische Pat. schätzen Beschwerden selbst oft falsch ein
- Dekubitusgefährdung v. a. an ödematösen Stellen
- Beine bei Prophylaxe venöser Thromboembolie nicht ausstreichen oder hochpositionieren (fördert Blutrückfluss zum Herzen)

Besondere Informationen

- Einteilung nach:
  - Lokalisation: Links-, Rechts- o. Globalinsuffizienz
  - Klin. Verlauf: chron. o. akut (akute Linksherzinsuffizienz ist Notfall)
  - Schweregrad: kompensiert o. dekompensiert
  - Stadieneinteilung nach NYHA I–IV
- Komplikationen:
  - Kardiogener Schock
  - Maligne Rhythmusstörungen
  - Lungenödem bei akutem Linksherzversagen
  - Thromboembolien
  - Globalinsuffizienz: kombinierte Rechts- und Linksherzinsuffizienz

Herz-Kreislauf-Stillstand

Plötzl. Stillstand von Herz- u. Kreislauffunktionen mit Reanimationspflichtigkeit.

Ursachen

- Hyperdyname Form (80 %):
  - Kammerflimmern o. -flattern
  - Pulslose ventrikuläre Tachykardie (VT)
- Hypodyname Form (20 %):
  - Asystolie
  - Pulslose elektrische Aktivität (PEA)
- Meist kardial (> 90 % der Fälle):
  - KHK/Myokardinfarkt (70 %)
  - Kardiomyopathien (10 %)
  - Myokarditis, angeborene Herzerkrankungen
- Schock unterschiedl. Ursache
- Hypoxie z. B. Aspiration, Intoxikation, Spannungspneumothorax
- Lungenembolie

Symptome

- » Bewusstlosigkeit
- » Atemstillstand
- » Kreislaufstillstand

Diagnostik

- Prüfen der Kreislauffunktionen:
  - Bewusstsein: keine Reaktion auf Ansprechen o. Schmerzreize
  - Atmung: keine Atembewegung sichtbar o. fühlbar
  - ACHTUNG: Bei keiner Atmung oder Schnappatmung kann auf Pulskontrolle verzichtet und direkt mit der Herzdruckmassage (HDM) begonnen werden
- Pupillenstatus: weite, reaktionslose Pupillen (bereits nach 2 Min.)

Therapie

Basismaßnahmen (Basic Life Support):

- Um Hilfe rufen!
- Atemwege freimachen
- Kardiopulmonale Reanimation (CPR): HDM/Beatmung = 30:2 (Frequenz 100–120 Kompressionen pro Min.)
  - Kinder 15:1
  - Neugeborene (bis 4 Wochen nach Entbindung) 3:1
- Ca. 5–6 cm Drucktiefe und immer vollständig Entlasten

Erweiterte Maßnahmen (Advanced Life Support):

- Kammerflattern, Kammerflimmern, pulslose ventrikuläre Tachykardie:
  - Defibrillation mit 150–360 J (geräteabhängig) bei biphasischen Geräten
  - Anschließend CPR für 2 Min., Rhythmuskontrolle

  - Bei Erfolglosigkeit erneute Defibrillation
  - Adrenalin: 1 mg mit 9 ml 0,9 % NaCl i. v. alle 3–5 Min.
  - Amiodaron 300 mg i. v. nach 3-maliger erfolgloser Defibrillation
  - Amiodaron 150 mg i. v. nach 5-maliger erfolgloser Defibrillation
  - Intubation, Beatmung
- Asystolie o. pulslose elektrische Aktivität, elektromechanische Entkopplung:
  - Kardiopulmonale Reanimation: HDM/Beatmung = 30:2
  - Alle 2 Minuten Rhythmuskontrolle
  - Adrenalin 1 mg alle 3–5 Min.
  - Evtl. Schrittmachertherapie bei vorhandenen P-Wellen (transthorakale Stimulation)
  - Bei V. a. Lungenembolie: Lysetherapie
- Pausen der HDM (etwa für die Intubation oder die Rhythmuskontrolle) IMMER unterhalb von 10 Sekunden halten! Bei längeren Pausen verschlechtert sich die Überlebenswahrscheinlichkeit drastisch
- Bei wieder erlangtem Kreislauf (ROSC = return of spontaneous circulation) nur einen Zyklus (2 min) weiter drücken, umgehende Aufnahme auf Intensivstation
- Bei ROSC: Pat. medikamentös abschirmen z. B. Midazolamgabe

Erstmaßnahmen Reanimation

- Notruf absetzen
- Beginn CPR bis zum Eintreffen des Arztes oder der Ärztin
- Wenn kein Beatmungsbeutel vorliegt und eine Mund-zu-Mund bzw. Mund-zu-Nase-Beatmung aus hygienischen Gründen nicht möglich ist, profitiert der Patient dennoch von einer kontinuierlichen und sorgfältigen Herzdruckmassage
- Mithilfe bei CPR u. medizinischer Therapie, Medikamentengabe nach AO
- Intensivüberwachung, Beatmung, Komplettmonitoring

Hinweise zur Physiotherapie

- Symptome deuten können
- Erstmaßnahmen Reanimation durchführen

Besonderheiten beim Kind

- Pediatric Basic Life Support:
  - Notruf absetzen
  - Atemwege freimachen
  - Beginn mit 5 initialen Beatmungen, da bei Kindern häufigste Ursache für Herzkreislaufstillstand die Hypoxie ist
  - danach CPR im Verhältnis 15:2 (Thoraxkompression/Beatmung)
- Besonderes Augenmerk auf die Angehörigenbetreuung während der Reanimation: Elternanwesenheit nach Möglichkeit zulassen und unterstützen
- Besondere Maßnahmen und spezieller Algorithmus zur Neugeborenenreanimation

Besonderheiten beim alten Menschen

Überprüfung: liegt Patientenverfügung vor

Besondere Informationen

- Komplikationen durch Reanimation: Frakturen (Rippen, Sternum) mit Verletzung von Herz, Lunge bzw. Leber-/Milzruptur
- Nach erfolgreicher Reanimation: tastbarer Karotispuls, Spontanatmung
- Evtl. Temperaturmanagement nach Reanimation (32–36 °C für 12–24 Std.), Fieber muss unbedingt vermieden werden

Herzrhythmusstörungen

Veränderungen der Herzfrequenz o. der Regelmäßigkeit des Herzschlags (Arrhythmie) aufgrund einer Störung der Erregungsbildung u./o. -leitung.

Ursachen

- Kardiale Ursachen:
  - KHK
  - Myokardinfarkt
  - Herzinsuffizienz
  - Hypertonie
  - Herzklappenfehler
  - Myokarditis
  - Kardiomyopathien
- Extrakardiale Ursachen, z. B.:
  - Elektrolytstörungen, Volumenbelastung des Herzens
  - Hormonelle Störungen (z. B. Hyperthyreose)
  - Körperl. u. seelische Belastungen
  - Medikamente
  - Fieber
  - Drogenkonsum, Alkohol, Koffein
  - Hypoxie
  - Hyperaktiver Karotissinus
  - Thoraxmagen/Zwerchfellhernie/Zwerchfellbruch
- Formen von Herzrhythmusstörungen bei:
  - Störung der Erregungsbildung, z. B. Bradykardie, Tachykardie, Extrasystolen, Sinusarrhythmie, Vorhofflimmern, Vorhofflattern, Kammerflattern, Kammerflimmern
  - Störung der Erregungsleitung, z. B. SA-Block, AV-Block, Schenkelblock

Symptome

- Leichte u. kurzzeitige Störungen oft symptomlos
- Herzklopfen u. Herzjagen, z. B. bei Tachykardie/Tachyarrhythmie
- Herzstolpern, z. B. bei Extrasystolen
- » Leistungsdefizit, Schwindel, Benommenheit, Sehstörungen, Synkopen
- » Angina pectoris, Zeichen der Herzinsuffizienz
- Gefahr des Hirninfarkts durch arterielle Embolien
- » Kardiogener Schock, plötzl. Herztod (z. B. bei Kammerflimmern o. Asystolie)
- » Funktioneller Herz-Kreislauf-Stillstand bei Kammerflimmern → führt ohne sofortige Reanimation u. Defibrillation zum Tod

Diagnostik

- Anamnese, Elektrolytkontrolle, Hormonstatus
- Ruhe-, Belastungs- u. Langzeit-EKG, ggf. EPU (intrakardiales EKG), ggf. Implantation eines Eventrecorders

Therapie

- Therapie der Grunderkrankung
- Je nach Art der Rhythmusstörung medikamentös mit:
  - Antiarrhythmika der Klasse I–IV (Natriumkanalblocker, β-Blocker, Kalium-

  kanalblocker, Kalziumantagonisten), Digitalispräparate
  - Parasympatholytika (z. B. Atropin), Sympathikomimetika (z. B. Adrenalin)
- Elektrotherapie, z. B. Herzschrittmacherimplantation, automatischer implantierbarer Kardiodefibrillator (AICD), Kardioversion, Defibrillation, Katheterablation

Hinweise zur Physiotherapie

- Im Akutstadium auf Intensivstation: Prophylaxen durchführen
- Vor, während und nach der Belastung: Blutdruck- und Pulskontrolle (1 Min. lang zählen), v. a. auf den Pulsrhythmus achten
- Niedriges bis mäßig dosiertes Ausdauertraining (z. B. Joggen, Walken, Radfahren, Ergometer)

Besonderheiten beim Kind

- Angst- und stressfreie Atmosphäre schaffen
- Beschäftigung, Ablenkung, Entspannungstechniken anbieten
- Bei Säuglingen Minimal Handling, Nestpositionierung, rasche Reaktion auf Unmut
- Beobachtung der Kreislaufstabilität (ausreichendes Herzzeitvolumen): Hautfarbe, periphere Durchblutung, Temperatur, Bewusstseinslage, RR, ZVD, Nierenfunktion

Besondere Informationen

- Es gibt zahlreiche verschiedene Arten von Herzrhythmusstörungen
- Einteilung nach:
  - Genese: Reizleitungsstörung o. -bildung
  - Frequenz: Bradykardie (> 60/Min.) o. Tachykardie (> 100/Min.)
  - Lokalisation: supraventrikulär o. ventrikulär
- Rhythmusstörungen können bei Gesunden vorkommen, harmlos o. lebensbedrohl. sein
- Ventrikuläre Tachykardien sind immer lebensbedrohlich
- Antiarrythmika können selbst Herzrhythmusstörungen hervorrufen, Nutzen gegen NW abwägen

Hiatushernie

Zwerchfellbruch mit Verlagerung von Bauchorganen (meist Magen) in den Thorax.

Ursachen

- Anlage- u. altersbedingte Bindegewebsschwäche
- Erhöhter Druck im Bauchraum, z. B. bei Schwangerschaft, Übergewicht, chron. Obstipation

Symptome

- Axiale Gleithernie: meist symptomlos (häufig Zufallsbefund), evtl. Refluxösophagitis
- Paraösophageale Hernie: je nach Schwere Völlegefühl, Schluckbeschwerden, Druckgefühl in Herzgegend, Dyspnoe; fast nie Refluxösophagitis

Diagnostik

- Endoskopie u. Ösophagusbreischluck in Kopftieflage

Therapie

- Axiale Hernien nur bei Refluxkrankheit behandlungsbedürftig
- Paraösophageale Hernien komplikationsträchtig, daher auch bei asymptomatischem Verlauf operative Therapie (transabdominale Gastropexie)

Hinweise zur Physiotherapie

- Allg. postop. Maßnahmen: Prophylaxen durchführen
- Ernährungsberatung (bei Reflux): z. B. auslösende Getränke oder Speisen vermeiden, kleine Mahlzeiten

Besondere Informationen

- Axiale Gleithernie (80–90 %): oberer Teil des Magens in Brustraum verlagert
- Paraösophageale Hernie: Teile des Magens o. tiefer gelegener Bauchorgane neben Ösophagus in Bauchraum verschoben
- Paraösophageale Hernie komplikationsreich:
  - Ulzera, Einklemmung des Magens mit Strangulation der Blutzufuhr
  - Magenvolvulus, Einklemmung des Ösophagus
  - Upside-Down-Stomach (gesamter Magen in Brustraum verlagert)

Hirntumor

Intrakranielle Tumoren.

Ursachen

- Primäre Tumoren: entstehen aus unbekannter Ursache aus Gehirngewebe o. seinen Hüllen
- Sekundäre Tumoren: Metastasen von Tumoren außerhalb des Gehirns

Symptome

- Klin. Bild sehr variabel
- ❯ Kopfschmerzen, insbesondere neu auftretend z. B. nachts o. am frühen Morgen (mit Verschlechterung im Liegen und spontaner Besserung tagsüber), Konzentrationsstörungen, bei Blutungen ➢ Schlaganfall
- ❯ Symptome einer intrakraniellen Hirndrucksteigerung (durch Tumor o. umgebendes Hirnödem)
- ❯ Neurolog. Symptomatik durch Lokalisation u. Tumorgröße bestimmt, z. B.:
  - Tumoren im Frontallappen: Lähmungen, Verhaltensänderung, motorische Aphasie, Inkontinenz
  - Tumoren im Scheitellappen: v. a. Sensibilitäts- u. Werkzeugstörungen (Agrafie, Alexie u. a.)
  - Tumoren der Hypophyse: z. B. Gesichtsfeldausfälle, endokrine Störungen
- Zerebrale Krampfanfälle (⅓ aller Tumoren)

Diagnostik

- Anamnese, körperl. Untersuchung
- CT, MRT, EEG, ggf. Angio
- Lumbalpunktion zur Liquordiagnostik nach Hirndruckausschluss
- Tumormarker im Blut, ggf. Biopsie
- Bei V. a. Gehirnmetastasen Suche nach Primärtumor

Therapie

- Entfernung o. Verkleinerung des Tumors durch OP, Strahlen- o. Chemotherapie
- Operative Entfernung meist Therapie der Wahl, je nach Ausbreitung ggf. nur mikrochirurg. Teilentfernung mögl.
- Bei Inoperabilität: symptomatische Therapie des Hirndrucks, medikamentöse Unterdrückung zerebraler Krampfanfälle

Hinweise zur Physiotherapie

- Red-Flag-Hinweise deuten können
- Postop. intensivmedizinische Betreuung: Prophylaxen durchführen, Vitalzeichen, Pupillen, Bewusstseinslage; auf Symptome/neurologische Auffälligkeiten achten als Zeichen von Blutungen, zerebralen Ischämien, postop. Hirnödem

- Übernahme, Unterstützung bei den Lebensaktivitäten, ggf. Bobath-Konzept
- Prinzipien der palliativen Maßnahmen im Endstadium

Besonderheiten beim Kind

- Onkologische Erkrankungen im Kindesalter bringen hohe Belastung für das familiäre Umfeld mit sich: professionelle Unterstützung von Eltern und Geschwisterkindern
- Informationsbedarf des Kindes erfassen, alters- und situationsangemessene Erklärungen geben, Gesprächsbereitschaft signalisieren
- Über Nachsorge zur Erkennung, Vermeidung und Behandlung von Spätfolgen der Therapie informieren

Besondere Informationen

- Gehirn hat im festen knöchernen Schädel kaum Ausweichmöglichkeiten → auch benigne Tumoren können durch Raumforderung zu schwersten Beeinträchtigungen führen
- Einteilung nach Lokalisation, Histologie, Malignität:
  - Häufige benigne Tumoren, z. B. Astrozytome Grad I–II, Meningeome, Hypophysenadenom
  - Häufige maligne Tumoren, z. B. Astrozytome Grad III–IV, Medulloblastom, Lymphom, Metastasen (schlechte Prognose)
- Ins Gehirn metastasieren bevorzugt Bronchial-, Mamma-, Nierenzellkarzinom, Tumoren des Magen-Darm-Trakts
- Prognose abhängig von histolog. Gewebediagnose u. Tumorlokalisation
- Bei Kindern zweithäufigste bösartige Erkrankung
- Einteilung der Hirntumoren und ihre Lokalisation:
  - Gliom (z. B. Astrozytom, Glioblastom): 50 % aller Hirntumoren, geht vom Stützgewebe (Glia) des ZNS aus
  - Medulloblastom: häufigster Tumor im Kindesalter; entsteht aus unreifen Zellen des Kleinhirns; bösartig, aber bei Früherkennung 50-prozentige Heilungschance
  - Meningeom: geht von Zellen der Hirnhäute aus und wächst meist langsam; tritt v. a. bei Erwachsene mittleren und höheren Alters auf; 85 % sind gutartig und durch OP heilbar
  - Neurinom: entsteht aus markscheidenbildenden Zellen der Hirn- und Rückenmarksnerven (v. a. des N. vestibulocochlearis); gute Prognose
  - Lymphom: gehäuftes Auftreten bei Pat. mit Immunschwäche
  - Hypophysenadenom: unkontrollierte Hormonbildung
  - Hirnmetastasen (v. a. Mamma-, Bronchial-, Nierenkarzinom): machen im höheren Lebensalter 30–40 % aller Malignitäten im Gehirn aus; können u. U. Symptome auslösen

Hodentorsion

Akute Drehung von Hoden u. Samenstrang um die Längsachse mit Abschnürung der Blutversorgung; syn. Samenstrangtorsion.

Ursachen

- Abnorme Beweglichkeit des Hodens innerhalb seiner Hüllen u. Aufhängung

Symptome

- » Akuter, heftig ziehender Schmerz im Hoden, Unterbauch u. in Leiste
- » Skrotum geschwollen u. äußerst druckschmerzhaft, betroffener Hoden steht höher
- » Übelkeit, Erbrechen, Schweißausbruch

Diagnostik

- Anamnese, klin. Bild, Prehnzeichen negativ, Doppler-Sonografie
- Prehnzeichen negativ
  - Durchführung des Tests: Untersuchender hebt betroffenen Hoden bei entspannt liegendem Pat. an
  - Nehmen Schmerzen ab → positives Prehnzeichen, das auf Orchitis oder Epididymitis hinweist
  - Nehmen Schmerzen zu oder bleiben gleich → negatives Prehnzeichen, das Hodentorsion anzeigt
- DD: Epididymitis, Orchitis

Therapie

- Hodentorsion = hochakutes Krankheitsbild → organerhaltende OP nur innerhalb von 6 Std. mögl.
- Operative Detorsion meist mit Fixierung beider Hoden im Hodensack (Orchidopexie)
- Bei Infarzierung Hodenentfernung u. Fixierung des gesunden Hodens

Hinweise zur Physiotherapie

- Symptome deuten können (z. B. Schmerzen in der Leiste als referred pain)
- Postop.: Hodensack muss auf Oberschenkelniveau positioniert werden, Prophylaxen durchführen

Besondere Informationen

- Hodentorsion kann ein- o. beidseitig auftreten
- Betroffen sind v. a. Säuglinge, Jugendl. u. junge Männer
- Ein gesunder Hoden ist für Zeugungsfähigkeit u. Produktion männl. Hormone ausreichend
- Im Gegensatz zur Epididymitis besteht kein Fieber, keine Entzündungszeichen, Prehnzeichen bei Epididymitis meist positiv
- Komplikation: Hodennekrose durch Unterbrechung der Durchblutung

Hodenkarzinom

Meist von den Keimzellen ausgehende, bösartige Tumoren des Hodens.

Ursachen

- Ursache unbekannt
- Risikofaktoren:
  - Hodenretention
  - Positive Familienanamnese
  - Operative Verlagerung des Hodens im Kindesalter
  - Hodenhochstand
  - HIV-infektion

Symptome

- » Langsam entstehende schmerzlose Hodenvergrößerung u. Schweregefühl
- » Derber, meist nicht druckschmerzhafter Knoten

Diagnostik

- Häufig Zufallsbefund im fortgeschrittenen Stadium
- Anamnese, Inspektion, Palpation, Diaphanoskopie (Durchleuchtung des Hodensacks), Hoden-Sono
- Blut: Entzündungszeichen, Tumormarker (β-HCG, AFP, PLAP, LDH)
- Metastasensuche: Sono, Rö-Thorax, CT/MRT, Skelettszintigrafie

Therapie

- Operative Entfernung von Tumor u. betroffenem Hoden (Orchiektomie, auch Semikastration)
- Weitere Behandlung je nach histolog. Befund u. Stadium: Bestrahlung u./o. LK-Entfernung, Chemotherapie z. B. beim Nichtseminom
- Präop. Konservierung von Sperma o. Hodengewebe mögl.

Hinweise zur Physiotherapie

- Allgemeine postop. Maßnahmen: Durchführung der Prophylaxen
- einfühlsamer Umgang mit Schamgefühlen

Besondere Informationen

- Nur 5 % aller Hodentumoren sind gutartig, z. B. Fibrome, Adenome
- Altersgipfel 20.–40. Lj.
- Einteilung der Tumoren nach ihrem Ausgangsgewebe:
  - Zu 90 % vom Keimgewebe ausgehend, z. B. Seminom, embryonales Karzinom
  - Vom Stützgewebe ausgehend, z. B. Leydig- o. Sertoli-Zelltumoren

Hodgkin-Lymphom

Bösartige Erkrankung des lymphatischen Systems; syn. Lymphgranulomatose, Morbus Hodgkin.

Ursachen

- Ursache ist unbekannt, vermutl. mit Epstein-Barr-Virus assoziiert, evtl. HIV assoziiert
- Nach immunsuppressiven Therapien (z. B. Transplantation)
- Evtl. toxische Substanzen in Umwelt

Symptome

- » Schmerzlose Vergrößerung der Lymphknoten (LK), meist am Hals, in Achseln o. Leisten
- Je nach Stadium (I–IV) Befall einzelner o. mehrerer LK-Regionen u. extralymphatischer Organe
- » In Stadium (IV) diffuser Befall extralymphatischer Organe mit o. ohne LK-Befall: Haut, Leber, Lunge, Knochenmark, Pleura, Milz
- » Entweder mit o. ohne sog. B-Symptome: Fieber, Gewichtsverlust, Nachtschweiß

Diagnostik

- Histolog. Untersuchung eines betroffenen LK
- Zur Beurteilung des Krankheitsstadiums: CT, Rö, Skelettszintigrafie, Knochenmarkbiopsie, Sono, Labor
- Bei Kinderwunsch Kryokonservierung von Spermien/Eizellen

Therapie

- Je nach Stadium Chemotherapie o. kombinierte Radiochemotherapie
- Regelm. Verlaufskontrollen erforderl. (Rezidive häufig)
- Bei Rezidiven Hochdosis-Chemotherapie mit nachfolgender Knochenmark- bzw. Stammzelltransplantation

Hinweise zur Physiotherapie

- Pat. bedürfen besondere psychische Zuwendung
- Prophylaxen durchführen
- Im Endstadium Prinzipien der palliativen Maßnahmen

Besonderheiten beim Kind

- Besonderheiten onkologische Therapie in der Pädiatrie beachten
- Psychosoziale Nachbetreuung der ganzen Familie zur Bewältigung der Belastungen
- Informieren zu Langzeitfolgen der Therapie und Langzeitnachsorge

- Morbus Hodgkin im Kindes- und Jugendalter eine der am besten behandelbaren bösartigen Erkrankungen

Besondere Informationen

- Stadieneinteilung nach Ann-Arbor

Hörstörungen

Störungen des Hörvermögens multipler Ursachen.

Ursachen

- Angeborene Hörstörung (Gendefekt, intrauterine Infektion)
- Infektionen: Meningitis, Otitis media/interna, Mumps, Masern, Typhus, Tuberkulose, Herpes
- Hörsturz: wahrscheinl. Durchblutungsstörungen im Innenohr, weitere mögl. Ursachen: Stress, Autoimmunerkrankungen
- Tinnitus: Durchblutungsstörungen der kleinsten Innenohrgefäße, häufig bleibt Ursache unklar
- Presbyakusis: Hörminderung im Alter
- Traumen: Explosion, Schädeltrauma
- Intoxikation: Medikamentös
- Tumoren: z. B. Akustikusneuronim
- Morbus Menière

Symptome

- » Hörsturz: plötzl. einsetzende Schwerhörigkeit unterschiedl. Grades (geringgradig bis zur Taubheit), Druckgefühl u. Tinnitus oft Vorboten
- » Tinnitus: Brummen, Summen, Knacken, Pfeifen, Zischen, Klingeln, kontinuierl., intermittierend, an- o. abschwellend, evtl. Hörminderung, Drehschwindel
- Presbyakusis: im Alter zunehmende Hörschwäche, v. a. für hohe Töne

Diagnostik

- Anamnese, HNO-ärztliche Untersuchung, Otoskopie, Tonschwellenaudiogramm
- ggf. Bildgebung

Therapie

- Je nach Ursache kausale Therapie
- Hörgerätanpassung, ggf. Cochlea-Implantate
- Hörsturz: körperl. Schonung, ruhige Atmosphäre schaffen, Stressabbau, Entspannungstechniken
- Akuter Tinnitus: Ruhe, Glukokortikoid, durchblutungsfördernde Medikamente, kausale Therapie
- Chron. Tinnitus: Pat. muss lernen, mit Ohrgeräusch zu leben; Versuch, das Gehör gegenüber Tinnitus zu desensibilisieren
- Morbus Menière: Akutphase, stationäre Aufnahme, durchblutungsfördernde Substanzen, physiotherapeutisches Schwindeltraining, Entspannungstechniken

- Knalltrauma: meiden von weiterem Lärm, ruhige Umgebung schaffen, Therapieversuch mit Hydroxyethylstärke (HAES) und Procain
- Tumoren: je nach Tumorart/-größe operative Sanierung, geht meist einher mit dauerhaftem Hörverlust auf betroffener Seite

Hinweise zur Physiotherapie

- Angepasstes Schwindeltraining
- Ggf. Kommunikation über Bildtafeln/Schreiben, Blickkontakt suchen
- Geduld und Verständnis den Pat. entgegenbringen

Besondere Informationen

- Schambehaftet, oft geben Pat. nicht zu, nichts verstanden zu haben; bei sicherheitsrelevanten Informationen (z. B. Tabletteneinnahme) stets rückversichern, dass Inhalt verstanden wurde

Hydrozephalus

Patholog. Erweiterung der Liquorräume.

Ursachen

- Angeboren/erworben
- Ungleichgewicht zwischen Liquorsekretion u. -resorption
- Verschlusshydrozephalus: Blockade des Liquorabflusses, z. B. durch Tumoren, Verwachsungen
- Hydrozephalus malresorptivus: behinderte Liquorresorption, z. B. nach Meningitis
- Hydrozephalus hypersecretorius: vermehrte Liquorproduktion, z. B. Plexuspapillom
- Normaldruckhydrozephalus: chron. verzögerte Liquorresorption ohne Drucksteigerung zumeist im Alter
- Hydrozephalus ex vacuo: Gehirngewebeatrophie zugunsten der Liquorräume im Alter, kein Therapiebedarf

Symptome

- Abhängig vom Lebensalter:
  - » Säuglinge: vorgewölbte Fontanellen u. Stirn, großer Kopf, gestaute Schädelvenen, durch Blicklähmung nach unten gerichtete Pupillen (sog. Sonnenuntergangsphänomen), Spastik, Unruhe, epileptische Anfälle
  - » Nach Schluss der Schädelnähte (ca. ab 3. Lj.): Zeichen der chron. Hirndrucksteigerung, z. B. Kopfschmerzen, Sehstörungen, psychische Veränderungen, Übelkeit, zerebrale Krampfanfälle, Bewusstseinstrübung bis hin zum Koma
  - » Typisches Bild bei Normaldruckhydrozephalus: Gangstörung, rasch fortschreitendes dementielles Syndrom, Harninkontinenz
- Gefahr der lebensgefährl. Einklemmung von Hirngewebe in Tentoriumschlitz o. Foramen magnum

Diagnostik

- Schädel-Sono (bei noch offenen Schädelnähten), CT, MRT

Therapie

- Akute Hirndruckzeichen → Intensivstation mit ggf. invasiver Hirndruckmessung zur Verlaufskontrolle
- Kausale Therapie, z. B. Tumorentfernung
- Liquorableitung zur Druckentlastung durch:
  - Shuntanlage, z. B. in Bauchhöhle (ventrikuloperitoneal) o. rechten Vorhof (ventrikuloatrial)

  - Bei Verschlusshydrozephalus endoskopische Ventrikulostomie: Schaffung eines Umgehungskreislaufs, z. B. vom Ventrikel zur basalen Zisterne
  - Akut auch über externe Ventrikeldrainage mögl.

Hinweise zur Physiotherapie

- Lagerung zur Senkung des Hirndrucks: Hochpositionierung von Kopf u. Oberkörper um 15–30°, seitl. Abknicken des Kopfs vermeiden
- Beobachtung auf Zeichen der Hirndruckerhöhung: zunehmende Kopfschmerzen, Schwindel, Übelkeit/Erbrechen, Unruhe und Verwirrtheit o. Antriebslosigkeit, psychische Veränderungen und Bewusstseinsveränderung bis zur Bewusstlosigkeit, motorische Störungen, Hypertonie und Druckpuls, Atemstörung, Pupillenveränderung
- Physiotherapeutische Maßnahmen abhängig von Grunderkrankung u. bestehender Symptomatik (z. B. Gleichgewichtstraining, Elemente aus Bobath-Konzept)
- Eltern o. Bezugspersonen einbeziehen

Besonderheiten beim Kind

- Tägliche Kopfumfangsmessung zirkulär und von Ohr zu Ohr, Werte graphisch darstellen, Beobachtung der Fontanelle
- Dekubitusprophylaxe am Kopf durch Weichpositionierung, gute Beobachtung auf Druckstellen
- Eltern gut anleiten im Erkennen von Hirndruckzeichen und neurologischen Auffälligkeiten des Kindes, gezielte Förderung zum Ausgleich von Entwicklungsrückständen

Besondere Informationen

- Prognose abhängig von Grunderkrankung, spätere Behinderung häufig bei angeborenen Formen
- Hohe Komplikationsrate von Shuntsystemen: Verschluss von Katheter u. Ventilen, Diskonnektion an vielen Stellen mögl., Abstoßung u. Infektion des Systems

Hyperaldosteronismus

Beim Hyperaldosteronismus produziert die Nebennierenrinde (NNR) vermehrt Mineralokortikoide, v. a. Aldosteron.

Ursachen

- Primäre Form (Conn-Syndrom):
  - Gutartiges Adenom der NNR
  - Beidseitige idiopathische Nebennierenrindenhyperplasie
  - NNR-Karzinom
- Sekundäre Form: erhöhte Aldosteronsekretion durch RAAS-Aktivierung (Aktivierung des Renin-Angiotensin-Aldosteron-Systems), z. B. bei Nierenarterienstenose, Herzinsuffizienz, Leberinsuffizienz

Symptome

- Leitsymptom: Hypertonie mit all ihren Folgen (teilweise hohe diastolische Werte > 110 mmHg)
- Kopfschmerzen, Müdigkeit, Muskelschwäche
- Symptome der Hypokaliämie, z. B. Obstipation
- Symptome der metabolischen Alkalose, z. B. Parästhesien
- Sekundäre Form: Ödeme, Aszites

Diagnostik

- Labor: Kalium ↓, BGA zeigt metabolische Alkalose
- Beim Conn-Syndrom Renin ↓, bei sekundärer Form Renin ↑
- Diagnostik eines Adenoms der NNR durch: Sono, CT, MRT, Szintigrafie

Therapie

- Bei Adenom der NNR: operative Entfernung der NNR
- Bei Nebennierenrindenhyperplasie: konservative Therapie mit Aldosteronantagonisten (z. B. Spironolacton) u. Antihypertensiva
- Bei sekundärer Form: Behandlung der Grunderkrankung

Hinweise zur Physiotherapie

- Symptome deuten können
- Ernährungsberatung: Kochsalzarme, kaliumreiche Kost
- Während physiotherapeutischer Maßnahmen: RR-Kontrolle

Besondere Informationen

- Prognose abhängig von Grunderkrankung
- Nach operat. Entfernung des Adenoms meist Normalisierung von Hypertonie u. Hypokaliämie

Hyperparathyreoidismus

Überfunktion der Nebenschilddrüsen mit vermehrter Bildung von Parathormon (PTH).

Ursachen

- Primär: Nebenschilddrüsenadenom (90 %), Nebenschilddrüsenhyperplasie (10 %), unter 1 % durch Karzinom der Epithelkörperchen
- Sekundär: Kalziumspiegel ↓ im Blut (z. B. Störung des Vitamin-D-Haushalts aufgrund chron. Nierenerkrankung oder Leberzirrhose, Malabsorption, zu wenig Sonnenexposition)
- Tertiär: lange Zeit bestehender sekundärer Hyperparathyreoidismus mit Hyperkalziämie bei Entkopplung von Regelkreisläufen des Kalzium-Haushalts

Symptome

- 80 % asymptomatisch
- Bei sek. Hyperp.: Hyperkalzämie, oft Zufallsbefund
- Weichteilverkalkungen u. wiederholte Nierensteine mit Koliken
- Knochen- u. Gliederschmerzen
- Obstipation u. Magenbeschwerden, Magengeschwür
- Psychische Veränderungen, Müdigkeit, Muskelschwäche

Diagnostik

- Blut: PTH ↑, Kalzium ↑, Phosphat ↓
- Rö-Aufnahmen des Skelettsystems, Sono, CT, MRT

Therapie

- Bei leichtem Verlauf (normale Nierenfunktion u. Knochendichte) abwartendes Vorgehen
- Bei älteren o. inoperablen Pat. symptomatische Behandlung: ausreichende Flüssigkeitszufuhr, kalziumarme Ernährung, orale Gabe von Phosphaten, intermittierend auch Bisphosphonate
- Operative Entfernung der Adenome; sind alle Epithelkörperchen betroffen, werden alle entfernt u. ein kleiner Rest in die Muskulatur am Unterarm bzw. den M. sternocleidomastoideus eingepflanzt (bei Zweit-OP besser zugängl.)
- Präop. muss erhöhter Kalziumspiegel medikamentös gesenkt werden

Hinweise zur Physiotherapie

- Allg. postop. Maßnahmen: Prophylaxen durchführen
- Beobachtung auf Zeichen einer hyperkalzämischen Krise: massive Polyurie, Polydipsie, Erbrechen, Exsikkose, Fieber und Bewusstseinseintrübung

Besondere Informationen

- Akute Komplikation: hyperkalzämische Krise mit zunehmenden psychischen Störungen bis hin zum Koma (= lebensbedrohl. Notfall)

Hyperthyreose

Überproduktion von SD-Hormonen; syn. SD-Überfunktion.

Ursachen

- Schilddrüsen (SD)-Autonomie
- Morbus Basedow
- Selten: Thyreoiditis, SD-Karzinom, Schwangerschaft

Symptome

- » Struma, Unruhe, feinschlägiger Tremor, Schlaflosigkeit, Wärmeintoleranz, Schweißneigung
- Psyche: leicht reizbar, labil, depressiv
- » Tachykardie, Herzrhythmusstörungen, hohe RR-Amp.
- » Gewichtsverlust bei reichl. Nahrungsaufnahme durch gesteigerten Energiebedarf
- Haut erwärmt, gerötet, feucht; Haar dünn u. weich
- Muskelschwäche
- Erhöhte Stuhlfrequenz
- » Thyreotoxische Krise spontan o. nach Gabe jodhaltiger Arznei- o. Kontrastmittel: hochgradige Tachykardie, Vorhofflimmern, Fieber bis 41 °C, Erbrechen, Erregung, später Somnolenz, Koma, Kreislaufversagen → sofortige Notfalltherapie einleiten (Letalität 30–50 %)

Diagnostik

- Bestimmung der SD-Hormone im Blut: fT_3 ↑, fT_4 ↑, TSH ↓
- Bei V. a. Morbus Basedow Auto-AK-Suche (TRAK)
- Sono: Größe, Ausdehnung, Entzündung, Knoten?
- Szintigrafie erfasst autonome SD-Bezirke

Therapie

- Medikamentös: orale Thyreostatika zur Hemmung der Hormonproduktion
- Operativ: subtotale Strumaresektion bzw. Adenomentfernung, z. B. bei großen Strumen mit Verdrängungssymptomen, SD-Funktion vor OP medikamentös normalisieren
- Radiojodtherapie bei kleineren Strumen, Morbus Basedow o. Inoperabilität

Hinweise zur Physiotherapie

- Ruhige Umgebung schaffen, kühlere Raumtemperatur
- Allg. postop. Maßnahmen: Prophylaxen durchführen
- Postop.: Pat. halbsitzend positionieren, dadurch besserer Abfluss von Wundödemen

u. -sekret; Hals durch kleines Kissen unterstützen, keine ruckartigen Kopfbewegungen, Beobachtung auf Halsumfangszunahme (Nachblutung) und Funktionsfähigkeit des N. recurrens (Stimmfähigkeit) kontrollieren

- Auf Schluckbeschwerden und Aspirationsgefahr achten

Besonderheiten beim alten Menschen

Oft symptomarmer Verlauf

Besondere Informationen

- Keine Selbstmedikation, Medikamente können in Wirkungsprozess der SD-Medikation eingreifen

Hypertonie

Dauerhafte, situationsunabhängige Erhöhung des arteriellen Blutdrucks ≥ 140/90 mmHg; syn. Bluthochdruck, Hypertonus.

Ursachen

- Primäre (essenzielle) Hypertonie (90 %): unbekannte Ursache; häufig genetisch bedingt; begünstigt durch Stress, Rauchen, Übergewicht u. salzreiche Kost
- Sekundäre Hypertonie (10 %): Folge einer Grunderkrankung, z. B. renale (z. B. Nierenarterienstenose), endokrine, neurogene, vaskuläre Erkrankungen; Schlafapnoe-Syndrom; Medikamente; Schwangerschaft
- Arterielle Hypertonie: Hochdruck in Arterien des Körperkreislaufs; im tgl. Sprachgebrauch ist mit Hypertonie o. Bluthochdruck i. d. R. die arterielle Hypertonie gemeint
- Pulmonal-arterielle Hypertonie (pulmonale Hypertonie): hoher Blutdruck im Lungenkreislauf, in den Arterien vom Herz zu den Lungenflügeln
- Portale Hypertension: erhöhter Druck in der Pfortader
- Pathogenese: Blutdruck = HZV × Gefäßwiderstand

Symptome

- Häufig asymptomatisch u. Zufallsbefund
- » Kopfschmerzen, Schwindel, Ohrensausen, Nasenbluten
- » Insbesondere bei Belastung: Herzklopfen, Dyspnoe, Schwindel, Schweißausbruch
- » Hypertensive Krise: krisenhafter RR-Anstieg ≥ 230/120 mmHg ohne Hinweis auf akute Organschäden, kann in lebensbedrohl. hypertensiven Notfall übergehen
- » Hypertensiver Notfall: RR ≥ 230/120 mmHg mit zusätzl. Organschäden
- » Nierenarterienstenose: ggf. Stenosegeräusch über Bauchnabel

Diagnostik

- RR-Messungen: RR-Tagesprofil, 24-Std.-RR-Messung (Messungen anfangs beidseits, später immer am Arm mit höheren Werten)
- Augenärztl. Untersuchung mit Spiegelung des Augenhintergrunds
- Abklärung mögl. Grund- u. Folgeerkrankungen, z. B. Blut- u. Urinuntersuchungen, Hormonanalysen, EKG, Echo, CT, Doppler- u. Duplexsono, Nieren-Sono, Nierenszintigrafie
- Primäre essentielle Hypertonie ist eine Ausschlussdiagnose, sekundäre Formen müssen bei Erstdiagnose ausgeschlossen werden.

Therapie

- Risikofaktoren minimieren
- Bei sekundärer Hypertonie Therapie der Grunderkrankung, z. B. bei Nierenarterienstenose Aufdehnung der Stenose durch PTCA, ggf. Stenteinlage; operative Gefäßrekonstruktion
- Medikamentös: Diuretika, β-Blocker, ACE-Hemmer, Angiotensin II-Antagonisten, Kalziumantagonisten

Erstmaßnahmen bei hypertensivem Notfall

- Sofort Arzt/Ärztin benachrichtigen
- Bettruhe, Pat. beruhigen, leichte Oberkörperhochlagerung
- Vitalzeichenkontrolle, O_2-Gabe (2–4 l/Min.), RR engmaschig kontrollieren
- Medikamentengabe nach AO, z. B. Nitroglyzerin (Spray, Zerbeißkapsel)

Hinweise zur Physiotherapie

- Pat. zu gesundheitsfördernden Maßnahmen beraten, z. B. leichte, salz- und fettarme Ernährung, Gewichtsreduktion, Nikotinverzicht, Stressabbau, sportl. Betätigung (Ausdauertraining)
- Pat. zur Blutdruckselbstkontrolle anleiten
- Während physiotherapeutischer Maßnahmen: RR-Kontrolle

Besonderheiten beim alten Menschen

Spray bevorzugen (Zerbeißkapsel kontraindiziert bei Schluckstörungen)

Besondere Informationen

- Nach Definition der WHO gilt ein systolischer Blutdruck höher als 140 mmHg o. ein diastolischer Blutdruck größer als 90 mmHg als Hypertonie
- Es wird zwischen optimalem, normalem, hoch-normalem Blutdruck u. verschiedenen Schweregraden (Stufe 1–3) und einer isolierten, systolischen Hypertonie unterschieden
- Komplikationen: Endorganschäden an Gefäßen, Augen, Herz, Nieren, Gehirn
- Nierenarterienstenosen sind für 1–5 % aller Hypertonien verantwortl.
- Praxishochdruck („Weißkittel-Hypertonie"): nur in medizinischer Umgebung hohe Werte, Selbstmessungen zuhause zeigen Normwerte – nach Ausschluss von Fehlmessungen zuhause keine weitere Therapie nötig

Hypoparathyreoidismus

Unterfunktion der Nebenschilddrüsen mit Parathormon-Mangel.

Ursachen

- Meist nach SD-OP mit Schädigung o. versehentl. Entfernung der Nebenschilddrüsen → Serumkalziumspiegel ↓
- Selten idiopathisch, autoimmun, aplastisch

Symptome

- Zeichen eines Kalziummangels: Übererregbarkeit von Nerven u. Muskulatur → gesteigerte Reflexe, Tetanie, Parästhesien, Pfötchenstellung der Hände
- Spätsymptome:
  - Haar- u. Nagelwuchsstörungen
  - Katarakt
  - Stammganglienverkalkung
  - Osteosklerose
  - Depressive Verstimmung
  - Herzrhythmusstörungen

Diagnostik

- Blut: PTH ↓, Kalzium ↓, Phosphat ↑, Magnesium ↓
- Abklärung mögl. Spätsymptome: Rö, CT, EKG, augenärztl. Untersuchung
- Urinuntersuchung: Calcium ↓, Phosphat ↓

Therapie

- Dauermedikation: Kalziumzufuhr u. Vitamin-D-Präparate
- Akuttherapie bei tetanischen Anfällen: Kalziumglukonatlösung i. v. (langsam applizieren)

Hinweise zur Physiotherapie

- Symptome deuten können
- Beobachtung auf Zeichen einer Hypokalzämie: Parästhesien, Muskelkrämpfe, psychische Veränderungen

Besondere Informationen

- Spätfolgen wie Katarakt u. Gefäßverkalkungen sind irreversibel
- Pat. mit Digitalis-Präparaten in Eigenmedikation kein Kalzium empfehlen

Hypothyreose

Mangel an SD-Hormonen; syn. SD-Unterfunktion.

Ursachen

- Primäre Hypothyreose: Störung liegt in SD, z. B. autoimmun (Hashimoto-Thyreoiditis), iatrogen (Bestrahlung, Operation), Medikamentennebenwirkung (Amiodaron)
- Sekundäre Hypothyreose v. a. infolge einer Hypophysenvorderlappeninsuffizienz,
- Tertiäre Hypothyreose: Hpothalamusdefekt
- Angeboren Hypothyreose (durch Neugeborenen-Screening sehr selten geworden)

Symptome

- ❯ Antriebsarmut, Müdigkeit
- Bradykardie, ❯ Herzinsuffizienz
- Haut: kühl, blass, trocken, teigig infiltriert; Haare: trocken, brüchig
- Raue u. heisere Stimme
- Kälteempfindlichkeit
- ❯ Appetitlosigkeit, Gewichtszunahme, Obstipation
- Später: Zyklusstörungen, Infertilität
- Bei Kindern bleibt ❯ körperl. u. geistige Entwicklung zurück
- ❯ Hypothyreotisches Koma (Myxödem-Koma): verstärkte Hypothyreose-Symptome mit Bewusstseinstrübung, Krampfanfällen, Atemstörungen, Hypothermie u. Elektrolytentgleisungen, Bradykardien → Therapie auf Intensivstation (hohe Letalität, da oft verkannt)

Diagnostik

- SD-Hormone im Blut: fT_3 ↓, fT_4 ↓, TSH ↓ (bei primärer Form: TSH ↑)
- Bei V. a. Hashimoto-Immunthyreoiditis Auto-AK-Suche
- Sono, ggf. Szintigrafie

Therapie

- Dauersubstitution mit SD-Hormonen (L-Thyroxin), besonders bei Herzkranken Beginn mit niedriger Dosis u. vorsichtiger Steigerung

Hinweise zur Physiotherapie

- Zu Beginn der Therapie: regelm. Vitalzeichen- u. EKG-Kontrollen

- Eigenaktivität der Pat. fördern, höheren Zeitbedarf beachten
- Für warme Räume sorgen

Besonderheiten beim Kind

Auf zeitgerechte (3.–10. Lebenstag) Durchführung des Stoffwechselscreenings beim Neugeborenen achten

Besondere Informationen

- Wird oft als Altersdepression verkannt

Hypotonie

Chron. o. chron.-rezid. Blutdruckwerte ≤ 100 mmHg.

Ursachen

- Primäre (essenzielle) Hypotonie: unbekannte Ursache, kein Krankheitswert
- Sekundäre Hypotonie:
  - Medikamente
  - Folge einer Grunderkrankung, z. B. Herzkrankheiten, endokrine Störungen
  - Hypovolämie
  - Immobilisation
- Orthostatische Hypotonie (RR ↓ beim Wechsel vom Liegen zum Stehen): Störung der Kreislaufregulation

Symptome

- » Leistungsdefizit, rasche Ermüdbarkeit
- Depressive Verstimmungen
- Schlafstörungen
- Kalte Hände u. Füße, Frösteln
- Stiche in Herzgegend
- » Schwindel, Schwarzwerden vor Augen (v. a. beim Aufstehen), Synkopen

Diagnostik

- RR-Messungen an Armen u. Beinen
- Schellong-Test
- Abklärung mögl. Grunderkrankungen u. Medikamenten-NW

Therapie

- Grunderkrankung behandeln
- Bei primärer: Kreislauftraining

Erstmaßnahmen bei akutem Kollaps

- Arzt/Ärztin benachrichtigen
- Bettruhe, Pat. beruhigen, Beinhochlagerung
- Vitalzeichenkontrolle, O_2-Gabe (2–15 l/Min.)
- Stabile Seitenlage bei Bewusstlosigkeit
- i. v.-Zugang und Medikamentengabe nach AO

Hinweise zur Physiotherapie

- Pat. aktivieren u. schulen: Gefäßtraining durch Wechselduschen, Bewegung, Bettgymnastik vorm Aufstehen, langsam aufstehen, auf der Stelle gehen, dann erst losgehen
- Sturzgefahr beachten → auf sekundäre Verletzungen achten
- Ggf. Kompressionsstrümpfe

Besondere Informationen

- Primäre Hypotonie hat keinen Krankheitswert

Ileus

Lebensbedrohl. Unterbrechung der Darmpassage durch mechanischen Verschluss des Darms o. infolge einer Darmlähmung; syn. Darmverschluss.

Ursachen

- Mechanischer Ileus (mechanische Verengung des Darmlumens):
  - Tumoren (v. a. Kolonkarzinom), Fremdkörper (z. B. Gallen- o. Kotsteine)
  - Eingeklemmter Bruch
  - Narbenverwachsungen (Bridenileus, Adhäsionsileus)
  - Darmpolypen, Morbus Crohn, Colitis ulcerosa (v. a. bei älteren Kindern u. jungen Erw.)
  - Volvulus (Verdrehung des Darms; v. a. bei Kindern)
  - Invagination (Einstülpung eines Darmabschnitts in einen anderen; syn. Intussuszeption; v. a. bei Kindern)
  - Mekonium, Atresien bei Neugeborenen
- Paralytischer Ileus (Lähmung der Darmmuskulatur):
  - Entzündl.-toxisch, z. B. Peritonitis, Morphinvergiftung
  - Reflektorisch, z. B. nach Bauch-OP (Darmatonie), bei Koliken
  - Metabolisch, z. B. Hypokaliämie, diabetische Ketoazidose
  - Vaskulär, z. B. Mesenterialinfarkt

Symptome

- » Mechanischer Ileus:
  - Kolikartige Bauchschmerzen mit Abwehrspannung
  - Ggf. anfangs Hyperperistaltik
  - Klingende Darmgeräusche
  - Bei Invagination im Säuglingsalter: schrilles Schreien, galliges Erbrechen, Spätsymptome: Blutauflage (himbeergeleeartig) auf Stuhl o. bei rektaler Untersuchung, palpable Spitze des Invaginatkopfs
- » Paralytischer Ileus:
  - Druckempfindl., aufgetriebenes Abdomen
  - Fehlende Peristaltik
  - Keine Darmgeräusche („Totenstille“)
- » Stuhl- u. Windverhalt, Übelkeit u. Erbrechen (kann galle- o. kothaltig sein), Meteorismus
- » Hypovolämie u. Elektrolytentgleisungen
- Gefahr: rasche Entwicklung eines septischen Schocksyndroms, Durchwanderungsperitonitis

Diagnostik

- Anamnese, körperl. Untersuchung
- Rö-Abdomen im Stehen u. Linksseitenlage: Flüssigkeits- o. Luftspiegel
- Ursachenklärung: Rö-Thorax, Sono, Kolonkontrasteinlauf, Angio der Bauchgefäße, CT, Endoskopie

Therapie

- Allg. Maßnahmen:
  - Nahrungskarenz, parenterale Flüssigkeits- u. Elektrolytsubstitution, ggf. Antibiotikagabe
  - Entlastung des Darms durch Magen- bzw. Dünndarmsonde
  - Aspirationsprophylaxe
- Mechanischer Ileus:
  - Sofortige OP zur Hindernisbeseitigung
  - Schmerztherapie erst nach gesicherter Diagnosestellung
  - Bei Invagination im Kindesalter: Versuch, Invagination durch sonografiegesteuerten Kontrasteinlauf zu reponieren; bei Nichterfolg OP
- Paralytischer Ileus:
  - Operativ nur bei chirurg. angehbarer Ursache, z. B. Mesenterialinfarkt
  - Peristaltikstimulierende Medikamente

Hinweise zur Physiotherapie

- Allg. postop. Maßnahmen: Durchführung der Prophylaxen, Mobilisation

Besonderheiten beim Kind

- Regelm. Bauchumfangsmessungen durchführen
- Adäquate Elternbetreuung, -gespräche je nach Ursache und Situation (angeborene Fehlbildung, Mekoniumileus des Neugeborenen, Enteritis, Invagination)
- Zu- und Ableitungen ausreichend sichern und fixieren, Eltern hierzu informieren, Kind altersgerecht beschäftigen/beruhigen lassen

Besondere Informationen

- Komplikationen:
  - Perforation, Peritonitis, Darmgangrän, Schock, Sepsis, ARDS, Nierenversagen, Leberinsuffizienz
- Prognose: abhängig von Ursache u. Zeitpunkt der Diagnosestellung, Letalität 10–25 %
- Subileus: inkompletter Verschluss der Darmpassage, konservativer Therapieversuch möglich
- Invagination: häufigste Ursache für einen Darmverschluss im Kindesalter; Häufigkeit 1:1 000, meist sind Kinder im 4.–12. Lebensmon. betroffen; selten nach 3. Lj.; Spontanheilungen selten, ohne Behandlung ist Invagination lebensbedrohl.

Influenza

Akute Infektion der Atemwege durch Influenza-Virus; syn. Virusgrippe, echte Grippe.

Ursachen

- Infektion mit Influenzavirus Typ A, B o. C
- Übertragung: Tröpfcheninfektion u. direkter Kontakt, z. B. Händeschütteln

Symptome

- ⅓ der Pat. asymptomatisch, ⅓ milder Verlauf, ⅓ fieberhafter Verlauf
- Allgemeinsymptome:
  - Hohes Fieber (> 38,5 °C)
  - Schweres Krankheitsgefühl
  - Kopf-, Hals- u. Gliederschmerzen
- Atemwegsbeschwerden:
  - Trockener Husten
  - Schnupfen
- Schnelle Ausbildung der Symptome innerhalb von Std.
- Schwere Verläufe v. a. bei alten, immunsupprimierten Pat. mit Tod innerhalb von Std. o. Tagen mögl.

Diagnostik

- Anamnese u. Klinik
- Direkter Virusnachweis im Rachenabstrich (Schnelltest), PCR
- DD: grippaler Infekt (durch Adeno-, Echo-, Rhino-Viren) mit leichterem Verlauf, Pneumonie

Therapie

- Symptomat. Therapie: fiebersenkende, schmerzlindernde Medikamente
- Antibiotika bei zusätzl. bakterieller Folgeinfektion
- Bei schwerem Verlauf: antivirale Therapie mit Neuraminidasehemmern (aber nur innerhalb von 24–48 h nach Symptombeginn wirksam), z. B. Oseltamivir alternativ: Amantadin

Hinweise zur Physiotherapie

- Achtung: hohe Ansteckungsgefahr
- Prophylaxen durchführen
- Hygienerichtlinien beachten:
  - Mundschutz, Schutzkittel u. Handschuhe, Schutzbrille
  - Hände- u. Flächendesinfektion
  - Anzahl der Kontaktpersonen begrenzen
  - Pat. trägt Mundschutz bei Transporten im Krankenhaus
- Atemerleichternde Maßnahmen

Besondere Informationen

- Direkter Nachweis von Influenza-Viren ist meldepflichtig
- Häufige Mutationen der Oberflächenproteine (Hämaglutinin, Neuraminidase) u. Entstehung neuer Virus-Subtypen → häufige Influenzaepidemien alle 3–4 Jahre
- Komplikationen:
  - Viruspneumonie
  - Myokarditis
  - ZNS-Beteiligung
  - Nervenentzündung
  - Bakterielle Folgeinfektion
  - Respiratorische Insuffizienz mit Beatmungspflichtigkeit
- Prophylaxe: jährl. „Grippe-Impfung“ für Risikogruppen (ältere Menschen, medizin. Personal, Immungeschwächte)
  - Studien haben gezeigt, dass die Sterblichkeit von Patienten während eines stationären Aufenthaltes reduziert wird, wenn das medizinische Personal gegen Influenza geimpft ist

Intrazerebrale Blutung (ICB)

Meist akut verlaufende Blutung aus einer Hirnarterie ins Gewebe (Hirnparenchym); syn. Hirnblutung.

Ursachen

- Häufig – primäre ICB meist durch Hypertonie und zerebrale Amyloidangiopathien bedingt; 15 % der Schlaganfälle werden durch ICBs verursacht
- Seltener – sekundäre ICB: Aneurysmen, AV-Fistel, Blutungsleiden, Gerinnungsstörungen, Therapie mit Antikoagulantien, Tumor-/Metastaseneinblutungen

Symptome

- Klin. Bild unterscheidet sich nach Ort u. Schwere der Blutung
- » Rasende Kopfschmerzen, Erbrechen, Bewusstseinseintrübung, Pupillendifferenz, Übelkeit, neurolog. Ausfälle (➤ Schlaganfall)
- » Hirndruckerhöhung → lebensbedrohl. Notfall

Diagnostik

- Anamnese, neurolog. Status, Basislabor mit Gerinnung, immunolog. Status
- Notfall CCT o. MRT, ggf. Angio

Therapie

- Sorgfältiges Blutdruckmonitoring
- Operativ: Hämatomausräumung, Ventrikeldrainage, Entlastungstrepanation
- Korrektur einer Gerinnungsstörung
- Hirndrucktherapie, frühzeitige Intubation u. Beatmung

Hinweise zur Physiotherapie

- Intensivmedizinische Überwachung auf einer Stroke-Unit oder Neurointensiv (ggf. Verlegung): Durchführung der Prophylaxen, Mobilisation, Positionierung
- Frühzeitige Rehabilitation

Besonderheiten beim Kind

- Intraventrikuläre Hirnblutung des Frühgeborenen: Prävention durch Stressvermeidung und Aufrechterhaltung der zerebralen Durchblutung (Minimal Handling, achsengerechte Positionierung, strenge Indikation zum endotrachealen Absaugen)
- Tägl. Kopfumfangsmessung zirkulär und von Ohr zu Ohr, Dokumentation

Besondere Informationen

- Prognose: abhängig von Ausmaß u. Lokalisation, Letalität in Akutphase 20–50 %

Kardiomyopathie

Gruppe von Herzmuskelerkrankungen, die mit einer Funktionsstörung des Herzens einhergehen, aber nicht durch Koronarsklerose, Erkrankungen des Perikards, Bluthochdruck o. Herzfehler bedingt sind.

Ursachen

- Dilatative Kardiomyopathie (DCM):
  - Häufigste Form
  - Ursache oft unklar
  - Genet. Disposition
  - Viral o. autoimmun, toxisch durch Alkohol
- Hypertrophe Kardiomyopathie (HCM):
  - Angeboren
  - Tritt mit familiärer Häufung (50 %) auf, häufigste Ursache für plötzlichen Herztod bei jungen Menschen
- Restriktive Kardiomyopathie (RCM):
  - Selten
  - Verminderte Dehnbarkeit des Herzens und damit verminderte Füllung in der Diastole
- Arrhythmogene rechtsventrikuläre Kardiomyopathie (ARVCM):
  - Zweithäufigste Ursache für plötzlichen Herztod bei jungen Menschen
- Sekundäre Kardiomyopathien: z. B. durch toxische, endokrine, metabolische, neuromuskuläre Erkrankungen, Speicherkrankheiten, Strahlentherapie, Hypertonie, Herzklappen
- Stress-Kardiomyopathie, auch „Broken-Heart-Syndrom" genannt, bei starker psychischer Belastung, auch bei intensivmed. Aufenthalten, ausgelöst durch katecholaminassoziierte Koronarspasmen; 2 % aller ACS, v. a. Frauen über 60 J.

Symptome

- Im Vordergrund stehen die Hypertrophie des Herzmuskels u./o. Dilatation der Herzhöhlen
- Häufig über langen Zeitraum symptomlos
- Plötzl. Herztod kann Erstmanifestation der HCM sein
- Symptome unterscheiden sich je nach Art der Kardiomyopathie
- ❯ Häufig: Leistungsdefizit, Zeichen einer Linksherzinsuffizienz, Herzrhythmusstörungen, Angina pectoris, Thromboembolien, Zeichen einer Mitralklappeninsuffizienz (bei DCM)

Diagnostik

- Anamnese, klin. Untersuchung
- EKG, Rö-Thorax, Echo, MRT, Herzkatheter, ggf. Myokardbiopsie

Therapie

- Angepasste körperl. Anstrengung
- Antiarrhythmische Medikation (Betablocker)

- DCM:
  - Symptomat. Therapie
  - Embolieprophylaxe, ggf. Herztransplantation
- HCM:
  - Symptomat. Therapie
  - Ggf. transseptale Ablation
  - Chirurg. Abtragen der hypertrophen Muskulatur
  - Schrittmachertherapie o. Herztransplantation
- RCM: Therapie der Herzinsuffizienz, möglichst Herzfrequenzverminderung, um Diastole zu verlängern, Thromboseprophylaxe, Herztransplantation
- ARVCM: symptomatische Therapie – Herzrhythmuskontrolle durch Antiarrhtyhmika, ggf. ICD-Implantation, Herztransplantation
- Stress-Kardiomyopathie: Betablocker, symptomatisch, psychologische Betreuung

Hinweise zur Physiotherapie

- Geh- u. Gleichgewichtstraining
- Übungen zur Verbesserung der Körperwahrnehmung im Hinblick auf Belastungsgrenze (z. B. Treppensteigen)
- Edukative Maßnahmen (z. B. Umgang mit der Borg-Skala)
- Erweiterung des Heimübungsprogrammes
- Adaptiertes Ausdauer- u. Intervalltraining

Besondere Informationen

- Definition u. Einteilung der Kardiomyopathien entsprechend neuer Erkenntnisse häufig überarbeitet
- Sie sind entweder angeboren (primär) oder erworben (sekundär)
- Komplikationen:
  - Schwere Herzrhythmusstörungen
  - Plötzl. Herztod
  - Embolie
  - Dekompensierte Herzinsuffizienz
- Cave: auf große und energische Schulterbewegungen verzichten, um übermäßigen Zug auf implantierte Elektrode zu verhindern

Karotisstenose

Stenose der Arteria carotis interna; syn. Halsschlagaderverengung.

Ursachen

- Arteriosklerose (häufigste Ursache)
- Seltener Vaskulitiden, Dysplasien der Gefäße

Symptome

- Unspezifisch: Schwindelgefühle, Tinnitus, Kopfschmerzen (häufig im ipsilateralen frontotemporalen Bereich)
- » Spezifisch: halbseitige Lähmungen u. Sensibilitätsstörungen, Amaurosis fugax (plötzlich einsetzende temporäre Blindheit), Fazialisparese kontralateral, Sprachstörungen
- » Horner-Syndrom (zu 80 % der Fälle mit Karotisdissektion)
- » Transistorische ischämische Attacke (TIA) oder Schlaganfall
- » RFs-Hinweise auf ernsthafte Pathologien bei Kopf- und Nackenschmerzen:
  - Kopfschmerzen: nach aktuellem Trauma, in Kombination bei Systemerkrankung, plötzlicher Beginn, Pat. > 50 J., bei Kopfpositionsänderung
  - Nächtlicher Schmerz
  - Aktueller, unerklärbarer Gewichtsverlust (> 5 kg/Monat)
  - Krebs in Vorgeschichte
  - Veränderungen im mentalen Bereich (z. B. Verwirrtheit)
  - Übelkeit, Erbrechen, visuelle Erscheinungen (verschwommene Sicht, blinde Flecken)

Diagnostik

- Anamnese, klin. Untersuchung (Auskultation)
- Bestimmung von Stenosegrad, Plaquemorphologie u. zerebralen Läsionen durch Doppler- u. Duplexverfahren, CT, Angio

Therapie

- Konservativ: Risikofaktoren minimieren, medikamentöse Sekundärprophylaxe (ASS, Lipidsenker, Antihypertensiva)
- Operativ: Karotis-TEA, Karotis-PTA
- OP-Indikationen: hochgradige Stenose (Wenn-Symptome) in Stadium II, ggf. bei asymptomatischer Stenose > 60 %, Verschluss der gegenseitigen Karotis, sonograf. Progressionstendenz, Embolierisiko ↑

Hinweise zur Physiotherapie

- Bei o. g. Symptomen und Risikofaktoren: direkte ärztliche Überweisung veranlassen

- Präop.:
  - bei (noch) asymptomatischer Stenose und zur Prävention von Komplikationen: Beratung zur Lebensstiländerung, um Risikofaktoren auszuschalten
- Postop.:
  - Prophylaxen durchführen
  - Während Behandlung: intensive postop. Überwachung von Blutdruck (muss in sehr engen Grenzen konstant gehalten werden), u. a. Vitalzeichen
  - Beobachtung auf neurologische Symptome als Zeichen einer Re-Stenose
  - 30°-Oberkörperpositionierung mit achsengerechter Positionierung des Kopfes, sonst Gefahr der Abflussbehinderung

Besondere Informationen

- Postop. sonograf. Kontrollen: im 1. Jahr alle 6 Mon., später jährl.
- Risikofaktoren: Akute Infektion, angeborene Gerinnungsstörung, Bindegewebserkrankungen (z. B. Marfan-Syndrom), Bluthochdruck, Diabetes mellitus, direktes Gefäßtrauma, Hypercholesterinämie, Hyperlipidämie, Migräne, Einnahme oraler Kontrazeptiva, Rauchen

Knochenmetastasen

Sekundäre Tumore des Knochens; entstehen als Metastasen eines Primärtumors.

Ursachen

- Was Metastasierung im Einzelnen auslöst, ist Gegenstand der Forschung
- Ausgangspunkt ist **immer** das Vorliegen eines Primärtumors

Symptome

- Schmerzen in befallenen Bereichen
- » Spontanfrakturen möglich (fortschreitende Zerstörung der Knochensubstanz beeinträchtigt die Stabilität)
- » Lähmungserscheinung (je nach Ausbreitung der Metastasen sind Rückenmarkskompression möglich)

Diagnostik

- Anamnese, klin. Untersuchung
- Laboruntersuchung
- CT, MRT
- Skelettszintigrafie

Therapie

- Bestrahlung
- Hormontherapie, Chemotherapie
- Antiresorptive Therapie
- Chirurgische Therapie

Hinweise zur Physiotherapie

- Red-Flag-Hinweise deuten können und direkte ärztliche Überweisung veranlassen

Besondere Informationen

- Tendenz von Krebszellen, sich über Blut- und Lymphgefäße auszubreiten und dort Metastasen zu bilden
- Viele Krebsarten metastasieren bevorzugt in Knochen, v. a. die drei häufigsten: Mamma-, Bronchial- und Prostatakarzinom (neben Schilddrüsenkarzinom und Hypernephrom der Niere)
- In Knochen ansiedelnde Krebszellen produzieren verschiedene Botenstoffe (Zytokine) und Wachstumsfaktoren – dadurch werden knochenabbauende Zellen (Osteoklasten) stärker stimuliert und es kommt zur Störung des Gleichgewichts zwischen knochenab- und -aufbauenden Prozessen zugunsten des Abbaus
- Verschiedene Typen von Metastasen:
  - Osteolytische Knochenmetastasen: Abbau von mehr Knochensubstanz; Knochen sind weniger stabil
  - Osteoblastische Knochenmetastasen: Aufbau von mehr Knochensubstanz;

überschüssige Substanz ist minderwertig; es kommt zum Verlust der Stabilität der Knochen
  - Gemischte Knochenmetastasen: sowohl osteolytische als auch osteoblastische Knochenmetastasen

- Cave: bösartige Veränderungen am Knochen gehen nicht immer von knöchernen Primärtumoren aus, sondern meist von den Skelettmetastasen, die von anderen Primärtumoren streuen; Metastasen sind zu 90 % ursächlich für den Krebstod
- Differenzierung: Knochenmetastasen = gehen von Tumoren in andere Organe aus; Knochenkrebs hat hingegen den Ursprung direkt im Knochen

Kompartmentsyndrom

Ansammlung von Flüssigkeit in einer geschlossenen Muskelloge unter hohem Druck; von „Compartment“, engl. = Muskelloge.

Ursachen

- Frakturen (mit ca. 75 % häufigste Ursache, besonders häufig Schienbein und Unterarmknochen)
- Weichteilverletzungen (durch z. B. Frakturen) und in Folge Einblutungen in den Muskel
- Bei Kindern: Knochenbrüche in Nähe des Ellenbogengelenks
- Weitere mögliche Ursachen: Quetschungen, einschnürende Verbände/Schienen/Gipsverbände
- Gefäßerkrankungen und Thrombosen

Symptome

- » Starke Schmerzen (Schmerzqualität: langanhaltend, tief, brennend)
- » Sensibilitätsstörungen (Kribbeln, Taubheitsgefühl)
- Geschwollene, verhärtete Muskeln

Diagnostik

- Palpation: Schwellung, Druckempfindlichkeit, Verhärtungen des Kompartiments, Röntgen (Erkennen einer Fraktur)
- Sonografie
- Bluntuntersuchung

Therapie

- Betroffene Gliedmaße auf Herzhöhe lagern, einengende Verbände und Gipsschienen entfernen
- Operative Maßnahme: Fasziotomie Schmerzmittel

Hinweise zur Physiotherapie

- Stetige Kontrolle auf Hinweise eines Kompartmentsyndroms bei Frakturen
- Prophylaxen durchführen
- Adaptiertes Krafttraining

Besondere Informationen

- Erhöhtes Risiko bei Menschen unter 35 J., Männer zehnmal häufiger betroffen als Frauen. Bei 10 % der Fälle mit entwickelt sich Kompartmentsyndrom
- Schwerwiegende Komplikationen möglich: Lähmungen, Muskelschwächen, Nekrose von Muskelgewebe, Rhabdomyolyse, Amputation

Kreuzbandruptur

Riss im Kreuzband, Einteilung in vorderes und hinteres Kreuzband.

Ursachen

- Hinteres Kreuzband: relativ selten
- Vorderes Kreuzband:
  - Typische Sportverletzung
  - Tritt v. a. bei Sportarten mit fixiertem Fuß auf (z. B.: Skifahren, Fußballspielen mit Stollenschuhen), in denen das Kreuzband bei Rotation des Körpers extremer Belastungen ausgesetzt ist

Symptome

- Starke Schmerzen, direkt nach Trauma Schwellung
- Eingeschränkte Gehfähig- u. Belastbarkeit
- Instabilitätsgefühl (häufige Spätfolge „giving-away“), Verschiebegefühl von Oberschenkel gegen Unterschenkel

Diagnostik

- Körperl. Untersuchung
- Röntgen (zum Ausschluss knöcherner Verletzungen)
- MRT

Therapie

- Konservativ:
  - Gehstützen u. Teilbelastung bis Schmerzfreiheit
  - Operativ: Ersatz des vorderen Kreuzbandes mit körpereigenem Sehnentransplantat (Semitendinosus- und Gracilis-Sehne o. mittleres Drittel der Patellasehne)
  - Versorgung von Begleitschäden

Hinweise zur Physiotherapie

- Abschwellende Maßnahmen u. Wiederherstellung der Kniegelenksbeweglichkeit
- Aufbautraining nach Reha-Richtlinien
  - Kräftigung der betroffenen Muskulatur
  - Koordinationstraining
  - Sportartspezifisches Training
- Strukturierte Aufbelastung bis zum Wiedereinstieg in den Sport

Besondere Informationen

- Laut Studien ist Wiedereinstieg in Wettkampfsport im Hinblick auf Wiederverletzungsrate nach zwölf Monaten am sichersten

Karpaltunnelsyndrom

Kompression des N. medianus im Karpaltunnel.

Ursachen

- Enger Karpaltunnel (angeboren)
- Körperlich hohe Belastung (z. B. Arbeiten an Presslufthammern/Maschinen)
- Als Spätfolge nach Radiusfraktur
- Entzündungen der Sehnenscheide
- Rheuma
- Pat. mit Ödemen

Symptome

- Frühsymptome:
  - » Nächtliches Einschlafen der Hände bzw. Finger
  - Kribbelndes Missempfinden in Handinnenfläche
  - Schmerzen anfangs oft nach starker Belastung
  - » Verschlechterter Tastsinn u. mangelnde Geschicklichkeit (z. B. beim Knöpfen)
- Spätsymptome:
  - Verlust der Sensibilität
  - Unangenehme Empfindungen sind rückläufig, allerdings werden Finger zunehmend gefühlslos; später können Lähmungen auftreten
  - » Daumenballenatrophie; Funktion des Daumens ist stark eingeschränkt

Diagnostik

- Körperl. Untersuchung: Tinel-Zeichen des Handgelenks, Phalen-Test, Flick-Zeichen, Upper Limb Tension Test 1 (ULTT1), Karpalkompressionstest, Hand-Elevationstest, Wärme- und Kältetests, Coin-Test
- Elektrodiagnostik der kleinen und großen Nervenfasern im Innervationsgebiet des N. medianus

Therapie

- Konservativ:
  - Ruhigstellung, lokale Injektionen von Kortikosteroiden, Analgetika
- Operativ:
  - Bei erfolgloser konservativer Therapie kann OP in Betracht gezogen werden; Spaltung des Lig. carpi transversum unter Schonung umgebender Nerven und Blutgefäße

Hinweise zur Physiotherapie

- Schmerzlindernde Maßnahmen
- Manuelle Therapie (laut Studien kann MT mit Desensibilisierung zu einem ähnlichen Erfolg wie eine OP führen, allerdings dauert Therapie 12 Monate)

Besondere Informationen

- Karpaltunnelsyndrom ist häufigste Nervenkompressionserkrankung der oberen Extremität (Prävalenz: 3 % der Frauen und 2 % der Männer)
- Unterteilung der kleinen Fasern in:
  - A-Beta-Fasern (Vibration und Soft-Touch)
  - A-Delta-Fasern (Kälte und Pinprick)
  - C-Fasern (Wärme und Pinprick)
- Studien haben gezeigt, dass bei Diagnostik die kleinen Nervenfasern einbezogen werden müssen; Diagnostik ausschließlich großer Nervenfasern entspricht nicht der aktuellen Evidenz

Larynxkarzinom

Kehlkopfkrebs.

V

- Langjähriger Nikotin- u. Alkoholkonsum (häufigste Ursache)
- Viren, Umweltgifte, z. B. Asbest, Schwefel

Symptome

- Abhängig von Tumorlokalisation
- » Heiserkeit nur bei Stimmlippentumor Frühsymptom, sonst Spätsymptom
- » Schluckstörungen, Husten, Dyspnoe

Diagnostik

- Endoskopische Kehlkopfuntersuchung mit Biopsie
- Metastasensuche: CT o. MRT, Sono-Abdomen, Skelettszintigrafie

Therapie

- Meist Kehlkopfteilresektion o. vollständige Kehlkopfentfernung, bei LK-Befall: Neck dissection
- Nach Laryngektomie dauerhafte Tracheostomaanlage, Verlust der natürl. Stimme, Nasenatmung
- Im Frühstadium ggf. nur Stimmlippenentfernung
- Bei LK-Metastasen postop. Strahlentherapie, selten Chemotherapie
- Stimmrehabilitation: elektronische Sprechhilfe, Ösophagusersatzstimme, Stimmprothesenimplantation

Erstmaßnahmen bei laryngektomierten Patienten

- Umgehend Arzt/Ärztin informieren
- Trachealkanüle entfernen und endotracheal absaugen
- Bei notwendiger Beatmung Mund-/Ambubeutel-Tracheostoma-Beatmung mithilfe eines speziellen Beatmungstrichters mit kleiner Maske oder Tubus mit kleiner Größe einlegen
- Immer Ersatzkanülen und Spekulum zum Offenhalten des Tracheostomas patientennah bereithalten

Hinweise zur Physiotherapie

- Red-Flag-Hinweise deuten können
- Kehlkopf-OP/-Entfernung ist ein tiefgreifender Einschnitt ins Leben: Ängste ernstnehmen
- Postop.:
  - Überwachung auf Intensivstation nötig
  - Vitalzeichenkontrolle, Atmung, Beobachtung des Trachealsekrets
  - Maßnahmen zur Pneumonie- und Atelektasenprophylaxe
  - Kommunikation z. B. mittels Ja-Nein-Frage, Buchstabentafel, Aufschrieben
  - Pat. u. Angehörige ausführl. beraten, im Umgang mit Hilfsmitteln (z. B. Absauggerät, Inhaliergerät, HME-Filter, Signalrufgerät) schulen
- Ausgeprägte Interdisziplinarität notwendig (z. B. Sozialdienst, Logopäden, Phoniater, ggf. Psychoonkologe, Selbsthilfegruppen)
- Atemtherapie

Besondere Informationen

- Männer erkranken 9-mal häufiger als Frauen, Altersgipfel: 60 Jahre
- Mit ca. 40–50 % aller Kopf-Hals-Karzinome recht häufiges Krankheitsbild
- Prognose: abhängig von Lokalisation, Art, Stadium; Stimmlippenkarzinom aufgrund Frühsymptomatik beste Prognose

Leberzellkarzinom

Vom Lebergewebe ausgehender bösartiger Tumor; syn. hepatozelluläres Karzinom (HCC).

Ursachen

- Bestehende Leberzirrhose (90 %)
- Weitere Erkrankungen (zu 10 %) auch bei: chron. virale Hepatitis (B, C), Hämochromatose, Aflatoxine (v. a. in Afrika u. Asien)

Symptome

- » Unspez. Symptomatik: Gewichtsverlust, Müdigkeit, Inappetenz, Druckgefühl u. Schmerzen im rechten Oberbauch
- Später Ikterus, Aszites, Tumorkachexie
- Beschwerdebild meist durch Leberzirrhose geprägt
- Ggf. auch paraneoplastische Symptome

Diagnostik

- Anamnese, körperl. Untersuchung
- Sono, CT/MRT
- Ggf. Angiografie
- Tumormarker AFP im Serum bestimmen

Therapie

- Bei kleinem, lokal begrenztem Tumor ggf. operative Entfernung (Leberteilresektion) mögl.
- Ggf. Lebertransplantation (selten)
- Palliativ: lokal tumorzerstörende Verfahren, z. B. Radiofrequenzablation, transarterielle Chemoembolisation der Tumorgefäße, perkutane Ethanolinjektion
- Schlechtes Ansprechen auf Zytostatika

Hinweise zur Physiotherapie

- Postop.: Überwachung der Vitalparameter, Schmerzen erfassen, Frühmobilisation, Prophylaxen je nach Zustand
- Vermittlung weiterer Ansprechpartner, z. B. Psychoonkologie, Selbsthilfegruppen
- Im Endstadium Prinzipien der palliativen Maßnahmen beachten

Besondere Informationen

- Schlechte Prognose, da meist späte Diagnose, rasche Progredienz, oft begrenzte therap. Möglichkeiten durch bestehende Leberzirrhose
- HCC in Europa selten (3 %), zählt weltweit aber zu den häufigsten Karzinomen
- Ermittlung der Leberschädigung: Child-Pugh-Score
- Hepatitis B Impfung senkt HCC-Inzidenz

Leberversagen, akutes

Ausfall der Leberfunktion mit Enzephalopathie ohne vorausgegangene chron. Lebererkrankung.

Ursachen

- Meist Virushepatitiden u. Intoxikationen, z. B. Paracetamol, Knollenblätterpilz, Drogen, Umweltgift, Chemikalien
- Autoimmun
- Schwangerschaft
- Schockleber, z. B. bei Sepsis, Herz-Kreislauf-Stillstand

Symptome

- » Ikterus », Gerinnungsstörungen
- » Hepatische Enzephalopathie (HE) bis hin zum Leberzerfallskoma
- Ggf. Schocksymptomatik
- » Aszites

Diagnostik

- Blut: Transaminasen, Ammoniak, Gerinnungsfaktoren, Cholinesterase, Albumin, BB, Elektrolyte, BZ, Kreatinin, Hepatitisserologie, BGA, ggf. Toxikologie
- (Duplex-)Sono, Biopsie
- EEG, Hirndruckmessung

Therapie

- Pat. in Leberzentrum verlegen
- Therapie der Ursache, z. B. Antidotgabe, Schwangerschaft beenden
- Symptomatische Therapie, z. B. Osmotherapie bei Hirnödem, maschinelle Beatmung
- Antibiotikaprophylaxe; Komaprophylaxe, z. B. Eiweißkarenz, Applikation von Lactulose
- Leberersatzverfahren (z. B. MARS-Dialyse, extrakorporales Blutreinigungsverfahren), Hämofiltration bei Nierenversagen, ggf. Lebertransplantation

Hinweise zur Physiotherapie

- Postop.: Prophylaxen durchführen, Mobilisation
- Behutsamer Umgang zu Beginn; keine hohe körperliche Beanspruchung (bei akutem Leberversagen ist Ruheenergieverbrauch im Vergleich zu gesunden Personen ca. um den Faktor 1,2 erhöht)

Besondere Informationen

- Einteilung nach zeitl. Abstand zwischen Ausfall der Leberfunktion u. Auftreten der hepatischen Enzephalopathie: fulminantes akutes o. subakutes Leberversagen
- Komplikationen:
  - Hirnödem (häufigste Todesursache bei akutem Leberversagen)
  - Nierenversagen
  - Respiratorische Insuffizienz
  - Magen-Darm-Blutungen
- Prognose schlecht, am günstigsten bei hyperakutem Leberversagen (Zeit zw. Ikterus und Enzephalopathie ≤ 7 Tage)

Leberzirrhose

Irreversible Zerstörung der Leberläppchenstruktur mit knotigem Umbau, chron. Leberversagen.

Ursachen

- Meist chron. Alkoholabusus (55 %)
- Spätfolge einer chron. Virushepatitis (40 %)
- Weitere Ursachen (5 %)
  - Gallenwegserkrankungen mit Gallenstau
  - Autoimmune chron. Hepatitis
  - Stoffwechselerkrankungen, z. B. Mukoviszidose
  - Kardiovaskulär, z. B. Stauungsleber bei Rechtsherzinsuffizienz
  - Lebertoxische Medikamente o. Chemikalien
  - Bilharziose (Leberegel)
  - Metabolisches Syndrom (Fettleber)

Symptome

- » Mattigkeit, Gewichtsverlust, erhöhte Blutungsneigung, evtl. Druckgefühl o. Schmerzen im Oberbauch
- » Leberhautzeichen, z. B. Spider naevi (Gefäßsternchen), gerötete Handinnenflächen, Lackzunge (glatt u. rot), Mundwinkelrhagaden, Caput medusae (verstärkte Venenzeichnung am Bauchnabel)
- » Hormonelle Störungen, z. B. Potenzstörungen, Gynäkomastie, Verlust der männl. Sekundärbehaarung (Bauchglatze), Menstruationsstörungen
- » Bei Gallenstau Ikterus, quälender Juckreiz
- » Splenomegalie
- Phase der Dekompensation:
  - Pfortaderhochdruck, Ösophagusvarizen (akute Blutungsgefahr)
  - Aszites mit spontaner bakterieller Peritonitis
  - Hepatorenales Syndrom
  - Hepatische Enzephalopathie bis zum Leberkoma

Diagnostik

- Anamnese, körperl. Untersuchung
- Sono-Abdomen, Endoskopie, Biopsie
- Blut: Transaminasen, γ-GT, AP u. Bilirubin ↑; Gerinnungsfaktoren, Cholinesterase u. Albumin ↓; Hb, Leuko- u. Thrombozyten ↓; Hepatitisserologie

Therapie

- Therapie der Grunderkrankung u. Komplikationen, z. B. Aszitespunktion
- Lebertoxische Medikamente meiden, absolute Alkoholkarenz
- Ggf. Lebertransplantation bei Alkoholabstinenz

Hinweise zur Physiotherapie

- Symptomreiches Krankheitsbild; Behandlung je nach Situation Pat.: Durchführung der Prophylaxen, Mobilisation
- Unterstützung bei den Lebensaktivitäten
- Ernährungsberatung: kochsalzarm, leicht verdaul., vitaminreich, eiweißarm und kohlenhydratreich, fettarm, ggf. Flüssigkeitsrestriktion

Besondere Informationen

- Männer häufiger als Frauen betroffen (7:3)
- Erhöhtes Risiko eines Leberzellkarzinoms
- Symptome erklären sich aus eingeschränkter Synthese- u. Entgiftungsfunktion der Leber
- Rückbildung einer Leberfibrose ist möglich, einer Zirrhose kaum möglich; Prognose daher schlecht, Abschätzung erfolgt anhand des Child-Pugh-Score
- Ein besonders großes Risiko sind Blutungen, da Pat. mit Leberzirrhose oftmals nicht ausreichend viele Gerinnungsfaktoren produzieren

Legionellose

Schwere Pneumonie mit hoher Letalität; syn. Legionärskrankheit.

Ursachen

- Bakterien: Legionella pneumophila
- Übertragung v. a. durch Einatmen legionellenhaltiger Süßwasser-Aerosole, z. B. aus Klimaanlagen, Duschköpfen, Whirlpools
- Keine Übertragung von Mensch zu Mensch

Symptome

- In 99 % der Fälle asymptomatischer Verlauf
- Beginn mit grippeähnl. Symptomen, trockenem Husten, hohem Fieber, Muskelschmerzen
- Evtl. wenige Tage später Pneumonie mit starken Brustschmerzen u. Tachypnoe
- Hyponatriämie (ausgelöst durch indäquate ADH-Ausschüttung)
- Gastrointestinale Beschwerden
- » Benommenheit u. Verwirrtheit bei ZNS-Beteiligung
- » Bei schwerem Verlauf respiratorische Insuffizienz u. Nierenversagen

Diagnostik

- Anamnese (Reise? Hotelaufenthalte? Alte, lange stillgelegte Leitungen in Betrieb genommen?)
- Körperl. Untersuchung
- Erregernachweis (Immunfluoreszenz), Antigennachweis im Urin als Schnelltest
- Serolog. AK-Nachweis erst nach 1–2 Wo. mögl.

Therapie

- Antibiotikagabe
- Symptomatische Therapie

Hinweise zur Physiotherapie

- Ggf. Aufklärung zur Prävention (Vermeidung der Verkeimung von aerosolbildenden Systemen):
  - Wasser länger heiß laufen lassen, v. a. wenn Wasser länger in der Leitung steht
  - Erhöhung der Wassertemperatur auf 70 °C
  - Wasserhaltige Geräte gründlich trocknen, Feuchtbereiche (z. B. Bad) gründlich trocknen
- Durchführung der Prophylaxen, Mobilisation, atemerleichternde Maßnahmen
- Hygienische Vorschriften beachten

Besondere Informationen

- Inkubationszeit: 2–10 Tage
- Legionellen gehören zu meldepflichtigen Krankheitserregern

- Erreger vermehrt sich besonders stark bei Temp. zwischen 20 u. 55 °C
- Betroffen sind meist Ältere u. Abwehrgeschwächte, Risiko auch bei Alkohol- und Nikotinabusus
- Prognose: Letalität beträgt 20 %
- Infektion hinterlässt keine Immunität

Leistenhernie

Leistenbruch; syn. Hernia inguinalis.

Ursachen

- Angeborene o. erworbene Lücke (Bruchpforte) der Bauchwand nach außen
- Angeboren: nicht vollständig abgeschlossene Entwicklung der Bauchwand
- Erworben: Bindegewebsschwäche, begünstigt durch erhöhten intraabdominellen Druck (z. B. bei Übergewicht, körperl. Arbeit)

Symptome

- Leichte ziehende Schmerzen in Leistengegend bei Bewegung u. körperl. Belastung
- » Im Stehen: leichte Schwellung in Leistengegend (verstärkt beim Niesen o. Husten), je nach Ausprägung auch ständige Schwellung, ggf. auch Schwellung des Hodensacks
- Verdauungsstörungen, Schmerzen beim Stuhlgang
- » Lokale Entzündungszeichen, druckschmerzhafte nicht reponierbare Vorwölbung u. Erbrechen können Hinweis auf Einklemmung (Inkarzeration) des Bruchinhalts (häufig des Darms) in Bruchpforte sein (= Notfall, der sofortige OP erfordert)

Diagnostik

- Körperl. Untersuchung (Inspektion, Palpation), ggf. Sono

Therapie

- Operativer Verschluss der Bruchpforte durch offene Verfahren mit o. ohne Netzimplantation o. laparoskopisch mit Netzimplantation
- Bei inoperablen Pat. Bruchband

Hinweise zur Physiotherapie

- Mögliche Tests liefern Hinweise: Husten lassen, lachen und auf der Stelle springen
- Frühmobilisation i. d. R. noch am OP-Tag, ruckartige Bewegungen vermeiden
- Starke Belastungen u. Bauchpresse vermeiden → Obstipationsprophylaxe
- Pat. informieren, dass vollständige Belastbarkeit erst nach 12 Wo. erreicht ist

Besonderheiten beim Kind

Frühgeborene häufig betroffen; präoperativ sorgfältige Beobachtung auf Zeichen der Einklemmung

Besondere Informationen

- Häufigste Hernie im Erwachsenenalter, zu 90 % Jungen u. Männer betroffen
- 5–10 % Rezidive nach operativem Verschluss
- Komplikation bei Inkarzeration: Ileus, Darmnekrose, Peritonitis, Hodenatrophie bei 2–3 % aller operierten Männer

Leukämie

Überbegriff für bösartige Erkrankungen der Leukozyten mit unkontrollierter Vermehrung einer o. mehrerer weißer Vorläuferzellen; syn. Blutkrebs.

Ursachen

- Nicht eindeutig bekannt
- Erhöhtes Risiko z. B. durch: Strahlenexposition, Chemotherapie, genet. Veranlagung, chemische Stoffe
- Humanes T-Zell-Leukämie-Virus

Symptome

- Akute Leukämien (innerhalb von Wo.):
  - » Anämie mit Abgeschlagenheit u. Blässe
  - » Erhöhte Blutungsneigung
  - » Gehäufte Infektionen
  - » LK-Schwellungen
  - Milzvergrößerung
  - Knochenschmerzen
- Chron. Leukämien (schleichender uncharakt. Beginn):
  - » Abgeschlagenheit, Müdigkeit
  - Hautausschläge
  - Starker Juckreiz
  - Bei CLL: symmetrische, schmerzlose LK-Vergrößerung
  - Bei CML: Milzvergrößerung

Diagnostik

- Anamnese, körperl. Untersuchung
- Differenzialblutbild, Untersuchung des Knochenmarks (Knochenmarkpunktion)
- Genaue Klassifikation durch zytochemische, morpholog., immunolog., zyto- u. molekulargenetische Untersuchungen der entarteten Zellen
- Staging: LK-Status (Vergrößerungen?), Sono-Abdomen, Sono-LK, CT-Thorax

Therapie

- Akute Leukämien:
  - Behandlung in hämatolog.-onkolog. Zentren nach festen Schemata (Protokollen) mit Zytostatika, Strahlentherapie, Knochenmarktransplantation (Therapieziel: Vollremission)
  - Stammzelltransplantation
- Chron. Leukämien:
  - Bei CLL möglichst späte Behandlung: milde Zytostatikatherapie, AK-Gabe, palliative Bestrahlung (Milz, LK), symptomatische Therapie (selten Heilung mögl.)
  - Bei CML Hydroxyharnstoff, angestrebte Knochenmarktransplantation, α-Interferon, Tyrosinkinaseinhibitoren,

ggf. Tyrosinkinasehemmer (nur durch Knochenmarktransplantation heilbar)

Hinweise zur Physiotherapie

- Falls Physioth. bei Beh. (z. B. bei Lymphdrainage), eine nicht schmerzhafte Lymphknotenvergrößerung entdecken, unbedingt an Arzt/Ärztin verweisen
- Auf sensiblen Umgang achten: psychische Situation des Pat. (lange Isolation, Schwere der Erkrankung, Auseinandersetzung mit Tod) sowie reduzierte Infektabwehr, bestehende Blutungsneigung, Anämie
- Unterstützung bei den Lebensaktivitäten abhängig von Patientensituation, Prophylaxen durchführen
- Bei akuten Formen u. während der Therapie: Pat. zum Schutz vor Infektionen isolieren (Umkehrisolation); vor Beh. genaue Informationen über spezielle Hygienemaßnahmen einholen
- Bei chron. Formen Selbstständigkeit des Pat. so lange wie mögl. erhalten
- Im Endstadium Prinzipien der palliativen Therapie berücksichtigen

Besondere Informationen

- Formen:
  - ALL: akute lymphatische Leukämie, bevorzugt bei Kindern
  - AML: akute myeloische Leukämie, v. a. bei Erw.
  - CML: chron. myeloische Leukämie, v. a. bei Erw. im berufstätigen Alter
  - CLL: chron. lymphatische Leukämie, v. a. im höheren Lebensalter
- Akute Leukämien sind die häufigsten bösartigen Erkrankungen im Kindesalter

Lipödem

Chronisch progrediente Erkrankung, Fettverteilungsstörung mit deutlicher Disproportion zwischen Stamm und Extremitäten.

Ursachen

- Weitestgehend unbekannt
- In 60 % der Fälle wird genetische Komponente beschrieben
- Hormonelle Einflüsse (z. B. in Pubertät, Schwangerschaft)
- Es liegt eine Vergrößerung der Fettzellen und Durchlässigkeit der Blutkapillaren vor, wodurch sich Flüssigkeit im Gewebe ansammelt

Symptome

- Symmetrische Fettvermehrung homogen über Ober- u./o. Unterschenkel bzw. Ober- u./o. Unterarm
- Wulstbildungen, vorwiegend an den Oberschenkel- und Knieinnenseite
- Chron. irritative Dermatitis durch Scheuereffekte
- Störung des Gangbilds mit Achsenfehlstellung (durch Wulstbildungen an Oberschenkelinnenseiten)
- Druck- u. Spannungsschmerz
- Neigung zu Blutergüssen

Diagnostik

- Frühzeitige Diagnosestellung durch Anamnese, Inspektion und Palpation anhand typischer Charakteristika
  - Beginn Pubertät, Schwangerschaft und Menopause
  - Disproportionale Fettgewebsvermehrung zwischen Extremitäten und Stamm
  - Hände/Füße nicht betroffen
  - Schwere- u. Spannungsgefühl
  - Schmerzhaftigkeit bei Palpation
  - Ödeme nehmen im Tagesverlauf zu
  - Stemmer-Zeichen negativ
- Sono, CT, MRT

Therapie

- Liposuktion (nach erfolgloser konservativer Therapie)
- Plastisch-chirurgische Eingriffe
- Diuretikatherapie
- Bei psychischen Problemen durch Mobbingerfahrung, Diskriminierung oder Ausgrenzung aufgrund der Abweichung von Schönheitsidealen, Vermittlung an Psychotherapeuten

Hinweise zur Physiotherapie

- Kombinierte physikalische Entstauungstherapie (KPE): manuelle Lymphdrainage, Kompressionstherapie, Bewegungstherapie, Hautpflege
- Ernährungsberatung
- Körperliche Aktivität fördern
- Leitliniengerechte Therapie bei Adipositas (interdisziplinär)

Besondere Informationen

- Tritt nahezu ausschließlich bei Frauen auf
- Bei Männern konnten lipödemähnliche Veränderungen nur bei hormonellen Therapien, Hormonstörungen (z. B. Hypogonadismus) oder Leberzirrhose beschrieben werden
- Wegen der weit verbreiteten Unsicherheit bezüglich der Diagnosestellung geht man von einer hohen Dunkelziffer aus

Lungenarterienembolie

Kompletter o. teilweiser Verschluss einer Lungenarterie durch Einschwemmung eines Thrombus aus der peripheren, venösen Blutstrombahn.

Ursachen

- Zu 90 % Folge einer tiefen Bein- o. Beckenvenenthrombose
- Selten Fett-, Luft- o. Fruchtwasserembolus
- Luftembolie (durch Eindringen von Luft in Gefäßsystem verursachte Embolie): operative Eingriffe, Injektionen, Kanülierung großer Venen, offene Verletzungen im Thorax-, Hals- o. Kopfbereich, Eingriffe mit Insufflation von Gas o. Flüssigkeit

Symptome

- Bei kleineren Embolien häufig keine o. nur geringfügige Beschwerden
- » Je nach Ausmaß der Strombahnverlegung:
  - Plötzl. Atemnot, Atemfrequenz ↑, atemabhängige Thoraxschmerzen
  - Angst, Beklemmungsgefühl, Pat. ist blass u. kaltschweißig
  - Husten, evtl. mit blutigem Sputum
  - Kreislaufschock (Tachykardie, RR ↓)
  - Halsvenenstauung, ZVD ↑
- Eine fulminante Lungenembolie kann rasch tödl. enden

Diagnostik

- Anamnese, körperl. Untersuchung, klin. Bild, EKG, Rö-Thorax
- Labor: BGA, D-Dimere (nach Operationen/Verletzungen/bei Niereninsuffizienz können D-Dimere ebenfalls positiv sein)
- Echo, Perfusionsszintigrafie, CT, MRT, Pulmonalis-Angio

Therapie

- Je nach Ausmaß der Lungenembolie:
  - Antikoagulation (bei Rezidivneigung Dauertherapie mit Cumarin oder DOAKs [Direkte orale Antikoagulanzien], wie etwa Endoxaban)
  - Thrombolysetherapie mit Streptokinase o. rt-PA
  - Ggf. operative Embolektomie/Katheterverfahren
- Luftembolie: weiteren Lufteintritt vermeiden; Pat. ggf. in Kopftieflage und in Linksseitenlage bringen, 100 % O_2-Gabe, symptomatische Therapie, ggf. Reanimation; Herzpunktion o. Rechtsherzkatheter bei Luftansammlungen im rechten Herzen

Erstmaßnahmen bei Lungenembolie

- Arzt/Ärztin informieren
- Bettruhe, halbsitzende Lagerung, Ruhe u. Sicherheit vermitteln
- Analgesie (Morphium) u. Sedierung (Diazepam)
- O_2-Gabe (4–15 l/Min.) über Nasensonde o. Maske, ggf. Intubation u. Beatmung

- Vitalzeichenkontrolle, Pat. beobachten (Atmung, Bewusstsein)
- Antikoagulation mit Heparinbolus 5 000–10 000 IE i.v., danach 400–500 IE/kg KG

Hinweise zur Physiotherapie

- Pat. nicht alleine lassen, Arzt/Ärztin über Notruf verständigen
- Bei Schockzeichen Beine auf Herzniveau anheben, leichte Oberkörperhochpositionierung belassen, keine Kopftieflage des Pat., Intubations- und Reanimationsbereitschaft
- Prophylaxen, Unterstützung der Lebensaktivitäten je nach Zustand des Pat.
- Zur Entlassung: Pat. über Maßnahmen zur Thromboseprophylaxe beraten, bei Marcumarisierung: Ausweis, Ernährungsberatung

Besonderheiten beim alten Menschen

Bei noch zuhause lebenden alten Menschen: auch Angehörige beraten und aufklären

Besondere Informationen

- Komplikationen:
  - Lungeninfarkt
  - Pleuritis
  - Cor pulmonale
  - Weitere Embolien
- Prognose u. a. abhängig vom Ausmaß der Lungenembolie u. Zeitpunkt der Diagnosestellung: bei Vorliegen eines kardiogenen Schocks Letalität bei ca. 50 %

Lungenemphysem

Überblähung des Lungengewebes mit Elastizitätsverlust u. irreversibler Zerstörung von Alveolen.

Ursachen

- Folge chron. Lungenerkrankungen, z. B. chron. Bronchitis, Asthma bronchiale
- Altersbedingter Elastizitätsverlust des Lungengewebes (Altersemphysem)
- Angeborener Enzymdefekt (α_1-Antitrypsinmangel)
- Lungenresektion (Überdehnungsemphysem)

Symptome

- » Chron. Dyspnoe, unter Belastung zunehmend, evtl. Zyanose
- Husten, Auswurf, Giemen, Pfeifen, Brummen
- » Fassthorax
- » In Spätstadien Zeichen der Rechtsherzinsuffizienz

Diagnostik

- Anamnese, körperl. Untersuchung, klin. Bild, Anamnese, Auskultation, Perkussion
- Lufu, Rö-Thorax, EKG, Labor
- Ausschluss Alpha1-Antitrypsinmangel

Therapie

- Lungengewebsveränderungen irreversibel, Ziel: Erhalt noch gesunder Strukturen
- Behandlung der Grund- u. Folgeerkrankung, Raucherentwöhnung
- Antiobstruktive Therapie: Sympathikomimetika, Parasympatholytika, Theophylline, Kortikosteroide, Atemtherapie, physik. Therapie, ggf. O_2-Dauertherapie
- Langwieriger Entwöhnungsprozess bei Beatmung, daher strenge Indikationsstellung
- Antibiotika bei bakterieller Infektion, Pneumokokken- u. Influenzaimpfung
- Endstadium: Lungentransplantation
- Bei α_1-Antitrypsinmangel kausale Therapie durch Enzymersatz

Hinweise zur Physiotherapie

- ➤ Behandlung COPD

Besondere Informationen

- Zerstörung der Alveolen → Bildung immer größerer Emphysemblasen → Gasaustauschfläche ↓ → Totraumvergrößerung u. Ateminsuffizienz
- Komplikation: Rechtsherzinsuffizienz, Cor pulmonale, pulmonale Hypertension

Lungenödem

Ansammlung seröser Flüssigkeit in Lungeninterstitium u./o. Lungenalveolen.

Ursachen

- Kardiales Lungenödem: Erkrankungen des Herzens, z. B. chron. Herzinsuffizienz (v. a. Linksherzinsuffizienz), Myokardinfarkt
- Nichtkardiales Lungenödem: Folge entzündl., kolloidosmotischer o. toxischer Prozesse der Lunge, z. B. bei Lungenembolie, Intoxikation, Überwässerung

Symptome

- Zu Beginn spastische Atmung, Hustenreiz
- » Alveoläres Lungenödem: Auswurf von schaumig-blutigem Sputum, grobblasige, feuchte, brodelnde Rasselgeräusche
- Interstitielles Lungenödem: keine Rasselgeräusch, aber Giemen, nur im Röntgen als schmetterlingsförmige Ödem zu erkennen
- » Rasch zunehmende höchste Atemnot mit Erstickungsangst
- Brodelnde Atemgeräusche ohne Stethoskop hörbar (Distanzrasseln)
- » Zyanose, Tachykardie, RR ↓
- » Pat. blass, kaltschweißig, motorisch unruhig, Todesangst

Diagnostik

- Körperl. Untersuchung, Diagnosestellung zunächst klin., sofortige Erstversorgung
- Auskultation, EKG, BGA, später Rö-Thorax, Echo, Rechtsherzkatheter

Therapie

- Sofortiger Therapiebeginn ist lebensrettend, Intensivstation
- Kausale Ursachen beheben
- Beginn der nicht-invasiven Beatmung (CPAP)

Erstmaßnahmen bei akutem Lungenödem

- Arzt/Ärztin informieren
- Pat. beruhigen, Sicherheit vermitteln, Herzbettlagerung (Oberkörper hoch, Beine tief)
- Atemwege freihalten, ggf. endotracheale Absaugung
- O_2-Gabe 2–15 l/Min. (Nasensonde o. Maske)
- Vitalzeichenkontrolle
- 2 Hübe Nitrospray (bei Aortenstenose keine Nitrate!), Cave: RR ↓
- Anlage eines venösen Zugangs
- Nach AO: 20–80 mg Furosemid i. v., Morphin i. v. (5–10 mg), ggf. Katecholamine
- Behandlung auslösender Faktoren, ggf. nichtinvasive Beatmung u. Intubation

Hinweise zur Physiotherapie

- Pat. nicht allein lassen, Erkennen der Situation, über Notruf Arzt/Ärztin verständigen, Beginn der Erstmaßnahmen, intensivmedizinische Überwachung
- Bettruhe, dann langsame Steigerung der Mobilisation und sorgfältiger Pat.-Beobachtung

Besondere Informationen

- Aufgrund der Angst und zur Linderung der Atemnot häufige Sedierung mit Morphin

Magenkarzinom

Bösartiger Tumor der Magenschleimhaut; syn. Magenkrebs.

Ursachen

- Risikofaktoren:
  - Helicobacter-pylori-Gastritis, Autoimmungastritis
  - Magenerkrankungen, z. B. gutartige adenomatöse Magenpolypen
  - Familiäre Disposition
  - Alkohol- u. Nikotinabusus
  - Karzinogene in Nahrung, z. B. Nitrosamine
  - Krebsvorstufe z. B. Ménétrier-Syndrom
  - Genetische Risikofaktoren, z. B. Blutgruppe A
  - Erbliche Tumorsyndrome
  - Nahrungsmittel mit hohen Nitratgehalt

Symptome

- Lange symptomfrei o. symptomarm, evtl. unspezif. Beschwerden („empfindl. Magen“)
- » In späten Stadien:
  - Gewichtsabnahme, Leistungsknick, Abneigung gegen Fleisch, Druckgefühl im Oberbauch, Appetitlosigkeit
  - Chron. Blutverlust (Teerstühle), Anämie
  - Bei stenosierendem Karzinom: Übelkeit, Völlegefühl u. Erbrechen
  - Schmerzen

Diagnostik

- Gastroskopie mit Biopsie
- Endosono (Tumorwachstumstiefe?)
- Metastasensuche: Rö-Thorax, Sono-Abdomen, CT-Abdomen, ggf. Laparoskopie, ggf. Skelettszintigrafie
- Labor: BB, Tumormarker u. CA 72–4 zur Verlaufskontrolle

Therapie

- Operative Verfahren:
  - Standardverfahren: Gastrektomie mit Entfernung von Anteilen der Nachbarorgane
  - Ggf. präop. o. postop. Radiochemotherapie Magenteilresektion nur bei kleinen Tumoren in Kardia o. Antrum
- Palliative Therapie:
  - Erhaltung der Nahrungspassage durch endoskopisches Einsetzen eines Stents, Lasertherapie, Ernährungsfistel (PEG = perkutane endoskopisch kontrollierte Jejunistomie)
  - Schmerztherapie
- Immuntherapie (z. B. Antikörper)

Hinweise zur Physiotherapie

- Allg. postop. Überwachung und Kontrollen, frühe Mobilisation u. Atemtherapie
- Im Besonderen: korrekte Lage
- Grundsätze der onkolog. Therapie beachten
- Ernährungsberatung: mehr Kalorien, 8–10 kleine Mahlzeiten, langsam essen und gründlich kauen, nichts zu den Mahlzeiten trinken, ausreichende Flüssigkeitszufuhr vor oder nach den Mahlzeiten, Zucker in größeren Mengen vermeiden, Essen sehr sauber zubereiten, Verträglichkeit ausprobieren, evtl. Ernährungsprotokoll führen, regelm. Gewichtskontrolle
- Im Endstadium Prinzipien der palliativen Maßnahmen beachten

Besondere Informationen

- Meist Männer im 50.–70. Lj. betroffen, weltweit das fünfhäufigste Karzinom
- Metastasierung v. a. in Leber, Lunge, Knochen, Gehirn u. ins große Netz
- Helicobacter-pylori-Eradikation
- Ggf. genetische Diagnostik mögl.
- Je früher das Magenkarzinom erkannt wird, desto besser die Heilungschancen – Magenbeschwerden, die länger als 3 Wochen persistieren, erfordern eine Gastroskopie
- Gastrektomierte Pat. benötigen lebenslange Vitamin-B_{12}-Gabe als Depotspritze alle 3 Mon.

Mammakarzinom

Bösartiger Tumor der Brustdrüse; syn. Brustkrebs.

Ursachen

- Entartung des Brustdrüsengewebes, genaue Ursache unklar
- Risikofaktoren:
  - Genetische Disposition (BRCA-1- u. BRCA-2-Gen + weitere Gene)
  - Menarche vor 12. Lj., späte Menopause nach 50. Lj.
  - Keine Geburten bzw. erste Schwangerschaft nach 35. Lj.
  - Adipositas
  - Krebserkrankung von Uterus, Ovarien o. Darm
  - Mastopathie Grad III mit Zell-Atypien

Symptome

- » Leitsymptom: nicht druckschmerzhafter, meist derber Knoten in Brust
- Unverschieblichkeit der Haut über Knoten
- Orangenhautphänomen
- Einziehung der Haut, z. B. der Mamille
- Unterschiedl. Verhalten der Brüste beim Heben der Arme
- Sekretion aus Brustwarze
- » Ekzemartige Hautveränderungen, in späteren Stadien Ulzerationen
- » Hautrötung einer starken Entzündung ähnelnd → prognostisch sehr ungünstiges inflammatorisches Karzinom (massive Ausbreitung in Lymphspalten)

Diagnostik

- Körperl. Untersuchung, v. a. Lokalbefund der Brust
- Blut: BSG, BB, Leberwerte, Tumormarker, Bestimmung der Geschlechtshormone
- Sono, Mammografie, ggf. MRT mit Kontrastmittel
- Familienanamnese, Genexpressionstest
- Diagnosesicherung durch Biopsie (häufigsten Adenokarzinom)
- Metastasensuche: Sono-Abdomen, Rö-Thorax, CT, Skelettszintigrafie (Knochen häufigster Sitz von Metastasen), PET-CT

Therapie

- Multimodales Therapiekonzept bestehend aus operativer Therapie, Strahlen-, Chemo-Hormon-Therapie
- Grundlage der Therapie = operative Tumorentfernung
- Je nach Tumorgröße u. Stadium verschiedene OP-Verfahren:
  - Brusterhaltende Verfahren, z. B. Quadrantektomie, Segmentresektion, Lumpektomie (früher stets Resektion der axillären LK, heute meist nur bei befallenem Sentinel-LK, bei Brusterhalt immer post. Strahlenbehandlung der Restbrust)

- Mastektomie (Brustamputation), meist modifizierte radikale Mastektomie: Entfernung der Brustdrüse mit Achsel-LK u. Erhalt der Brustmuskeln
- Verfahren zur Brustrekonstruktion, z. B. Büstenhalterprothesen, implantierbare Prothesen, autologe Rekonstruktion

Hinweise zur Physiotherapie

- Lymphödemprophylaxe auf der operierten Seite: Armumfangsmessung, Hochpositionierung des Arms, Betätigen der Muskelpumpe/Bewegungsübungen, Arm nicht dauerhaft herabhängen lassen, nicht schwer heben, keine Blutdruckmessung, keine i. v.-Zugänge, Verletzungen, Wärme und direkte Sonne vermeiden, bei Stauung: Kompressionsverband o. maßgefertigten Kompressionsstrumpf tragen
- Pneumonie- und Kontrakturenprophylaxe, da Gefahr von Schonatmung und Schonhaltung
- Verlust der Brust ist einschneidendes Erlebnis für eine Frau und wird als tiefer Eingriff in die Weiblichkeit wahrgenommen → Gespräche ermöglichen, Aufbau Selbstwertgefühl, Gesprächskreise u. Selbsthilfegruppen vermitteln, ggf. Psychoonkologen/ Breast Care Nurse einbeziehen

Besondere Informationen

- Häufigster maligner Tumor bei Frauen
- Auch Männer können betroffen sein, oft dann lange verkannt und schlechte Prognose; 1 von 100 Mamma-Karzinom-Pat. ist ein Mann

Masern

Meldepflichtige akute Virusinfektion; syn. Morbilli.

Ursachen

- Erreger: Masern-Virus (Morbilli-Virus), hochgradig ansteckend
- Übertragung: Aerosole, auch über große Entfernungen

Symptome

- » Prodromalstadium (ca. 4 Tage): mäßiges Fieber, Husten, Schnupfen; Pharyngitis mit Angina, Konjunktivitis mit Lichtscheu; Koplik-Flecken (kleine weiße Stippchen der Wangenschleimhaut in Höhe der Backenzähne)
- Anschließend Fieberabfall (1–2 Tage), erneut Fieberanstieg » auf 40 °C u. » typisches Masernexanthem (meist hinter Ohren beginnend, breitet sich über Körper aus, zunächst kleine rote Papeln, später größere Flecken o. flächige Rötungen)
- Nach 3–5 Tagen Abklingen des Exanthems, rasche Entfieberung

Diagnostik

- Klin. Bild, Labor zur Bestätigung

Therapie

- Nur symptomatische Behandlung mögl.
- Ggf. Postexpositionsprophylaxe

Hinweise zur Physiotherapie

- Symptome v. a. bei Kindern deuten können, Allgemeinbefinden stark beeinträchtigt
- In Erst-Kontakt-Praxis: Behandlungsverbot für Physiotherapeuten
- Im Krankenhaus Isolierung und Schutzmaßnahmen beachten (Mundschutz, Schleusen)

Besondere Informationen

- Inkubationszeit: 8–14 Tage
- Ca. 7 Tage vor Exanthemausbruch bis zum Abklingen des Exanthems hohe Ansteckungsgefahr, Isolation, kein Besuch von Gemeinschaftseinrichtungen
- Komplikationen: Masernpneumonie, Masernenzephalitis (1:1 000, gefährlichste Akutkomplikation)
- Prophylaxe: Schutzimpfung, STIKO-Empfehlung f. Kinder ab 11.–14. Lebensmonat
- Mit zunehmendem Alter erschwerter Verlauf
- In den meisten Ländern meldepflichtig

Mastitis

Brustdrüsenentzündung, meist im Wochenbett.

Ursachen

- 90 % Staphylococcus aureus
- Eintrittspforte: kleine Einrisse (Rhagaden) in Brustwarze u. Warzenvorhof
- Übertragung aus keimbesiedelten Nasenrachenraum von Mutter, Krankenhauspersonal o. Kind (beim Stillen) o. direkte Kontamination durch mangelnde Hygiene
- Begünstigend: Milchstau durch ungenügende Entleerung der Brust
- Mastitis nonpuerperalis (außerhalb der Stillzeit auftretend): erhöhter Prolaktinspiegel, z. B. durch prolaktinproduzierende Hypophysentumoren, Psychopharmaka, Verletzung des Brustgewebes (z. B. Stöße)

Symptome

- » Schmerzhafte Schwellung der Brust mit regionaler Überwärmung u. Rötung (meist einseitig)
- » Häufig hohes Fieber, allg. Krankheitsgefühl mit Kopf- u. Gliederschmerzen
- » Begleitend Schwellung der Achsel-LK
- Evtl. Abszessbildung nach 1–3 Tagen (in 4–12 % aller Fälle)

Diagnostik

- Klin. Bild, Bestimmung der Entzündungszeichen (BB, CRP) im Blut
- Sono bei V. a. Abszessbildung
- Bei Mastitis nonpuerperalis immer Ausschluss eines Mammakarzinoms

Therapie

- Frühphase:
  - Brust kühlen
  - Evtl. Hemmung der Milchbildung (Prolaktinhemmer)
  - Weiter stillen, gute Brustentleerung (sehr schmerzhaft, aber wirksamste Therapie)
- Fortgeschrittene Mastitis:
  - Bei anhaltendem Fieber (über 24–48 Std.) systemische Antibiotikatherapie, z. B. Flucloxacillin
  - Nach Einschmelzung des Abszesses sonogesteuerte Punktion o. radiäre Inzision, zusätzl. Antiphlogistika
  - Ggf. Stillpause

Hinweise zur Physiotherapie

- Patientin zu effektiver Brustentleerung durch häufiges u. korrektes Anlegen anleiten
  - Zusätzl. Ausstreichen der Milch von Hand o. mittels Pumpe
  - Evtl. mit Brustwarzenschoner
- Ruhigstellen der Brust: Hochbinden, fester BH
- Beratung: vor Anlegen des Kindes Wärmebehandlung vornehmen, nach dem Stillen Kühlung zur Schmerzlinderung u. Abschwellung, z. B. Quarkumschläge, Kühlpacks
- Ruhephasen einhalten, nach Möglichkeit Bettruhe

Besondere Informationen

- Eine der häufigsten Komplikationen des Wochenbetts
- Beginn meist 8–12 Tage nach Geburt, kann aber während gesamter Stillzeit auftreten

Mastoiditis

Entzündung der Schleimhäute des Warzenfortsatzes (Mastoid).

Ursachen

- Komplikation einer akuten Otitis media, meist durch inkonsequente Antibiotikatherapie, auch gefördert durch erschwerten Sekretabfluss, Virulenz der Erreger, geschwächte Abwehrlage
- Eiteransammlung führt zur Einschmelzung knöcherner Zellwände im Warzenfortsatz (Knochen hinter dem Ohr)

Symptome

- Symptome der akuten Otitis media bestehen über 2 Wo. fort o. treten erneut u. evtl. verstärkt auf, erneuter Fieberanstieg
- Rahmig-eitriger Ausfluss, zunehmende Verschlechterung des Gehörs
- Ständig pochender Schmerz u. Druckschmerz über dem Mastoid, Rötung u. Abstehen der Ohrmuschel

Diagnostik

- Klin. Bild, Röntgen, CT
- Blut: Entzündungszeichen (BSG ↑, CRP ↑, Leukozytose)
- Kultur von Ohrsekret

Therapie

- Bei geringer Ausprägung kann eine stationäre Antibiotikagabe i. v. für 7 Tage versucht werden, derzeit wird aber das operative Vorgehen aufgrund der Komplikationsrate bevorzugt; Trommelfellschnitt (Parazentese); Einlage eines Paukenröhrchens; abschwellende Nasentropfen
- Im fortgeschrittenen Stadium operative Ausräumung der Warzenfortsatzzellen (Mastoidektomie)

Hinweise zur Physiotherapie

- Symptome deuten können → schwerwiegende Komplikationen
- Bis Entzündung vollständig ausgeheilt ist u. bei liegendem Paukenröhrchen darf kein Wasser ins Ohr kommen

Besondere Informationen

- Ernste Erkrankung wegen Gefahr endokranieller Komplikationen, z. B. Hirnabszess, Meningitis

Melanom, malignes

Bösartigster Hauttumor, von den Pigmentzellen (Melanozyten) ausgehen, aggressives Wachstum, frühe Metastasierung.

Ursachen

- Ausgehend von pigmentbildenden Zellen der Haut u. Schleimhaut (Melanozyten), Schädigung der Zellen vermutl. durch UV-Strahlen
- Entartung im Bereich vorbestehender Nävuszellnävi
- Risikofaktoren: heller Hauttyp u. UV-Licht, hohe Anzahl (> 30) von Pigmentnävi, ausgedehnte (> 2 cm) angeborene Pigmentnävi, hohe Anzahl atypischer Pigmentnävi, familiäre Belastung, Störung der DNA-Reparatur, z. B. Xeroderma pigmentosum

Symptome

- Lokalisation: bei Frauen häufig Beine betroffen, bei Männern bevorzugt am Stamm
- » Beurteilung verdächtiger Pigmentmale nach ABCDE-Regel:
  - **A**symmetrie des Herdes
  - **B**egrenzung unscharf, unregelm., polyzyklisch
  - **C**olorierung unterschiedl. Farbnuancen (hellbraune, rötl., schwarze Anteile)
  - **D**urchmesser > 5 mm bzw. schnelles Wachstum
  - **E**rhabenheit über Hautniveau
- Zusätzl. Kriterien: rasche Größenzunahme, Jucken, Blutungsneigung
- Fehlen der Pigmentierung bei amelanotischen Melanomen (selten), daher schwer erkennbar

Diagnostik

- Inspektion (Lupenvergrößerung, Dermatoskop)
- Histolog. Untersuchung nach chirurg. Entfernung des gesamten Pigmentmals
- Autofluoreszenz der Haut
- Keine Probe-Entnahme wegen Gefahr der Metastasierung
- Metastasensuche: CT, MRT, Sono, PET-CT
- Komplette Untersuchung der gesamten Haut, inkl. Genitalbereich

Therapie

- Chirurg. Entfernung des gesamten Pigmentmals mit ausreichendem Sicherheitsradius und der Wächterlymphknoten
- Bei fortgeschrittenen Stadien Chemo- u. Immuntherapie, ggf. palliative Bestrahlung von Hirn- u. Knochenmetastasen

Hinweise zur Physiotherapie

- Jeder Tumorerkrankte bedarf einer einfühlsamen Betreuung
- Palliativtherapeutische Maßnahmen im fortgeschrittenen Stadium

- Beratung: Vermeidung von langer UV-Exposition bzw. nur mit Hautschutz, bei wenig Haaren Kopfbedeckung tragen, regelm. Selbstkontrolle, Inanspruchnahme der Hautkrebs-Früherkennung ab dem 35. Lj. alle zwei Jahre, regelm. Nachsorge

Besondere Informationen

- Altersgipfel zwischen 30. u. 60. Lj.
- Eindringtiefe des Melanoms ist prognostisch bedeutsam: ohne Eindringen in Unterhaut u. ohne Metastasierung liegt 10-Jahres-Überlebensrate bei 90 %; bei Fernmetastasen sinkt 10-Jahres-Überlebensrate < 5 %
- Frühe Metastasierung über Lymph- und Blutbahn mit vielen metastasierenden Tochtergeschwülsten

Meningitis

Entzündung der Hirnhäute (Meningen); syn. Hirnhautentzündung.

Ursachen

- Bakterien: v. a. Pneumo- u. Meningokokken, selten Streptokokken, Listerien, Staphylokokken, Pseudomonas u. a.; bei Kindern auch Hämophilus influenzae, E. coli
- Viren, z. B. Herpes-simplex-Viren, Enteroviren, Mumpsviren, FSME-Virus
- Selten Pilze o. Parasiten

Symptome

- » Meningeales Syndrom: hohes Fieber (nicht immer vorhanden), Übelkeit, Erbrechen, unerträgl. Kopfschmerzen, Licht- u. Geräuschempfindlichkeit, Nackensteife, Opisthotonus, Bewusstseinsveränderung bis Koma
- » Bei Meningokokken-Meningitis petechiale Hautblutungen mit plötzlicher, deutlicher AZ-Verschlechterung typisch
- Klin. Bild bei Kindern u. alten Menschen oft uncharakteristisch; Meningismuszeichen können fehlen

Diagnostik

- Anamnese u. klin. Meningitiszeichen: Brudzinski-, Kernig- u. Lasègue-Zeichen; bei Säuglingen vorgewölbte Fontanelle
- Anamnese: Pneumonie oder Schädelhirntrauma in Anamnese?
- Lumbalpunktion zur Liquordiagnostik, wenn CCT zum Hirndruckausschluss erfolgte (Zellzahl, Eiweißgehalt, ggf. Erregernachweis, kontraindiziert bei zerebralen Raumforderungen o. erhöhtem intrakraniellen Druck)
- Blut: Entzündungszeichen (BSG ↑, CRP ↑, Leukozytose), Blutkulturen
- Im Verlauf Suche nach Eintrittspforte: Entzündungen von Nasennebenhöhlen, Frakturen der Schädelbasis u. a.
- CT, MRT → zum raschen Ausschluss einer Herpes-Meningoenzephalitis

Therapie

- Bei bakterieller Ursache: Antibiotikatherapie direkt nach Abnahme von Blut- u. Liquorkultur, ggf. Wechsel nach Vorliegen des Antibiogramms
- Kortikosteroide bei Pneumokokken-Verdacht
- Bei Meningokokken-Infektion: Mitbehandlung der Kontaktpersonen
- Bei viraler Ursache: Virostatika

- Symptomatisch, z. B. Hirndrucktherapie (z. B. Mannitol), antiepileptische Therapie, ggf. Beatmung, Shunt-System

Hinweise zur Physiotherapie

➢ Enzephalitis

Besondere Informationen

- Verdacht: Meldepflicht an Gesundheitsamt
- Komplikationen z. B. Hirnabszess, Hirnnervenschädigung, Sepsis, Hydrozephalus, Epileptische Anfälle
- Ggf. Folgeschäden, z. B. Schwerhörigkeit, Epilepsie
- Isolation bei Meningokokken-Infektion → Chemoprophylaxe für alle Kontaktpersonen mit einmaliger Einnahme von z. B. Ciprofloxacin

Mesenterialinfarkt

Ischämische Darmnekrose durch Verschluss der Mesenterialarterien.

Ursachen

- Arteriosklerotische Veränderungen der Mesenterialgefäße mit lokaler Thrombose (häufig generalisierte Arteriosklerose) – führt zu Infarzierung und Nekrotisierung des betroffenen Darmabschnitts
- 85 % an Arteria mesenterica superior
- Thromboembolien aus Aorta u. Herz, z. B. bei Vorhofflimmern, Endokarditis
- Gefäßabschnürung, z. B. Volvulus

Symptome

- » Akut einsetzende heftigste Bauchschmerzen, Übelkeit, Erbrechen, evtl. blutige Durchfälle u. Schocksymptomatik
- Initialstadium: initial keine Abwehrspannung, aber schlechter AZ
- Latenzstadium: nach ca. 6 Std. Intervall mit erträgl. Schmerzen („fauler Frieden")
- Stadium der irreparablen Darmnekrose: im weiteren Verlauf paralytischer Ileus u. Peritonitis, akutes Abdomen, Schocksymptomatik

Diagnostik

- Anamnese, körperl. Untersuchung, Rö-Abdomen
- Suche nach Emboliequellen: EKG, Echo (intrakardiale Thromben)
- Blut: Entzündungswerte ↑, Laktat ↑, metabolische Azidose, CK ↑, LDH ↑
- Duplex- u. Doppler-Sonografie, MR-Angio

Therapie

- Sofortige OP zur Revaskularisierung: möglichst Embolektomie, bei Infarzierung Resektion nekrotischer Darmbezirke
- Postop. medikamentöse Therapie: Heparin, Analgesie
- Zumeist 24 h nach erster OP erneute Second-look-Operation

Hinweise zur Physiotherapie

- Postop. intensivmedizinische Betreuung: Prophylaxen durchführen, Mobilisation

Besondere Informationen

- Komplikationen:
  - Peritonitis
  - ARDS
  - Akutes Nierenversagen
  - Sepsis
- Oft zu späte Diagnose mit Letalität von 70–90 %

Migräne

Rezidivierender anfallsartiger Kopfschmerz, der meist halbseitig auftritt u. häufig von vegetativen u. neurolog. Symptomen begleitet ist.

Ursachen

- Genaue Ursache unklar
- Mögl. Ursache:
  - Störung des Serotonin-Gleichgewichts im Gehirn
  - Trigeminovaskulärer Reflex
  - Genetische Veranlagung
- Auslösende Faktoren: Stress, Medikamente, hormonelle Schwankungen, Schlafmangel, Genuss- o. Nahrungsmittel

Symptome

- Oft Vorbotensymptome: z. B. Müdigkeit, Geräuschempfindlichkeit, virtuelle Skotome, Aura
- » Halbseitige pulsierende Kopfschmerzanfälle, die Std. bis Tage andauern können
- Beginn häufig nachts o. morgens
- Vegetative Begleitsymptome, z. B. Übelkeit, Erbrechen, Schweißausbruch, Licht- u. Geräuschempfindlichkeit
- » Migräne mit Aura: vor Schmerzphase kurzzeitige neurolog. Funktionsstörungen, z. B. Sehstörungen, Gesichtsfeldausfälle, Sensibilitätsstörungen, Lähmungen

Diagnostik

- Klin. Bild, Kopfschmerztagebuch, ggf. apparative Diagnostik zum Ausschluss anderer Erkrankungen
- Muss mind. schon 5-mal aufgetreten sein für Diagnosestellung

Therapie

- Auslösefaktoren meiden, Entspannungsübungen, geregelter Tagesablauf, Akupunktur
- Akutbehandlung:
  - Zu Beginn Arzneimittel gegen Übelkeit
  - Schmerzmittel in schnell resorbierbarer Form, z. B. ASS, Paracetamol (bei Kindern Mittel der Wahl, nie ASS geben)
  - Serotonin-1-Antagonisten bei stärkeren Schmerzen, unterdrücken Transmitterstörung im Bereich der Hirnarterien
  - Bei mehr als 3 Migräneanfällen im Mon. oder > 7 Tage pro Monat Beschwerden zur Migräneprophylaxe Medikation mit β-Blocker o. Kalziumantagonisten ggf. Antiepileptika

Hinweise zur Physiotherapie

- Empfehlung bei akutem Anfall: Reizabschirmung (dunkler, ruhiger Raum), kühlender Umschlag auf Stirn, Schlaf ermöglichen

- Beratung und Prävention: Führen eines Kopfschmerzkalenders zur Identifikation von Auslösern, die vermieden werden können, Entspannung- und Stressbewältigungstechniken erlernen, Bewegung/Ausdauersport

Besonderheiten beim Kind

Symptome bei Kleinkindern und Kindern bis etwa 10 Jahren häufig unspezifisch – bei wiederkehrenden Bauchschmerzen und Schwindel an Migräneanfall denken

Besondere Informationen

- Frauen sind ca. 3-mal häufiger als Männer betroffen

Mitralklappenstenose

Verengung der Mitralklappenöffnung, die zu einer gestörten Füllung des linken Ventrikels während der Diastole führt; syn. Mitralstenose.

Ursachen

- Rheumatisches Fieber (bei 80–90 % in Anamnese) mit Endokarditis (in Industriestaaten abnehmend, dort zumeist aufgrund von altersbedingter Kalzifizierung)
- Weitere Ursachen: abgeheilte infektiöse Endokarditis, Vorhofmyxom, Karzinoid, systemische Lupus Erythematodes
- Angeboren (selten)

Symptome

- Facies mitralis (rötl.-zyanotische Wangen; „Mitralbäckchen“)
- » Belastungsdyspnoe, später nächtl. Dyspnoe (Schlaf mit erhöhtem Oberkörper), Hämoptoe, pulmonale Hypertonie
- » Leistungsminderung aufgrund von Herzzeitvolumen (HZV) ↓
- » Husten, evtl. blutiges Sputum (Hämoptysen), Lungenödem, periphere Zyanose
- Im höheren Stadium » Rechtsherzinsuffizienz, Vorhofflimmern, systemische Embolien in alle arteriellen Stromgebiete
- Venöser Rückstau, gestaute Halsvenen, Stauungsleber-/nieren, Ödeme

Diagnostik

- Anamnese (rheumatisches Fieber?)
- Körper. Untersuchung, Auskultation (diastolisches Geräusch), Inspektion
- EKG, Rö-Thorax, Echo-Verfahren, Herzkatheter

Therapie

- Konservativ: Hypo- o. Hypervolämie vermeiden, Kochsalzrestriktion, angepasste körperl. Belastung, Kontrolluntersuchungen
- Je nach Symptomatik > Herzinsuffizienz, > Herzrhythmusstörungen
- Interventionelle Erweiterung der Klappe (Ballonvalvuloplastie)
- Operativ: Kommissurotomie (Trennen verwachsener Klappen), Mitralklappenrekonstruktion o. -ersatz
- Thromboseprophylaxe

Hinweise zur Physiotherapie

- OP am Herzen für Pat. immer Ausnahmesituation, deshalb Pat. mit viel Einfühlungsvermögen auf OP vorbereiten, Ängste u. Befürchtungen ernstnehmen, Sicherheit vermitteln
- Prä- und postop. Therapie > Aortenklappenstenose

Besondere Informationen

- 5-Jahres-Überlebensrate nach Mitralklappenersatz: 80 %
- Schweregradklassifizierung nach Grad der Stenose (Klappenöffnungsfläche)
- Bei mechanischer Klappe lebenslang Antikoagulation
- Komplikation:
  - Herzinsuffizienz
  - Embolien

Morbus Basedow

Autoimmunerkrankung, bei der sich Autoantikörper (AK) gegen den TSH-Rezeptor in der Schilddrüse (SD) richten; syn. Basedow-Krankheit.

Ursachen

- Autoimmunerkrankung: Auto-AK gegen TSH-Rezeptoren (TRAK) regen Synthese von SD-Hormonen an

Symptome

- ❯ Zeichen der Hyperthyreose mit diffuser Struma
- Zeichen der immunbedingten endokrinen Orbitopathie: Hervortreten des Augapfels aus Augenhöhle (Exophthalmus), seltener Lidschlag, Verschlechterung des Sehvermögens
- Ggf. erhöhte Herzfrequenz
- ❯ Thyreotoxische Krise > Hyperthyreose
- Myxödem in 5 % der Fälle (nicht eindrückbare Ödembildung v. a. prätibial)

Diagnostik

- Bestimmung der SD-Hormone im Blut: fT_3 ↑, fT_4 ↑, TSH ↓, Auto-AK-Suche (TRAK)
- Sono: Größe, Ausdehnung, Entzündung, Knoten?
- Szintigrafie erfasst autonome SD-Bezirke

Therapie

- Therapie der Hyperthyreose mit Thyreostatika
- Bei ausbleibender Remission ggf. Radiojodtherapie o. Strumaresektion

Hinweise zur Physiotherapie

- > Hyperthyreose

Besondere Informationen

- In 40 % der Fälle kommt es zu einer Heilung
- Komplikation: thyreotoxische Krise

Morbus Bechterew

Seronegative Spondylarthritis mit Hauptmanifestation an der Wirbelsäule einschl. Sakroiliakalgelenke; syn. Spondylitis ankylosans.

Ursachen

- Unbekannte Ursache, vermutl. genet. Faktoren, in 90 % der Fälle HLA-B27 positiv

Symptome

- Frühsymptome:
  - Tiefsitzender Rückenschmerz, frühmorgendl. Schmerzmaximum zwingt Pat. zum Aufstehen, Besserung nach Bewegung; Klopf-/Verschiebeschmerz im Iliosakralgelenk
  - Nächtl. u. morgendl. Steifigkeit, schmerzhafte u. entzündete Sehnenansätze
- Mögl. Spätsymptome:
  - Beteiligung peripherer Gelenke, v. a. untere Extremitäten u. große Gelenke
  - Schmerzen beim Husten, Niesen, Pressen
  - » Wirbelsäulenversteifung bis zur fixierten Kyphose
  - » Thoraxversteifung mit eingeschränkter Atmung
  - » Charakteristische Haltung: stark vorgebeugter Rumpf, Beugestellung der Hüft- u. Kniegelenke, starke Mitbewegungen der Arme beim Gehen

Diagnostik

- Anamnese, körperl. Untersuchung, klin. Bild, typische Veränderungen der Wirbelsäule im Rö-Bild, MRT
- Diagnosekriterien der ESSG (European Spine Study Group)
- Labor: Entzündungszeichen (BSG ↑, CRP ↑) HLA-B27 positiv

Therapie

- Symptomatische Therapie
- Lebenslang tgl. physiotherapeutische Übungen
- Medikamentöse Schmerz- u. Entzündungshemmung, z. B. NSAR, Analgetika; bei Beteiligung peripherer Gelenke Basistherapie mit Sulfasalazin; bei hochentzündl. Verläufen Immunsuppressiva u. TNF-α-Blockade
- Ggf. im Endstadium Aufrichtungs-OP der Wirbelsäule

Hinweise zur Physiotherapie

- Maßnahmen zur Schmerzlinderung anbieten, z. B. Massagen, Kälte- u. Wärmetherapie, TENS (transkutane elektrische Nervenstimulation), nächtliches Umhergehen ermöglichen
- Pat. über Stellenwert eines konsequenten Bewegungstrainings informieren

Besondere Informationen

- Erkrankungsbeginn v. a. im 16.–40. Lj., Männer doppelt so häufig betroffen wie Frauen
- Schubweiser, sehr unterschiedl. Verlauf, meist über Jahrzehnte
- Erkrankung nicht heilbar, kann aber in jedem Stadium zum Stillstand kommen v. a. durch konsequente Physiotherapie/Sport kann Invalidierung vermieden werden
- Prognose: bessere Prognose bei weibl. Geschlecht u. später Erstmanifestation

Morbus Crohn

Chron. Entzündung, die im gesamten Gastrointestinaltrakt auftreten kann; syn. Enterocolitis regionalis, Crohn-Krankheit.

Ursachen

- Ursache ungeklärt, diskutiert werden genet. Veranlagung, autoimmunol., immunolog. u. psychosomatische Faktoren, Umweltfaktoren

Symptome

- Allmähl. Beginn, schubweiser Verlauf
- 3–6 Durchfälle tgl., krampfartige Bauchschmerzen variabler Lokalisation
- » Fieber im akuten Schub, Gewichtsabnahme
- » Appendizitisähnl. Symptomatik (➤ Appendizitis)
- Laktoseintoleranz bei 30 % der Pat.
- Extraintestinale Manifestation an Haut, Augen, Gelenken, Leber

Diagnostik

- Anamnese, körperl. Untersuchung, Sono
- Häufigste Lokalisation im terminalen Ileum: Ileokoloskopie mit histolog. Untersuchung, Ausschluss weiterer Herde durch Endoskopie des oberen Gastrointestinaltrakts
- Blut: Entzündungszeichen (BSG ↑, CRP ↑, Leukozytose, Anämie)
- Stuhlkultur u. Serologie zum Ausschluss infektiöser Ursachen, z. B. Salmonellen
- DD: Kolitis anderer Ursache, Colitis ulcerosa, Divertikulitis, Darm-Tuberkulose, Yersinien-Infektion

Therapie

- Im akuten Schub:
  - Medikamentös: je nach Befall u. Aktivität Glukokortikoide, Immunsuppressiva
  - Ausgleich der Elektrolyt- u. Flüssigkeitsverluste
  - Diätetisch: ballaststofffreie Diät, niedermolekulare o. parenterale Ernährung, laktosefreie Kost bei Unverträglichkeit (in 30 % der Fälle)
- Operative Therapie bei Komplikationen: hohe Rezidivrate, daher sparsame Resektion
- Komplementäre Therapien, z. B. Probiotika (E. coli Nissle), Psychotherapie
- Rauchverzicht

Hinweise zur Physiotherapie

➤ Colitis ulcerosa

Besondere Informationen

- Entzündung umfasst alle Wandschichten; segmentaler Befall (häufig terminales Ileum u. proximales Kolon)

- Prognose: selten Heilung; unter optimaler Therapie normale Lebenserwartung
- Regelmäßige Koloskopien erforderlich, da erhöhtes Entartungsrisiko
- Komplikationen:
  - Stenosen/Ileus
  - Toxisches Megakolon
  - Fistelbildung
  - Abszesse
  - Malabsorption mit Gewichtsverlust
  - Selten Perforation u. Entartung
  - Amyloidose
  - Wachstumsstörungen bei Kindern
- Krankheitsbeginn meist zwischen 20. u. 30. Lj.

Morbus Menière

Innenohrerkrankung, meist anfallsartig auftretend; syn. Menière-Krankheit.

Ursachen

- Annahme: Elektrolytstörung zwischen Endo- u. Perilymphe (endolymphatischer Hydrops)

Symptome

- Schubweiser Verlauf
- » Symptomtrias (Menière-Trias): Drehschwindel, Schwerhörigkeit, Tinnitus
- » Drehschwindel setzt plötzlich ein; hält Min. bis Std. an, geht oft mit Übelkeit und Erbrechen einher
- » Schwindel kann sehr stark sein; führt oft zu Stürzen
- Schwitzen
- » Ausgeprägte Angstzustände
- » Hörstürze
- » Nystagmus

Diagnostik

- Klin. Untersuchung, Hör- und Gleichgewichtsprüfung, z. B. Tonaudiogramm, BERA-CT
- MRT zum Ausschluss anderer Erkrankungen
- DD: Akustikusneurinom, Hörsturz, ischämischer Schlaganfall

Therapie

- Akutstadium: i. d. R. stationäre Aufnahme, Infusionstherapie mit durchblutungsfördernden Substanzen
- In schweren Fällen: operative Ausschaltung des Gleichgewichtsorgans

Hinweise zur Physiotherapie

- Pat. im Akutstadium wegen Sturzgefahr nicht alleine aufstehen lassen
- Beobachtung bei der Mobilisation
- Schwindeltraining

Besondere Informationen

- Hörvermögen nimmt mit zunehmender Krankheitsdauer u. rezid. Anfällen ab

Morbus Osgood-Schlatter

Tibiale Osteochondritis.

Ursachen

- Nicht vollständig geklärt, es wird eine Überlastung des M. quadriceps während der Wachstumsphase vermutet
- Ständige Zugbelastung an der Patellarsehne

Symptome

- Schmerzen im Bereich des vorderen Knies
- Proximale Schwellung der Tibia
- Schmerzen treten v. a. bei sportlichen Aktivitäten auf

Diagnostik

- Anamnese, klin. Untersuchung
- Röntgen, Sono

Therapie

- Meist konservativ: nichtsteroidale Antiphlogistika
- Sehr selten: chirurgischer Eingriff

Hinweise zur Physiotherapie

- Schmerzlindernde Maßnahmen (z. B. Kälte)
- Stärkung und Dehnung des M. quadriceps
- Angepasstes Krafttraining

Besondere Informationen

- Altersgipfel liegt bei Jungen zwischen 13 u. 14 Lj. und bei Mädchen zwischen 10. u. 11. Lj.
- Jungs sind häufiger betroffen als Mädchen
- Symptome lassen nach, sobald volle Knochenreife erreicht ist

Morbus Paget

Lokalisierte Knochenkrankheit mit übermäßigem Knochenumbau u. mechanischer Minderwertigkeit des Knochens; syn. Osteodystrophia deformans.

Ursachen

- Unklare Ursache, diskutiert werden genet. Disposition (in 30 % Genmutationen nachweisbar) u. Slow-Virusinfektionen

Symptome

- ⅓ asymptomatische Verläufe
- Schmerzen in befallenen Skelettabschnitten, v. a. Becken, Kreuzbein, Femur, Tibia (Säbelscheiden-Tibia), Lendenwirbelsäule
- Bei Befall des Schädels Zunahme des Kopfumfangs
- » Lokale Hyperthermie, Muskelkrämpfe, Knochendeformitäten, erhöhtes Frakturrisiko
- » Sensibilitätsstörungen u. Paresen durch Nerven- u. Rückenmarkskompression

Diagnostik

- Häufig Zufallsbefund
- Röntgen, Skelettszintigrafie, ggf. Knochenbiopsie
- Erhöhte knochenspezifische alkalische Phosphatase (AP) im Labor (AP-Verlauf = guter Parameter für Krankheitsaktivität)
- Aminosäuren im Urin

Therapie

- Medikamentös: Hemmung des Knochenabbaus durch Bisphosphonate u. Kalzitonin, Vitamin D
- Symptomatische Therapie, z. B. Analgetika, physik. Maßnahmen
- Schwere Fälle: operative Therapie (z. B. Hüftgelenksersatz)

Hinweise zur Physiotherapie

- Anleitung zum Umgang mit Orthesen, Korsett, Sturzprophylaxe
- Anleitung zur Förderung der körperlichen Aktivität (z. B. angepasstes Krafttraining)

Besondere Informationen

- Altersgipfel 60. Lj., Männer häufiger als Frauen betroffen
- Komplikationen:
  - Arthrose
  - Hyperkalzämie, Nierensteine
  - Maligne Entartung (< 1 %) Osteosarkom
  - Schwerhörigkeit bei Schädelbefall
  - Nervenwurzelkompressionen bei Wirbelsäulenbefall

Morbus Parkinson

Neurodegenerative Erkrankung des extrapyramidalen Systems.

Ursachen

- Fortschreitender Verlust dopaminproduzierender Zellen → Dopaminmangel u. Azetylcholinüberschuss im Gehirn
- Zu 75 % primäre Form: unbekannte Ursache
- Zu 25 % symptomatische bzw. sekundäre Form (Parkinson-Syndrom): Arzneimittel, z. B. Neuroleptika; Hirnarteriosklerose, Entzündungen, Intoxikationen, Hirntumoren, Schädelhirntrauma, Stoffwechselstörungen (M. Wilson)

Symptome

- » Hauptsymptomatik:
  - Tremor: Ruhetremor, v. a. an Händen („Pillen drehen"), verstärkt bei Aufregung
  - Rigor: Steifigkeit der Muskulatur durch gesteigerten Muskeltonus
  - Hypo- o. Akinese: Maskengesicht, kleiner werdende Schrift, kleinschrittiger schlurfender Gang, vorgebeugte Körperhaltung, beim Gehen nicht mitschwingende Arme
- Weitere Symptome:
  - Vegetative Störungen, z. B. Speichelfluss, vermehrte Talgproduktion (Salbengesicht), Schwitzen
  - Psychische Störungen, z. B. depressive Zustände, geistige Verlangsamung
  - On-Off-Phasen: Zeiten guter Beweglichkeit (On-Phase); Zeiten schlechter Beweglichkeit (Off-Phase)

Diagnostik

- Anamnese, körperl. Untersuchung, klin. Bild, CT, MRT, EEG, SPECT-Untersuchung (Darstellung des Dopaminstoffwechsels)
- L-Dopa-Test
- DD: essentieller Tremor, Normaldruckhydrozephalus

Therapie

- Medikamentöse Therapie: L-Dopa, Dopaminagonisten, COMT-Hemmer, MAO-B-Hemmer, Amantadin, Anticholinergika
- Kontinuierl. Physiotherapie, Ergotherapie, Logopädie
- Ggf. stereotaktische OP bei medikamentöser Therapieresistenz
- Gentherapeutische Ansätze mit gentechnisch modifizierten Viren (in Studien)

Hinweise zur Physiotherapie

- Motivation zum Erhalt der Selbstständigkeit, deshalb nur so viel wie nötig abnehmen; mehr Zeit einplanen, vorhandene

Hilfsmittel einsetzen, z. B. Gehhilfe, Essbesteck
- Motivation und Beratung zu regelm. Bewegung und Physiotherapie: nicht unter Zeitdruck setzen, sichere Schuhe, Bewegungsablauf vorher durchsprechen, Ruhepausen einplanen, optische und akustische Reize setzen als Bewegungsanreiz
- Aktive Trainingstherapie
- Tgl. Sprech- und Schreibübungen anregen
- Atemübungen zur Pneumonieprophylaxe
- Psychische Unterstützung: Gesprächskontakte ermöglichen, Pat. ermuntern, Geduld mit sich zu haben, Selbsthilfegruppen, Stimmungsschwankungen und depressive Verstimmung akzeptieren, loben, nicht bevormunden
- Angehörige über Symptome und Verlauf der Krankheit beraten
- Weiterführende Prophylaxen: Sturz-, Dekubitus- (Expertenstandards) und Kontrakturprophylaxe

Besondere Informationen

- Betroffen sind 1 % aller über 60-Jährigen, Männer häufiger als Frauen, zweithäufigste neurodegenerative Erkrankung in Mitteleuropa
- Prognose: keine Heilung mögl., führt über Jahre zu steigender Pflegebedürftigkeit

Mukoviszidose

Häufigste angeborene Stoffwechselerkrankung in Mitteleuropa; syn. zystische Fibrose (CF).

Ursachen

- Defekt der Chloridkanäle, wird auf CFTR-Gen (Chromosom 7) autosomal-rezessiv vererbt
- Defekt führt in allen exokrinen Drüsen zur Bildung abnorm zäher Sekrete, die die Ausführungsgänge der Organe verstopfen

Symptome

- Symptome betreffen gesamten Organismus in unterschiedl. Schweregraden (v. a. aber Lunge u. Pankreas)
- » Lunge (immer betroffen): häufige Infekte, Husten (reichl. zähes Sekret), Bronchiektasen, obstruktives Lungenemphysem, pulmonale Hypertonie, Ateminsuffizienz
- Pankreasinsuffizienz mit massiven Fettstühlen, Maldigestion
- Darm: in 10 % aller Fälle Mekoniumileus nach Geburt, bei älteren Kindern distales intestinales Obstruktionssyndrom (DIOS)
- » Gedeihstörungen u. mangelhafte Gewichtszunahme, Kachexie
- Schweißdrüsen bilden salzhaltiges Sekret
- Leber u. Galle: Leberzirrhose bei ca. 10 % aller erwachsenen Pat.
- Bei Frauen verminderte Fertilität, bei Männern meist Infertilität

Diagnostik

- Schweißtest: Chlorid- u. Natriumgehalt im Schweiß ↑
- Gennachweis
- Störungen aller akut u. chron. betroffenen Organsysteme erfassen
- Teil des Neugeborenen-Screenings

Therapie

- Keine kausale Therapie mögl.
- Symptomatische Therapie z. B.:
  - Lunge: antibiotische Therapie bakterieller Infekte, ggf. Einsatz langfristig inhalierbarer Antibiotika, Physiotherapie, Mukolyse, ggf. O_2-Langzeittherapie, letzter Ausweg Lungentransplantation
  - Pankreas u. Resorptionsstörung: hohe Kalorienzufuhr, Substitution von Pankreasenzymen u. fettlösl. Vitaminen
  - Macrogol-Gabe für Darm

Hinweise zur Physiotherapie

- Sekretlösende u. -mobilisierende Maßnahmen (tgl. bis zu mehreren Stunden):
  - Konsequente Inhalationstherapie mit hypertoner Kochsalzlösung, Mukolyti-

  ka, Sympathikomimetika, Antibiotika (z. B. zuerst bronchienerweiternd, dann Schleimlöser, danach Antibiotikum)
  - Atemtechniken, Dehn- und Drainagepositionierung, Klopfmassagen, Autogene Drainage (spezielle Atem- und Hustentechnik), Atemphysiotherapiegeräte
- Infektionsprophylaxe (z. B. hygienischer Umgang mit Inhalationsgerät, Händehygiene), Atemwegsinfekte frühzeitig erkennen, Atemtherapien intensivieren
- Ernährungsberatung: zusätzl. Fett-, Kohlenhydrat-, Elektrolyt- u. Vitaminzufuhr, ggf. vorübergehende hochkalorische Sondenernährung o. Trinknahrung

Besonderheiten beim Kind

- Atemtherapeutische Maßnahmen je nach Alter: Dehn- und Drainagepositionierung bei kleineren Kindern, autogene Drainage ab Kindergartenalter
- Schulung von Eltern und Kindern in speziellen Mukoviszidose-Zentren und Kinder-Rehabilitationseinrichtungen, Unterstützung durch Selbsthilfegruppen
- Selbständigkeit des Kindes im Umgang mit der Erkrankung bereits früh fördern
- Pubertät: zeitweise Gesundheitsverschlechterung als Folge mangelnder Compliance möglich; behutsam Eltern und Jugendl. in dieser Phase unterstützen (z. B. durch schrittweise Entlassung der Eltern aus der Verantwortung für die Therapie und Förderung der Eigenverantwortlichkeit des Patienten)

Besondere Informationen

- Häufigkeit in Deutschland 1:2 500, Männer häufiger als Frauen betroffen
- Klin. Manifestation meist schon im 1. Lj.
- Durchschnittl. Lebenserwartung aktuell bei etwa 40 Lj.
- Therapie sollte in spezialisierten Zentren erfolgen

Multiple Sklerose (MS)

Chron.-entzündl. ZNS-Erkrankung mit herdförmigem Entmarkungen; syn. Encephalomyelitis disseminata (ED).

Ursachen

- Unbekannte Ursache, diskutiert werden: genet. Faktoren, Autoimmunprozesse, Infektionen mit dem Epstein-Barr-Virus; familiäre Häufungen beobachtet
- Es kommt zur Demyelinisierung der Nervenscheide mit nachfolgender Verlangsamung der Nervenleitgeschwindigkeit

Symptome

- Symptome u. Verlauf äußerst vielgestaltig
- » Augensymptome, z. B. Sehnervenentzündungen (30 % Erstsymptom), Augenmuskellähmungen
- » Sensibilitätsstörungen: Parästhesien, z. B. Ameisenlaufen, verminderte Berührungs- u. Schmerzempfindungen
- » Motorische Störungen, z. B. spastische Lähmung der Beine, gestörte Feinmotorik, schnelle Ermüdung
- » Kleinhirnstörung, z. B. Sprechstörungen (abgehackte Sprache), Ataxie, Intentionstremor, Nystagmus
- Unsicheres, breitbeinig-steifes Gangbild
- Veränderte Schweißsekretion, Blasen-Darm-Störungen, Sexualstörungen
- » Psychische Auswirkungen, z. B. reaktive Depression o. hirnorganisch bedingt (dann häufig Euphorie)
- Wesentl. Verlaufsformen:
  - Schubförmiger Verlauf mit teilweiser o. vollständiger Remission, meist werden Symptome von Schub zu Schub ausgeprägter
  - Chron.-progredient: langsam fortschreitende Symptomatik ohne Remission
  - Uhthoff-Phänomen: deutliche neurologische Verschlechterung bei Infekten/Fieber, „Pseudoschub“

Diagnostik

- Anamnese, neurolog. Untersuchung, evozierte Potenziale, Liquordiagnostik
- MRT mit Kontrastmittel zur Darstellung der Entmarkungsherde, später diffuse Atrophie des Gehirns sichtbar

Therapie

- Kausale Behandlung nicht mögl.
- Schubtherapie: Glukokortikoide i. v., anfangs hoch dosiert (beschleunigt Remission)
- Schubprophylaxe: Interferone, Glatirameracetat, Azathioprin, AK-Therapie

- Symptomatisch, z. B. Baclofen gegen Spastiken, Antidepressiva, Physio- u. Ergotherapie
- Therapie von Harnwegsinfekten
- Osteoporose-Prophylaxe

Hinweise zur Physiotherapie

- Therapie der individuellen Situation an den Pat. anpassen, Selbstständigkeit erhalten helfen, Sekundärveränderungen u. Komplikationen entgegenwirken
- Pat. zur Durchführung von Physiotherapie motivieren, Hilfsmittel finden und einsetzen
- Aktivierende Maßnahmen nach dem Bobath-Konzept zur Förderung der Körperwahrnehmung und zum Erhalt der Mobilität durchführen
- Pneumonie- u. Infektionsprophylaxe (erhöhtes Risiko aufgrund hoher Glukokortikoidgaben), Sturzprophylaxe
- Je nach Zustand Dekubitus-, Kontrakturen- und Thromboseprophylaxe
- Blasen- u. Darmtraining
- Pat. zu aktiver Kommunikation motivieren
- Unterstützung bei der Krankheitsverarbeitung, Pat. als Experten anerkennen
- Selbsthilfegruppe empfehlen, Adressen von spezialisierten Praxen/Kliniken vermitteln

Besondere Informationen

- Erkrankungsbeginn meist 20. bis 40. Lj., Frauen häufiger als Männer betroffen
- Prognose: abhängig vom Verlauf; 5 Jahre nach Beginn sind noch 70 % der Pat. berufstätig, nach 20 Jahren noch 36 %
- Häufigste entzündliche Erkrankung des ZNS in Mitteleuropa

Mumps

Akute Virusinfektion mit kennzeichnender Schwellung der Ohrspeicheldrüse; syn. Parotitis epidemica, Ziegenpeter.

Ursachen

- Erreger: Mumpsvirus (Gattung Rubolavirus)
- Übertragung: Tröpfcheninfektion

Symptome

- Variabler Verlauf (bis zu 35 % symptomlos)
- Allg. Krankheitsgefühl, Fieber
- Schmerzhaftes Anschwellen der Ohrspeicheldrüse (75 % beidseits), „Hamsterbacken" (Parotitis), in ca. 5 % auch Pankreatitis
- Respiratorische Symptome
- Druckschmerzhafte Schwellung unter Ohr

Diagnostik

- Körperl. Untersuchung
- Ggf. Antikörper im Serum, PCR

Therapie

- Rein symptomatisch, z. B. Paracetamol gegen Fieber u. Schmerzen
- Mumps-Immunglobin bei Risikopat.

Hinweise zur Physiotherapie

- Isolierungsmaßnahmen für die Dauer der Ansteckungsfähigkeit; Hygienemaßnahmen beachten
- In der Erst-Kontakt-Praxis: Behandlungsverbot für Physiotherapeuten

Besondere Informationen

- Inkubationszeit: 2–3 Wo.
- Vom 5.–7. Tag nach Parotisschwellung sind die Betroffenen infektiös
- Komplikationen:
  - ZNS-Beteiligung mit Meningitis
  - Hodenentzündung mit Gefahr der Sterilität
  - Innenohrschwerhörigkeit
  - Pankreatitis
- Prophylaxe: Schutzimpfung (Lebensimpfstoff) STIKO-Empfehlung f. Kinder ab 11.–14. Lebensmonat
- Typische Kinderkrankheit, es können sich aber auch Erw. infizieren; Isolation für 9 Tage nach Beginn der Symptome

Muskelfaserriss

Riss einer oder mehrerer Muskelfasern.

Ursachen

- Muskuläres Ungleichgewicht (z. B. Wiedereinstieg in Sport nach einer längeren Verletzung)
- Extrembelastungen (z. B. für ischiokrurale Muskulatur terminaler Schwung bei maximalem Sprint)

Symptome

- Plötzlich stechender Schmerz
- Entwicklung eines Hämatoms
- Kraftverlust
- Bewegungseinschränkung

Diagnostik

- Anamnese, körperl. Untersuchung
- Sono, MRT

Therapie

- Schmerzmittel
- Als Ultima ratio OP

Hinweise zur Physiotherapie

- Schmerzlindernde, abschwellende Maßnahmen
- Bei Beachtung der Wundheilungsphasen: direkter Start in die aktive Trainingstherapie (Kräftigung der betroffenen Muskulatur in verschiedene Gelenkwinkeln)

Besondere Informationen

- Klassifikation:
  - Grad I: Myofasziale Verletzung im peripheren Bereich des Muskels
  - Grad II: Muskel-Sehnen-Verletzung im Muskelbauch
  - Grad III: Intratendinöse Verletzung
  - Grad IV: kompletter Muskel- oder Sehnenriss
- Risiko einer Re-Verletzung nach Erstverletzung erhöht sich um den Faktor 3,6

Myokardinfarkt

Herzmuskelnekrose durch Verschluss der versorgenden Koronararterie; syn. Herzinfarkt.

Ursachen

- Gefäßverschließender Thrombus bildet sich, wenn arteriosklerotischer Plaque aufbricht, zu 96 % bei bestehender KHK
- Koronarspasmen, Koronarembolien, Aortendissektion, Koronaranomalien
- Risikofaktoren, z. B. Rauchen, Diabetes mellitus, Hypertonie, Störung des Fettstoffwechsels, ➤ Arteriosklerose

Symptome

- » Plötzl. auftretende, heftigste retrosternale u. thorakale Schmerzen (nicht atemabhängig)
- » Schmerzausstrahlung in linken Arm, Hals, selten auch in Unterkiefer, Rücken, Oberbauch
- » Intensive, langanhaltende Angina-pectoris-Schmerzen; ggf. keine Besserung durch Glyzeroltrinitrat u. Ruhe
- » Dyspnoe, starkes Engegefühl, Unruhe, Todesangst
- » Übelkeit, Erbrechen, Blässe, Kaltschweißigkeit
- Herzrhythmusstörungen mit Blutdruckveränderungen
- 15–25 % aller Pat. erleiden einen stummen Infarkt ohne typische Symptome o. mit atypischen Symptomen (Übelkeit, Oberbauchschmerz), häufig bei Pat. mit Diabetes, aber auch ältere Frauen

Diagnostik

- Anamnese, körperl. Untersuchung, klin. Bild
- EKG: infarkttypische Veränderungen geben Aufschluss über Lokalisation u. Ausmaß
- Infarktmarker: typischer Anstieg der Herzmuskelenzyme im Blut (Troponin I u. T, CK, CK-MB, GOT, LDH, HBDH)
- Leukozytose, BSG ↑, BZ ↑
- Echo, Herzszintigrafie, Linksherzkatheteruntersuchung

Therapie

- Schnelles Handeln, jede Verzögerung geht mit Verlust von Herzmuskelgewebe einher
- Reperfusionstherapie: PTCA o. systemische Thrombolyse (KI: akute Blutung, Gerinnungsstörung mit Thrombozytopenie, größere Verletzung o. OP, Aortenaneurysma, akute Hirnblutung, Schlaganfall, Punktion einer großen Arterie o. Lumbalpunktion), ggf. Notfall-ACVB (aortokoronarer Venenbypass)
- Erweiterte medikamentöse Therapie: β-Blocker, ACE-Hemmer (alternativ AT_1-Rezeptorblocker)
- Risikofaktoren minimieren, medikamentöse Langzeittherapie mit ASS 100 mg tgl.

Erstmaßnahmen bei Myokardinfarkt

- Umgehend Arzt/Ärztin informieren
- Bettruhe, Oberkörperhochlagerung, Pat. beruhigen, beengende Kleidung entfernen
- Vitalzeichenkontrolle, wenn mögl. Monitoring
- Ggf. Schockbehandlung oder Herzbettlagerung
- O_2-Gabe über Nasensonde 4–15 l/Min. bei SpO_2 < 90 % oder Atemnot
- Blutentnahme: Herzenzyme, BB, Gerinnung, Elektrolyte

Hinweise zur Physiotherapie

- Akutphase (Intensivstation): kontinuierl. Überwachung vitaler Funktionen, Flüssigkeitsbilanz, Schmerztherapie, Stressreduktion, absolute Bettruhe, Durchführung der Prophylaxen, Mobilisation
- Stufenweise Mobilisation nach Schwere/Ausdehnung des Infarkts und individuelle Stabilisierung des Kreislaufs, dabei sorgfältige Pat.-Beobachtung und Vitalzeichenkontrolle vor, während und nach der Mobilisation
- Persönl. Zuwendung (Infarkt = tiefer Einschnitt im Leben), Gesprächsbereitschaft
- Bei komplikationslosem Verlauf Anschlussheilbehandlung nach 1–2 Wo.
- Beratung zu einem gesundheitsbewussteren Lebensstil und zur Ausschaltung von Risikofaktoren, z. B. Rauchen, Übergewicht, Stress; Hinweis auf Selbsthilfegruppen, Herzsportgruppen

Besonderheiten beim alten Menschen

Genaue Beobachtung auf im Alter oft atypische Symptome für einen Infarkt: Schulter- oder Rückenschmerzen, Oberbauchschmerzen, Schwäche, Müdigkeit, Luftnot

Besondere Informationen

- Einteilung nach:
  - Lokalisation: Septuminfarkt, Vorder-, Hinter- o. Seitenwandinfarkt
  - Vorhandensein einer ST-Hebung: STEMI, NSTEMI
- Komplikationen:
  - Kardiogener Schock
  - Herzrhythmusstörungen
  - Herzinsuffizienz
  - Reinfarkt
  - Ventrikelthromben
  - Ruptur von Herzwand o. Septum→ Herzbeuteltamponade
  - Papillarmuskelabriss
  - Perikarditis
- Häufigste Todesursache in Deutschland

Myokarditis

Akute o. chron. Entzündung des Herzmuskels (Myokard); syn. Herzmuskelentzündung.

Ursachen

- Häufigste Ursache (50 % der Fälle): Virusinfektion, z. B. Coxsackie-, Influenza-, Mumps-, Adenoviren
- Bakterien (häufig im Rahmen einer Sepsis/anderer Infektion), z. B. Diphtherie, Staphylokokken, Salmonellen, Pneumokokken
- Pilze, Protozoen, Parasiten
- Nichtinfektiös: Systemerkrankungen, z. B. system. Lupus erythematodes; toxisch, z. B. Alkohol, Medikamente; allerg. Reaktion
- Begleitmyokarditis bei Herzinfarkt, nach Herz-OP, nach Bestrahlung

Symptome

- Virusmyokarditis zunächst oft asymptom.
- » Häufig „grippale" Allgemeinsymptome wie Abgeschlagenheit, Gliederschmerzen, Fieber
- Im weiteren Verlauf: Herzrhythmusstörungen, kardiale Schmerzen, Herzinsuffizienz

Diagnostik

- Anamnese, körperl. Untersuchung, klin. Bild, EKG, Rö-Thorax, Echo, Koronarangiografie, Koronarszintigrafie, ggf. Myokardbiopsie, MRT
- Blut: Entzündungszeichen (BSG ↑, CRP ↑), häufig Herzenzyme ↑

Therapie

- Bettruhe, Thromboseprophylaxe, 3–6 Mon. körperl. Schonung
- Therapie der Herzinsuffizienz u. Herzrhythmusstörungen
- Spezifische Therapie der Grunderkrankung, z. B. Antibiotika, Virostatika
- Bei fulminantem Verlauf ggf. Implantation eines Herzunterstützungssystems o. Herztransplantation

Hinweise zur Physiotherapie

- Prophylaxen durchführen, Mobilisation
- Engmaschige o. kontinuierl. Überwachung: Vitalzeichen, Temp., Atmung, Schmerzen
- Sehr langsame Steigerung der körperl. Aktivitäten nach Akutphase; Sport und Anstrengung noch 6 Mon. vermeiden

Besonderheiten beim Kind

Auf unspezifische Symptome bei Kindern achten: Apathie, Trinkschwäche, Apnoen, Zyanose bei Neugeborenen und Säugl., gastrointestinale o. respiratorische Beschwerden, Brustschmerzen bei älteren Kindern und Jugendl.

Besondere Informationen

- Prognose: heilt i. d. R. folgenlos aus; auch schwere Verläufe mit letalem Ausgang mögl.

Nebenniereninsuffizienz (NNI)

Primäre Insuffizienz der Nebennierenrinde (NNR) mit verminderter o. fehlender Produktion aller NNR-Hormone (Glukokortikoide, Mineralokortikoide u. Androgene).

Ursachen

- Primäre NNI:
  - Morbus Addison: autoimmun bedingte Zerstörung der NNR (in 80 % aller Fälle)
  - Infektionen mit Zerstörung der NNR, z. B. Tbc, HIV-Infektion
  - Metastasen, z. B. bei Bronchialkarzinom, malignen Melanomen
  - Blutungen in der NNR bei Antikoagulanzientherapie
  - Seltene genet. Enzymdefekte der NNR
  - Operative Entfernung der Nebennieren
- Sekundäre NNI: Störung der Regulationskreisläufe mit Hypophyse
- Tertiäre NNI: Störung der Regulationskreisläufe mit Hypothalamus, häufigste Form in Mitteleuropa, da Regelkreislauf durch eine Langzeitbehandlung mit Kortisonpräparate gestört ist

Symptome

- Meist erst, wenn NNR zu 90 % zerstört ist
- » Müdigkeit, Gewichtsverlust, Leistungsabfall, Hypotonie, dunkle Pigmentierung der Haut (Hautinnenflächen, Fußsohlen, Narben, Mundschleimhaut)
- » Häufige Erstmanifestation: lebensbedrohl. Addison-Krise (körperl. u. psychische Belastung → akute Dekompensation einer bis dahin kompensierten NNR-Insuffizienz → Exsikkose, massives Erbrechen, Diarrhö, Oligurie, Schock bis hin zum Koma), Pseudoperitonismus, Fieber oder Hypothermie

Diagnostik

- Anamnese, körperl. Untersuchung
- Metabolische Azidose mit Hyponatriämie u. Hyperkaliämie; ACTH im Blut
- ACTH-Stimulationstest (Kortisolbestimmung nach ACTH-Gabe), Bestimmung von NNR-Auto-AK
- Sono-Abdomen, MRT

Therapie

- Lebenslange Substitutionstherapie: Mineralo- u. Glukokortikoide
- Erhöhung der Dosis auf das 2- bis 5-fache in Stresssituationen, z. B. bei Infekten
- Addison-Krise: sofortige Intensivtherapie mit Volumensubstitution u. Kortikoid-Gabe

Hinweise zur Physiotherapie

- Red-Flag-Hinweise deuten können
- Je nach Befinden: Prophylaxen durchführen, Mobilisation
- Während Therapie: RR-Kontrolle

Besondere Informationen

- Pat. müssen einen Notfallausweis u. injizierbares Kortikosteroid bei sich tragen

Neoplasma(ta)

Lat.: entartetes Gewebe; Tumor; Geschwulst; pathologische Zellansammlung, die durch überschießendes Wachstum körpereigener Zellen entsteht.

Ursachen

- Nicht vollständig geklärt, multifaktoriell:
  - Erbliche Disposition
  - Röntgen- und Gammastrahlen
  - Chemische Karzinogene
  - Viren
  - Hormone (v. a. Geschlechtshormone)

Symptome

- Je nach Lokalisation des Tumors
- » Häufige Symptome:
  - Unerklärlicher Gewichtsverlust
  - Extreme Müdigkeit
  - Infektanfälligkeit
- Schmerzen und Funktionsstörungen im Bewegungsapparat möglich (Cave: Knochenmetastasen)

Diagnostik

- Grading: Bestimmung der Entartung nach histologischer Untersuchung einer Probeentnahme verdächtigen Gewebes
- Staging: Bestimmung des Ausmaßes einer möglichen Metastasierung durch z. B. CT, Röntgen, Skelettszintigrafie, Knochenmarkbiopsie, Sono
- Blutuntersuchungen (Tumormarker)

Therapie

- Je nach Subtyp, Stadium, Lokalisation und Größe des Tumors
- Tumorentfernung
- Bestrahlung
- Chemotherapie
- Hormontherapie
- Immuntherapie

Hinweise zur Physiotherapie

- Red-Flag-Hinweise deuten können
- Therapie je nach Symptomen: Prophylaxen durchführen, Mobilisation
- Pat. bedürfen besonderer psychischer Zuwendung, Grundsätze der onkolog. Therapie beachten

Besondere Informationen

- Einteilung der Tumoren:
  - Benigne (gutartige) Tumoren: nur bei kritischer Lokalisation (z. B. Gehirn) gefährlich
  - Maligne (bösartige) Tumoren: führen unbehandelt i. d. R. zum Tod (durch Metastasierung)
  - Semimaligne Tumoren: wachsen am Ort ihrer Entstehung invasiv und destruierend, metastasieren aber i. d. R. nicht

- Sonderformen:
  - Präkanzerosen: Krankheiten oder Gewebeveränderungen, die mit erhöhtem Risiko einer malignen Entartung einhergehen
  - Carcinoma in situ: bösartiger Tumor mit hochgradig atypischen Zellverbänden, der aber noch kein invasives Wachstum zeigt
- TMN-Klassifikation (System zur Einteilung maligner Tumoren; weltweit verbreitete Systematik zur Beschreibung von Neoplasien):
  - T = Tumor: Ausdehnung u. Verhalten des primären Tumors
  - N = Nodus: Befallstatus der regionären Lymphknoten
  - M = Metastase: Vorhandensein von Fernmetastasen

Nephrotisches Syndrom

Charakteristischer Symptomkomplex aus Proteinurie, Hypoproteinämie, Ödemen u. Hyperlipoproteinämie, Lipidurie.

Ursachen

- Meist Glomerulonephritis, Glomerulosklerose, seltener multiples Myelom, Nierenvenenthrombose
- Spätkomplikation, z. B. bei Diabetes mellitus, system. Lupus erythematodes, bösartige Tumoren
- Im Kindesalter: Minimal-change-Nephropathie

Symptome

- » Leitsymptom: ausgeprägte Ödeme; zunächst Lid-, Gesichts- u. Unterschenkelödeme mit Gewichtszunahme
- Später generalisierte Ödeme » mit Aszites, Pleuraergüssen, Lungenödem → Niereninsuffizienz
- Hypoproteinämie, Proteinurie
- Hyperlipoproteinämie
- » Oft Übelkeit, Müdigkeit, Schwäche
- » Infektneigung durch Immunglobulinverlust
- Thrombosen infolge AT-III-Verlust

Diagnostik

- Anamnese, körperl. Untersuchung, klin. Bild
- Proteinurie
- Sono, ggf. Nierenbiopsie

Therapie

- Therapie der Grunderkrankung
- Therapie der Ödeme durch Diuretika, bei schweren Ödemen ggf. Humanalbumin infundieren
- Medikamentöse Senkung erhöhter Blutfettspiegel, Bluthochdruck, Heparin zur Thromboseprophylaxe
- Frühzeitige Antibiotikatherapie bei Infekten

Hinweise zur Physiotherapie

- Körperl. Schonung
- Prophylaxen durchführen (Thromboseprophylaxe), Mobilisation, abschwellende Maßnahmen (manuelle Lymphdrainage)
- Ernährungsberatung: kochsalzarme Kost
- Während der Therapie: Kontrolle von Puls, Atmung, RR

Besonderheiten beim Kind

- Überwachung und Restriktion der erlaubten Trinkmenge oftmals schwierig für Eltern und Kind: Eltern informieren, anleiten, unterstützen; Kinder kühle Gegenstände lutschen lassen
- Eltern über Rezidivgefahr aufklären

Besondere Informationen

- Zur intensiven diuretischen Therapie: Gefahr Volumenmangelschock, akutes Nierenversagen
- Prognose: bei Kindern mit Minimal-change-Nephropathie sehr gut, bei Erw. abhängig vom Ausmaß u. von Grunderkrankung

Nervenläsion

Durchtrennung eines peripheren Nerven; Folge ist ein Funktionsausfall der innervierten Muskulatur.

Ursachen

- Traumatische Ereignisse (z. B. durch eine Schnittverletzung, Frakturen)
- Tumoren (Raumforderung)
- Dauerdruckbelastung

Symptome

- Sensibilitätsstörungen im Dermatom des Nervens
- Funktionsverlust der Motorik des Myotoms (z. B. bei N. axillaris-Läsion kommt es zum Ausfall des M. deltoideus und M. teres minor → Parese der Armabduktion- und außenrotation)

Diagnostik

- Körperl. Untersuchung
- ENG, EMG
- Testung kleiner Nervenfasern (➢ Karpaltunnelsyndrom)

Therapie

- Direkte Nervennaht: epi- o. perineurale Naht des Nerven
- Nerventransplantation

Hinweise zur Physiotherapie

- Sekundärschäden in den gelähmten Extremitätenabschnitten vermeiden (Kontrakur der Gelenke)
- Muskelatrophie vermeiden
- Anregung der Regeneration der Nervenfasern
- Funktionelles Training

Besondere Informationen

- Klassifikation:
  - Neuropraxie: Störung der Zirkulation oder Verlust der Myelinscheide unterbricht die Weiterleitung der Aktionspotentiale, ohne dass Axon betroffen ist (Ursache eine kurzdauernde o. leichte Druckerhöhung)
  - Axonotmesis: Unterbrechung des Axons durch direkte Beschädigung und die Leitung blockiert; Bindegewebsstruktur ist nicht betroffen, deshalb ist Regenerationsmöglichkeit recht gut
  - Neurotmesis: Unterbrechung von Axon, Schwann-Zellen u. des Nervenbindegewebes; OP meist unabdingbar

Neuroblastom

Von den Zellen der Neuralleiste ausgehender maligner embryonaler Tumor im Kindesalter.

Ursachen

- Entwickelt sich aus entarteten unreifen Zellen des sympathischen Nervensystems (Nebenniere, Sympathikus), Ursache unbekannt; das Gewebe entartet bereits pränatal

Symptome

- Abhängig von Tumor- u. Metastasenlokalisation, z. B.
  - ❯ In 70 % der Fälle abdomineller Tumor: vorgewölbtes Abdomen, Bauchschmerzen
  - Im Halsbereich: Horner-Syndrom
  - Im Brustbereich: Husten, Atemnot
  - ❯ Bei Metastasen: Allgemeinsymptome, z. B. Müdigkeit, Fieber, Knochenschmerzen, Tumorschwellungen, Hauteinblutungen der Augenlider bei Orbitainfiltration
- Neuroblastom produziert meist Katecholamine → Hypertonie, Diarrhö
- ❯ Gedeihstörung

Diagnostik

- Erhöhte Konzentration Vanillinmandelsäure u. Homovanillinsäure (Katecholaminabbauprodukte) im Urin
- Im Serum LDH ↑, Ferritin ↑, NSE ↑, Anämie
- Metastasensuche: Sono, Röntgen, CT (falls Erwachsener), MRT, Skelettszintigrafie, Knochenmarkpunktion

Therapie

- Stadienabhängig
- Stadium I u. II meist alleinige chirurg. Therapie
- In höheren Stadien mit neoadjuvanter u. adjuvanter Chemo- u./o. Strahlentherapie
- Stammzelltransplantation

Hinweise zur Physiotherapie

- Red-Flag-Hinweise deuten können
- Grundsätze der onkolog. Therapie beachten
- Prä- und postop. Therapie (abhängig von der Tumorlokalisation): Prophylaxen durchführen, Mobilisation

Besondere Informationen

- Tumorlokalisation überall, wo sich sympathisches Gewebe befindet, v. a. im Nebennierenmark u. entlang des Grenzstrangs (zervikal, abdominal, thorakal)
- Metastasiert frühzeitig in Knochen, Knochenmark, Leber, LK, Haut u. Orbita
- Kinder sind bei Diagnosestellung im Mittel 18 Mon. alt
- Stadieneinteilung nach INSS-Kriterien: Stadium I–IV u. IV-S

Neurodermitis

Chron.-rezid., entzündl. Hauterkrankung mit genet. Disposition; syn. atopische Dermatitis, endogenes Ekzem.

Ursachen

- Multifaktoriell, nicht vollständig geklärt
- Genetische Veranlagung
- Mögl. Triggerfaktoren: Inhalations- u. Kontaktallergene, Nahrungsmittel, hautreizende Stoffe, klimatische Einflüsse, Infektionen, Stress, psychische Belastungen

Symptome

- Außerordentl. vielgestaltiges klin. Bild, schubweiser Verlauf
- Leitsymptome: Juckreiz (v. a. nachts), trockene Haut, Rötung, Nässen, Schuppung, Krustenbildung bei typischer Lokalisation an Gelenkbeugen, Gesicht, Hals u. Kopf
- Beginnend meist im Säuglingsalter mit Milchschorf im Gesicht u. an Streckseiten, später Beugeekzem
- Neigung zu bakteriellen Sekundärinfektionen der Haut, z. B. mit Staphylokokken, Herpes-simplex-Virus, ggf. auch Pilzbefall (Dermatophyten)
- Hypopigmentierung abgeheilter Hautstellen

Diagnostik

- Positive Familienanamnese für atopische Erkrankung
- Anamnese, körperl. Untersuchung, klin. Bild
- Charakteristische äußere Merkmale, z. B. trockene Haut, dünnere seitliche Augenbrauenpartie, doppelte Lidfalte, weißer Dermographismus
- Allergietest, auch Nahrungsmittelempfindlichkeit (Eliminations- u. Suchdiät)
- Augenärztl. Untersuchung (10 % der Pat. haben zusätzl. Grauen Star)

Therapie

- Keine Heilung mögl., vermeiden auslösender Faktoren
- Außerhalb eines Schubes: präventiv Hautpflege mit feuchtigkeitsspendenden u. rückfettenden Salben (individuelle Rezeptur) mehrmals tgl.; bekannte Allergene meiden
- Im akuten Schub:
  - Lokal antientzündl. Substanzen, z. B. Glukokortikoid
  - Bei nässenden, superinfizierten Läsionen Antiseptika verwenden, z. B. Octenisept
  - Ggf. zur Nacht Antihistaminikagabe oral
  - Bei schwerem Verlauf ggf. orale Gabe von Glukokortikoiden, Immunsuppressiva o. Antibiotika
  - Bei Erw. ggf. UV-Therapie

Hinweise zur Physiotherapie

- Hygienische Maßnahmen beachten (z. B. verträgliche Lotion in Therapie verwenden; Handschuhe tragen)
- Gesundheitsberatung, z. B. keine alkalischen Seifen o. Schaumbäder, nicht im chlorhaltigen Wasser schwimmen, Weichspüler vermeiden, regelm. Spaziergänge an frischer Luft, neue Produkte immer an einer kleinen Stelle ausprobieren, kühle Raumtemperatur
- Pat. zum Führen eines Ernährungs- u. Symptomtagebuchs motivieren, um Triggerfaktoren/Kontaktallergene zu erkennen

Besonderheiten beim Kind

- Stillen von Neugeborenen mit atopischen Eltern nach Möglichkeit 6 Monate lang, ansonsten Gabe von hypoallergener Milchnahrung
- Gegen nächtliches Kratzen: kleinen Kindern Handschuhe anziehen, Neurodermitisoverall, ungeheiztes Zimmer, dünne Bettdecke
- Strukturierte interdisziplinäre Schulung von Eltern und Kind (altersangepasst)

Besondere Informationen

- Neurodermitis gehört zum atopischen Formenkreis (Asthma bronchiale, Neurodermitis und Rhinokonjunktivitis sind miteinander vergesellschaftet)
- Meidung von Provokationsfaktoren
- Manifestiert sich meist im Säuglingsalter, verliert sich häufig mit zunehmendem Alter: 5 % der Erw. u. 10–20 % der Kinder betroffen

Nierenversagen, akutes

Akute Verschlechterung der Nierenfunktion bei zuvor Gesunden; syn. akute Niereninsuffizienz (ANV).

Ursachen

- Prärenales ANV (60 %): verminderte Nierendurchblutung, z. B. im Schock, bei Hypovolämie, Sepsis o. postop.; betrifft auch 5 % aller Intensivpat.
- (Intra-)renales ANV (35 %): toxisch z. B. durch Gewebezerfall (Hämolyse, Polytrauma u. a.), Medikamente, Chemikalien; Entzündungen der Niere
- Postrenales ANV (5 %): Harnverhalt mit Anurie durch Abflussbehinderung, z. B. Harnsteine, Tumoren

Symptome

- ❯ Leitsymptom: Oligurie (produzierte Menge Urin bei < 500 ml/Tag) bis Anurie (produzierte Menge Urin bei < 100 ml/Tag)
- Zeichen der Überwässerung: Ödeme, ❯ Lungenödem mit Tachypnoe
- Kreatinin ↑, Harnstoff ↑, Hyperkaliämie (Herzrhythmusstörungen!), metabolische Azidose
- Anämie, Thrombopenie, Abwehrschwäche
- Stressulkus
- Anstieg harnpflichtiger Substanzen → Urämiesymptome wie Übelkeit, Erbrechen, Bewusstseinstrübung

Diagnostik

- Schnelle Ursachenklärung, immer Abdomen-Ultraschall zum Ausschluss postrenaler Ursachen
- Anamnese, klin. Untersuchung (Urämiezeichen)
- Urin: Urinstix, Sediment, Kultur, spez. Gewicht, Stundenurin messen
- Blut: BSG, CRP, BB, Elektrolyte, Kreatinin, Harnstoff, Gerinnung, BZ, BGA, ggf. Coombs-Test
- EKG, Rö-Thorax, Duplex-Sono, ggf. Angio, ggf. Nierenbiopsie, CT-Abdomen

Therapie

- ANV ist ein intensivpflichtiges Krankheitsbild
- Therapie der Grunderkrankung bzw. Ursache ausschalten
- Diuretika i. v. zur Entwässerung (KI: postrenales ANV); Elektrolytkorrektur
- Ernährung: protein-, natrium-, kaliumarm; Antibiotika bei Infektverdacht
- (Kurzeit-)Dialyse über ZVK, z. B. bei anhaltender Anurie, nicht beherrschbarer Überwässerung, gefährl. Hyperkaliämie, Krämpfen, Koma

- Engmaschige Bilanzierung von Einfuhr/ Ausfuhr

Hinweise zur Physiotherapie

- Prophylaxen durchführen, abschwellende Maßnahmen vornehmen
- Während Therapie: Vitalzeichen beachten, Atmung, Bewusstsein
- Pat. meist ängstl. u. unruhig → Sicherheit vermitteln
- Ernährungsberatung: eiweiß-, natrium- und kaliumarme Kost
- In Polyurie-Phase scheiden Pat. ca. 5 l Urin tgl. aus → Gefahr von Dehydratation, Hypokaliämie u. Hyponatriämie; in dieser Phase entsprechend höhere Flüssigkeitszufuhr, ggf. Zufuhr von Natrium und Kalium

Besonderheiten beim Kind

- Elternanwesenheit unterstützen, Eltern in die Therapie einbeziehen und anleiten, Kooperation von Kind und Eltern bei notwendigen Maßnahmen durch ausführliche Information fördern
- Bilanzierung: Kind bzw. Windel wiegen

Besondere Informationen

- ANV ist prinzipiell reversibel
- Unabhängig von Ursache gliedert sich der Verlauf in 4 Phasen:
  - Schädigungsphase: Std. bis Tage andauernd, kann zunächst asymptomatisch verlaufen
  - Phase der Oligurie bis Anurie: 1 bis max. 10 Wo.
  - Phase der Polyurie: Tage bis Wo., Nieren erholen sich langsam, Ausscheidung mehrerer Liter/Tag
  - Phase der Regeneration: bis zu 12 Mon.
  - Risiko für chron. Nierenversagen erhöht

Nierenerkrankung, chronische

Langsam zunehmende Nierenfunktionsstörung mit Ausbildung einer Urämie. Wurde früher auch als chronische Niereninsuffizienz bezeichnet.

Ursachen

- Zahlreiche Grunderkrankungen
- Hauptursachen:
  - Diabetes mellitus
  - Hypertonie
  - Glomerulonephritis
  - Chron. Pyelonephritis
  - Systemerkrankungen
  - Genetische Erkrankungen z. B. zystische Nierenerkrankungen
  - Schmerzmittelbedingte Nierenschädigungen

Symptome

- » Urämiesymptome, betreffen alle Organsysteme, z. B.:
  - AZ-Verschlechterung, Leistungsminderung, Appetitlosigkeit
  - Herz- u. Kreislauf: Hypertonie, Perikarditis, Überwässerung mit Atemnot u. Ödemen
  - Lunge: Lungenödem, Azidoseatmung
  - Magen-Darm-Trakt: Übelkeit, Erbrechen, urämische Gastroenteritis
  - Haut: Juckreiz, urämisches Hautkolorit, Foetor uraemicus (Uringeruch)
  - ZNS: Kopfschmerzen, Wesensveränderung, Krampfneigung, urämisches Koma, Sehstörungen, Polyneuropathie
  - Blut: renale Anämie, Blutungsneigung
  - Urämischer Fötor
- Renale Osteopathie
- Polyneuropathie

Diagnostik

- Anamnese, körperl. Untersuchung (Urämiezeichen)
- Urinprobe: Sediment, Kultur, 24-Std.-Urin (Kreatinin-Clearance ↓)
- Blut: BB, Elektrolyte, Phosphat, Kreatinin ↑, Harnstoff ↑, GFR, BZ, ggf. Auto-AK, Hyperkaliämie, metabolische Azidose
- Sono, ggf. Nieren-Angio

Therapie

- Nach Möglichkeit Therapie der Grunderkrankung
- Symptomatische Therapie von z. B. Hypertonie, Ödemen, Anämie, Elektrolytverschiebungen
- Diät: protein- u. kaliumarm (kein Obst), kalziumreich, natriumarm
- Konsequente Infektbehandlung
- Nierenersatztherapie, evtl. Transplantation
- Prophylaxe Osteoporose, Anämie

Hinweise zur Physiotherapie

- Therapie je nach Symptomen: Prophylaxen durchführen, Mobilisation
- Lebensweise und körperliche Aktivität der Erkrankung anpassen; bestmögliche Lebensqualität erreichen
- Ernährungsberatung: Eiweiß-, kalium- und natriumarme Ernährung dabei, aber kein Kaloriendefizit einfahren. Ziel sind 2000 kcal/d; individuelle Flüssigkeitsmenge, die über den Tag verteilt wird
- Beratung zur tgl. Kontrolle von Flüssigkeitsbilanz, Gewichtskontrolle, Vitalzeichen. Beob. auf Urämiezeichen; regelm. Kontrollen: Kreatinin u. Elektrolyte (Serum u. Urin)
- Bei Dialysepat.:
  - Einfühlsamer Umgang
  - Beratung zur tgl. Gewichtskontrolle, Flüssigkeitsbilanz, Blutdruckkontrolle
  - Trinkmenge: 500–800 ml + Restausscheidung vom Vortag pro Tag, Trinkmenge über den Tag verteilen, aus sehr kleinen Gläsern trinken, dursterzeugende Speisen meiden, Getränk als Eiswürfel lutschen

Besonderheiten beim Kind

Sorgfältige Information und Schulung der Eltern u. des Kindes, u.a. in Bezug auf Durchführung u. hygienische Richtlinien bei häuslicher Peritonealdialyse, Beob. auf Infektionszeichen, Verhalten bei Komplikationen

Besonderheiten beim alten Menschen

- Im Alter generell eingeschränkte Nierenfunktion beachten
- Rücksprache mit Arzt/Ärztin: Medikamentendosierungen sollten ab dem 65. Lj. um 10 % reduziert werden und ab dem 75. Lj. um 20 %

Besondere Informationen

- Chron. Niereninsuffizienz ist irreversibel, ledigl. Verlauf kann gebremst werden

Nierenzellkarzinom

Bösartiger Tumor der Niere; syn. Nierenkarzinom, Hypernephrom.

Ursachen

- Bösartige Entartung der Tubuluszellen in die Nierenrinde bei unklarer Ursache
- Risikofaktoren: Nikotin, Chemikalien (z. B. Cadmium), erworbene Nierenzysten bei Dialyse-Pat., langjährige Analgetikatherapie, angeborene Nierenerkrankungen, z. B. tuberöse Sklerose
- Genetisch: Von-Hippel-Lindau-Erkrankung

Symptome

- 70 % der Fälle Zufallsbefund bei Routine Ultraschall
- » Spätsymptome: schmerzlose Mikro- u. Makrohämaturie (in 60 % der Fälle); Flankenschmerz, Schmerzen im Nierenlager (ggf. tastbarer Tumor), Fieber, Varikozele des linken Hodens bei Einbruch in Vena renalis, Anämie, BSG ↑

Diagnostik

- Sono, Angio-CT, Arteriografie, ggf. MRT
- Blut: BSG ↑, erhöhter Kalziumspiegel, in höheren Stadien evtl. Tumoranämie
- Metastasensuche: Röntgen, Skelettszintigrafie, Sono, CT von Leber u. Gehirn

Therapie

- Operative Entfernung des Tumors, meist einschließl. Niere, Nebenniere, Teilen des Harnleiters u. den LK (Tumornephrektomie)
- Organerhaltende OP nur bei sehr kleinen Tumoren (selten)
- Immuntherapien
- Neue therapeutische Ansätze (i. d. R. palliativ), z. B. Multikinase-Inhibitoren
- Chirurg. Sanierung der Fernmetastasen

Hinweise zur Physiotherapie

- Allg. prä- und postop. Therapie: Prophylaxen durchführen, Mobilisation
- Unterstützung bei Lebensaktivitäten, körperl. Aktivität fördern
- Grundsätze der onkolog. Therapie beachten

Besondere Informationen

- Männer doppelt so häufig betroffen wie Frauen; Altersgipfel um 60. Lj.
- Metastasiert frühzeitig in Lunge, Knochen, Leber u. Gehirn; bereits bei 25 % bei Diagnosestellung

Non-Hodgkin-Lymphom (NHL)

Bösartige, von den T- o. B-Lymphozyten ausgehende Lymphome (indolente, aggressive u. sehr aggressive).

Ursachen

- Genetische Veranlagung, Virusinfektionen
- Spätkomplikation nach Strahlentherapie, Therapie mit Immunsuppressiva
- Immundefekte
- Infektion mit HIV, EBV, H. pylori
- Toxische Umwelteinflüsse

Symptome

- Klin. Bild variiert stark zwischen den einzelnen Lymphomen
- » B-Symptomatik, Infektneigung, Blutveränderungen, Leistungsminderung, nicht schmerzhafte Lymphknoten
- Anfangssymptome > Hodgkin-Lymphom
- Häufig Knochenmark betroffen mit nachfolgender Anämie, Leuko- u. Thrombopenie

Diagnostik

- Histologische Untersuchung eines betroffenen LK
- Zur Beurteilung des Krankheitsstadiums: CT, Rö, Skelettszintigrafie, Knochenmarkbiopsie, Sono
- Blutuntersuchungen

Therapie

- Keine etablierten Therapierichtlinien, jedes NHL wird nach Subtyp u. Stadium therapiert; Behandlung sollte in einem Zentrum erfolgen
- Aggressive Behandlung mit kurativem Ziel bei aggressiven u. sehr aggressiven Lymphomen, wenn AZ des Pat. dies erlaubt
- Schonende palliative Therapie bei indolenten Lymphomen

Hinweise zur Physiotherapie

- Red-Flag-Hinweise deuten können
- Therapie je nach Symptomen: Prophylaxen durchführen, Mobilisation
- Pat. bedürfen besonderer psychischer Zuwendung, Grundsätze der onkolog. Therapie beachten

Besonderheiten beim Kind

Nebenwirkungen der Therapie (v.a. Schädigung der Mund- und Darmschleimhaut, Infektionsgefährdung durch Knochenmarksuppression) beträchtlich: besondere Belastung für Kind und Eltern

Besondere Informationen

- Stadieneinteilung > Hodgkin-Lymphom, hier zusätzl. Unterscheidung zwischen primär nodalem u. primär extranodalem Befall
- Prognose stark abhängig vom histolog. Subtyp, Stadium, AZ des Pat. u. mögl. Therapie

Oberschenkelhalsfraktur

Fraktur des Oberschenkelknochens (Femur) zwischen Hüftkopf u. Trochanter; syn. Schenkelhalsfraktur (SHF).

Ursachen

- Verletzungsmechanismus, meist Sturz, im Alter auch evtl. Bagatellverletzung
- Nichttraumatisch bei Metastasen, Tumoren, Zysten, Osteoporose

Symptome

- » Starke Schmerzen in Hüfte u. Leiste sowie bei Druck auf Trochanter (bei dementen Pat. evtl. nur Unruhe, Aggression, Verhaltensänderung)
- » Typische Außenrotation des betroffenen Beines, Beinverkürzung
- » Pat. können nicht gehen u. Bein meist nicht aktiv anheben
- Ggf. lokales Hämatom u. Schwellung, an Begleitverletzungen denken (z. B. Sturz auf den Kopf, Beckenfraktur)

Diagnostik

- Klin. Untersuchung: Leistendruck- u. Trochanterklopfschmerz, Durchblutung u. Sensibilitätsprüfung
- Röntgen: Becken, proximaler Femur, ggf. CT

Therapie

- Konservativ nur bei Abduktionsfrakturen (eingestaucht u. stabil): 1–2 Tage Bettruhe, anschließend zunehmende Mobilisation u. Belastung, Thromboseprophylaxe
- Operatives Vorgehen wird angestrebt:
  - Bei jungen Pat. hüftkopferhaltende Osteosynthese mit 2–3 Zugschrauben, seltener dynamische Hüftschraube (DHS) o. Winkelplatte
  - Bei Pat. > 65 Lj. Versorgung meist mit belastungsstabilem Hüftkopfersatz (Endoprothese), i. d. R. Duokopf-Prothese oder Totalendoprothese (TEP)
  - Pertrochantäre Fraktur ohne Beteiligung des Schenkelhalses: Gamma-Nagelung
- Zeitpunkt u. Wahl des OP-Verfahrens abhängig von: Frakturtyp, Vitalität des Hüftgelenkkopfes, Begleiterkrankungen/-verletzungen, Alter u. vorbestehender Mobilität des Pat.

Hinweise zur Physiotherapie

- Allg. prä- und postoperative Therapie: Wundkontrolle, Kontrolle auf Nachblutung/Einblutung, Kontrolle von Durchblutung, Motorik u. Sensibilität, Kühlung
- Positionierung des Beines in einer U-Schiene (Beinflachpositionierungsschiene), Prinzipien einer korrekten Schienenlagerung beachten, Kopfteil max. 45° hochstellen, Seitenlage von 15–30° mit Schiene mögl.

- Nach kopferhaltender OP Mobilisation an Unterarmgehstützen am 1. postop. Tag mögl., nur Teilbelastung erlaubt; Pat. angeordnete Teilbelastung mittels Waage erfahren lassen, Dreipunktgang üben
- Drehen: immer auf die nicht operierte Seite, dabei operiertes Bein in Neutralstellung halten
- Stehen/Gehen: nach zementierter TEP: i. d. R. Vollbelastung, nach zementfreier TEP nur angeordnete Teilbelastung über mehrere Wo.; Aufstehen über die operierte Seite, Pat. darf nicht auf der Bettkante/Toilette (90°) sitzen
- Unerlaubte Bewegungen: Sitzen/Hüftbeugung über 90°, Innen- oder Außenrotation, Beine überkreuzen → Luxationsgefahr
- Durchführung von Prophylaxen, Schmerztherapie

Besonderheiten beim Kind

- Sehr selten Schenkelhalsfraktur, häufiger Femurschaftfraktur: bei Kindern OP, da Risiko für Hüftkopfnekrose → Wachstumsdefizit; Prognose dann gut; Materialentfernung nach 9 Monaten
- Verwendung von Unterarmgehstützen ab Vorschulalter, ansonsten Becken-Bein-Gips
- Zu beachten bei Kindern: Femurfrakturen bei Hochrasanztraumata (auf Begleitverletzungen prüfen), bei Knochentumoren, bei Kindesmisshandlungen

Besondere Informationen

- Häufigste Fraktur des älteren Menschen (osteoporotische Knochen)
- Verbunden mit einer hohen Letalität durch Komplikationen im höheren Alter (Pneumonie, TVT [tiefe Venenthrombose]); 25 % aller Pat. versterben innerhalb eines Jahres nach OP
- Alte Pat.: große Belastung für Pat./Familie, oft ist eine Rückkehr auf Ausgangsniveau nicht mehr zu erreichen
- Einteilung:
  - Laterale SHF (5 %, selten): Frakturlinie liegt außerhalb der Gelenkkapsel
  - Mediale SHF (95 %, häufig): Frakturlinie innerhalb der Gelenkkapsel, weitere Klassifikation nach Frakturlinienverlauf Grad I–III (Pauwels-Klassifikation)
  - Nach Dislokationsgrad des Hüftkopfs (Garden-Klassifikation I–IV), entscheidend für Wahl des OP-Verfahrens
- Komplikationen:
  - Kardiale, pulmonale, nephrolog. Störungen aufgrund bestehender Vorerkrankungen
  - Infektionen im Wundbereich
  - Hüftkopfnekrose nach konservativer o. hüftkopferhaltender OP
  - Immobilität

Ösophagusdivertikel

Ausstülpungen der Ösophaguswand; syn. Speiseröhrendivertikel.

Ursachen

- Pulsionsdivertikel (Pseudodivertikel, da nur eine Wandschicht ausgestülpt): erhöhter intraluminaler Druck (häufig Zenker-Divertikel oder seltener epiphrenales Divertikel, mit Hiatushernie/Achalasie einhergehend)
- Traktionsdivertikel (echtes Divertikel, da alle Wandschichten ausgestülpt): Zug von außen, z. B. durch Narben nach Entzündungen, Tuberkulose (Bifurkationsdivertikel auf Höhe der Tracheabifurkation)

Symptome

- Traktionsdivertikel meist beschwerdefrei
- » Große Divertikel: Schluckbeschwerden, Fremdkörpergefühl im Hals
- » Aufstoßen bzw. Zurückfließen abgelagerter, unverdauter Speisereste, v. a. nachts
- Mundgeruch (Foetor ex ore)
- Pneumonie bei stiller Aspiration

Diagnostik

- Ösophagoskopie, Ösophagusbreischluck

Therapie

- Therapie nur bei bestehender Symptomatik
- Operative Entfernung der Divertikel, endoskopisch o. offen chirurg.

Hinweise zur Physiotherapie

- Präop.: Atem- u. Aufstehtechniken trainieren
- Postop.:
  - Pat. halbsitzend positionieren
  - Überstreckung des Kopfes vermeiden
  - Kontrolle der Wunddrainage
  - Atemtherapie u. Pneumonieprophylaxe mit angepasster Schmerztherapie

Besondere Informationen

- Echte Divertikel: Aussackung der gesamten Ösophaguswand; Pseudodivertikel: Ausstülpung von Schleimhaut durch bestehende Muskellücke
- Einteilung nach Lokalisation:
  - Zervikales Zenker-Divertikel (70 %) am Ösophaguseingang
  - Epibronchiales Divertikel (20 %) in Höhe Trachealbifurkation
  - Epiphrenales Divertikel (10 %) dicht oberhalb des Zwerchfells
- Komplikationen:
  - Aspiration zurückfließender Speisereste
  - Divertikulitis
  - Blutungen
  - Perforation

Ösophaguskarzinom

Bösartiger Speiseröhrentumor; syn. Speiseröhrenkrebs.

Ursachen

- Häufigste Ursache: Refluxösophagitis
- Langjähriger Nikotin- u. Alkoholkonsum
- Strahlentherapie
- Häufiger Genuss heißer Speisen
- Chron. Ösophaguserkrankungen, z. B. Achalasie

Symptome

- Spät auftretende unspezifische Symptomatik
- » Schluckstörungen (Dysphagie), oft erst, wenn ⅔ des Ösophaguslumens bereits verlegt sind
- » Gewichtsabnahme, Regurgitation unverdauter Nahrung, fauliges Aufstoßen
- » Bei Infiltration in Umgebung: Heiserkeit, retrosternale Schmerzen, Husten, Atemnot, Pneumonie

Diagnostik

- Ösophaguskopie mit Biopsie → jede Dysphagie ab dem 40. Lj. endoskopisch abklären
- Metastasensuche: Rö-Thorax, CT (Thorax u. Abdomen), (Endo-)Sono, Skelettszintigrafie, PET-CT, ggf. Bronchoskopie

Therapie

- Heilungschance nur bei radikaler operativer Tumorentfernung durch subtotale o. totale Ösophagusresektion mit Magenhochzug (nur ca. bei ⅓ der Pat. mögl.)
- Ggf. präop. Tumorverkleinerung (Downstaging) durch Radiochemotherapie
- Bei Inoperabilität palliative Therapie zur Sicherung der Nahrungsaufnahme:
  - Endoskop. Tubus- o. Stenteinlage
  - Tumorverkleinerung mit Laser u. nachfolgender Bestrahlung
  - Anlage einer PEG (perkutane endoskopische Gastrostomie)

Hinweise zur Physiotherapie

- Red-Flag-Hinweise deuten können
- Grundsätze der onkolog. u. palliativen Therapie stehen im Vordergrund
- Prä- u. postop. Therapie ➤ Ösophagusdivertikel

Besondere Informationen

- Männer häufiger als Frauen betroffen (5:1)
- In Mitteleuropa sind 60 % Adeno-, 40 % Plattenepithel-Karzinome
- Typische Lokalisation bei den drei physiologischen Engstellen: Ösophaguseingang, Aortenbogen, Zwerchfellenge

Ösophagusvarizen

Erweiterung submuköser Venen der Speiseröhre; syn. Krampfadern der Speiseröhre.

Ursachen

- ➢ Leberzirrhose → portale Hypertension

Symptome

- Erst bei Blutung: Hämatemesis (Erbrechen von hellrotem Blut; Schockgefahr)

Diagnostik

- Gastroskopie

Therapie

- Bei akuter Blutung:
  - Kreislaufstabilisierung
  - Terlipressin i. v.
  - Endoskopische Blutstillung: Gummibandligatur, ggf. medikamentöse Therapie mit Somatostatin
  - Ösophaguskompressionssonde bei anhaltender Blutung o. nicht durchführbarer Endoskopie → Ligatur
- Blutungsprophylaxe: medikamentöse Senkung des Pfortaderhochdrucks mit β-Blockern
- Anlage einer transjugulären intrahepatischen portosystemischen Shunt (TIPSS) →Shunt zur Senkung des Pfortaderdrucks, aber nur möglich, wenn keine hepatische Enzephalopathie besteht

Hinweise zur Physiotherapie

- Prophylaxen durchführen, Mobilisation
- Beratung des Pat. über gesunde Lebensführung u. Ernährung, z. B.:
  - Alkohol-, Nikotin- u. Kaffeekarenz
  - Harte u. spitze Nahrungsmittel (z. B. Brötchen, Nüsse) meiden (Verletzungsgefahr)
- Bei Alkoholproblemen Suchtberatung u. Vermittlung von Kontaktadressen

Besondere Informationen

- Hohes Rezidivrisiko: erneute Blutung bei 40–80 % innerhalb eines Jahres

Osteochondrom

Häufigster gutartiger (benigner) Knochentumor; Syn: Kartilaginäre Exostose.

Ursachen

- Unbekannt

Symptome

- Meist symptomloser Zufallsbefund (Bildgebung oder bei Palpation)

Diagnostik

- Anamnese, klin. Untersuchung
- Bildgebung (Röntgen): Tumor geht immer von der wachsenden Epiphysenfuge aus

Therapie

- Beobachtung der weiteren Entwicklung, nur wenn symptomatisch, chirurgische Entfernung

Hinweise zur Physiotherapie

- Ärztliche Überweisung ist nur bei symptomatischem Befund nötig bzw. zur Ausschlussdiagnostik

Besondere Informationen

- Obwohl gutartig, können Osteochondrome (allerdings sehr selten) entarten und sich dann zu Chondrosarkomen entwickeln

Osteoidosteom

gutartiger (benigner) Knochentumor.

Ursachen

- Unbekannt

Symptome

- » Insbesondere nächtliche umschriebene Knochenschmerzen, die durch Positionsveränderung nicht besser werden
- Typische Lokalisation: Nidusbildung in der Kortikalis von Tibia, Femur und Fibula
- » Pathognomonisch: Reduktion/Behebung der Schmerzen durch ASS (RF)

Diagnostik

- (Typische) Anamnese, klin. Untersuchung
- Bildgebung (Rö)

Therapie

- Nidus-Ausräumung durch:
  - Radiofrequenzablation (CT überwachte Thermoablation) mittels Nadel
  - MRT-gesteuerte fokussierte Ultraschalltherapie
- Offene chirurgische Entfernung

Hinweise zur Physiotherapie

- DD: banale Wachstumsschmerzen

Besondere Informationen

- Osteoidosteom: machen etwa 12 % aller gutartigen Knochentumoren aus und etwa 5 % aller knöchernen Primärtumoren; meist im Kindes- u. frühen Erwachsenenalter (11.–20. Lj.); Jungen 3-mal häufiger betroffen als Mädchen

Osteoklastom

Maligner Knochentumor, der allerdings sehr selten Metastasen streut (früher deshalb auch als semimaligne kategorisiert); Syn.: Riesenzelltumor.

Ursachen

- Weitgehend unbekannt
- Evtl. genetische Veranlagung

Symptome

- Unspezifisch
- Schmerzen im betroffenen Gebiet, progredient
- Auftreten nach Epiphysenfugenschluss

Diagnostik

- Osteolytischer Tumor v. a. knienah und an der distalen Radius-Epiphyse
- Anamnese, klin. Untersuchung
- Laboruntersuchung
- Rö., CT
- Biopsie

Therapie

- Sofortige chirurgische Entfernung

Hinweise zur Physiotherapie

- Red-Flag-Hinweise deuten können und direkte ärztliche Überweisung

Besondere Informationen

- Tritt häufig zwischen 20.–30. Lj. auf; Lokalisation in der Epiphyse langer Röhrenknochen
- Lokal aggressiver Tumor mit Rezidivneigung

Osteomalazie

Mineralisationsstörung der organischen Knochenmatrix im Erwachsenenalter (bei abgeschlossenem Knochenwachstum); syn. Knochenerweichung.

Ursachen

- Ernährungsbedingter Vitamin-D-Mangel, UV-Mangel, Phosphatasemangel
  - Vit.-D-Mangel beim Kind: Rachitis
- Vitamin-D-Stoffwechselstörungen, z. B. bei Leber- u. Nierenfunktionsstörungen
- Malabsorption, z. B. bei Sprue, Morbus Crohn

Symptome

- » Diffuse, langsam zunehmende Knochenschmerzen
- Knochendeformierungen, Gangstörungen, O-Beine
- » Zeichen einer Hypokalzämie: Neigung zur Tetanie, Muskelschwäche proximaler Extremitäten
- » Adynamie
- » Rachitissymptome

Diagnostik

- Anamnese, klin. Bild, Röntgen, ggf. Knochenbiopsie
- Labor: AP ↑, häufig Kalzium ↓

Therapie

- Therapie der Grunderkrankung
- Steigerung der Knochenmineralisierung durch Vitamin-D_3-Gabe (Cholecalciferol), Kalziumzufuhr (regelm. Kalziumkontrolle in Serum u. Urin)
- Keine unkontrollierte Therapie, da Gefahr der Hyperkalziämie

Hinweise zur Physiotherapie

- Schmerzlindernde Maßnahmen
- Angepasstes Krafttraining

Besondere Informationen

- Rachitis bei Kindern entspricht Osteomalazie beim Erw.
- Bei rechtzeitiger Behandlung folgenlose Abheilung, aber: keine Rückbildung bereits vorhandener Knochenfehlstellungen

Osteomyelitis

Knochenmarkentzündung, meist mit Knochenentzündung (Ostitis) einhergehend.

Ursachen

- Bakterien, v. a. Staphylo- u. Streptokokken (75–80 % Staphylococcus aureus)
- Endogene Form (häufiger bei Kindern): hämatogene Streuung bei Allgemeininfektion o. einem Streuherd, Tuberkulose
- Exogene Form (häufiger bei Erwachsenen): Eindringen der Erreger von außen, z. B. durch offene Fraktur, OP, Verletzung

Symptome

- » Fieber, allg. Krankheitszeichen (v. a. bei Kindern)
- » Funktionseinschränkung, lokale Entzündungszeichen: Rötung, Schwellung, Schmerz, Überwärmung, pathologische Frakturen
- » Eiterung mit Fistelbildung
- Säuglingsosteomyelitis: leichte Ausbreitung der Infektion in angrenzende Gelenke, da Epiphysenfuge durch Gefäße überbrückt wird → eitriger Gelenkerguss o. eitrige Arthritis

Diagnostik

- Labor: Entzündungszeichen (BSG ↑, CRP ↑, Leukozytose), Erregernachweis durch Blutkultur, Punktion, Biopsie o. Abstrich
- CT, MRT, Knochenszintigrafie, Sono
- DD: Knochentumore, -metastasen

Therapie

- Absolute Ruhigstellung des erkrankten Knochens durch Schiene o. Gipsverband
- Endogene Form: i. v.-Antibiotikatherapie, nach Besserung Umstellung auf orale Gabe (über Wo.)
- Bei exogener Form: operative Ausräumung, lokale Antibiotikatherapie (PMMA-Ketten o. Refobacinschwämme) o. Spül-Saug-Drainage
- Ggf. hyperbare Sauerstofftherapie

Hinweise zur Physiotherapie

- Während der Bettruhe Unterstützung bei den Lebensaktivitäten, Prophylaxen durchführen, Vitalzeichenkontrolle, Temperaturkontrolle, Mobilisation
- Pat. möglichst auf septischer Station o. im Einzelzimmer betreuen

Besondere Informationen

- Hohes Rezidivrisiko, irreversible Spätschäden bei 30 % der Pat.
- Komplikationen:
  - Sequesterbildung, Fistelung, Abszedierung, patholog. Fraktur, Sepsis, chron. Osteomyelitis
  - Im Säuglings- u. Kindesalter häufig Wachstumsstörungen u. Einsteifung

Osteoporose

Skeletterkrankung mit Verminderung der Knochenmasse, Knochenstruktur u. erhöhtem Frakturrisiko; syn. Knochenschwund.

Ursachen

- Primäre Osteoporose (95 %): postmenopausale u. senile Form: Ursache ungeklärt, begünstigende Faktoren Östrogenmangel nach Menopause u. Immobilisation
- Sekundäre Osteoporose: Folge einer Grunderkrankung, z. B. langfristige Kortisonbehandlung, Diabetes mellitus, Hyperthyreose, Alkoholismus, chron. Niereninsuffizienz, Immobilisation
- Genetische Veranlagung (z. B. Osteogenesis imperfecta, Marfan-Syndrom)
- Berufliche-/Umweltnoxen

Symptome

- Als präklin. Osteoporose klin. stumm
- Chron. Schmerzen durch Wirbelkörperverformungen, Muskelverspannungen, Fehlhaltungen
- Veränderung der Körperstatur durch Wirbelkörpereinbrüche: Rundrücken, Rumpfverkürzung, Abnahme der Körpergröße durch Sinterung der WS
- Frakturen bei minimalen Belastungen, auch Spontanfrakturen, häufig Wirbel, Oberschenkelhals, Radius

Diagnostik

- Anamnese, Knochendichtemessung, Röntgen (Zeichen erst bei Knochenverlust von 30 % sichtbar), ggf. Beckenkammbiopsie
- Immer sekundäre Formen als Ursache ausschließen

Therapie

- Bei sekundärer Form Therapie der Grunderkrankung
- Knochenbildung fördern, Knochenabbau hemmen: Gabe von Bisphosphonaten in Kombination mit Kalzium u. Vitamin D, Strontiumranelat, Antiöstrogen Raloxifen, Parathormon, monoklonalem AK
- Schmerztherapie: medikamentös mit NSAR, Linderung durch physik. Maßnahmen, Lagerung
- Physiotherapie, Anpassen eines Mieders bei Wirbelsäulenverformungen

Hinweise zur Physiotherapie

- Therapie abhängig vom Zustand des Pat. u. Ausmaß der Einschränkungen, ggf. Unterstützung bei Mobilisation, notwendige Prophylaxen durchführen, v. a. Sturzprophylaxe
- Gesundheitsberatung des Pat. u. Angehörigen: z. B. kalziumreiche Kost, Verzicht auf

Alkohol, Nikotin, Phosphate, angepasste körperl. Aktivität, um Muskelkraft und Koordination zu erhalten
- Angepasstes Krafttraining

Besondere Informationen

- In Deutschland jährl. ca. 65 000 Oberschenkelhalsfrakturen als Folge der Osteoporose, häufig bleibende Bewegungseinschränkungen o. Pflegebedürftigkeit
- Primäre Osteoporose nur durch frühe Prävention zu verhindern bzw. zu vermindern
- Pat. mit Schilddrüsen-Hormon-Substitution bei Überdosierung erhöhtes Risiko

Osteosarkom

Bösartige (maligne) Veränderung des Knochengewebes.

Ursachen

- Unbekannt

Symptome

- Unspezifische Symptomatik:
  - Bewegungseinschränkung des betroffenen Körperteils (RF)
  - Schmerzen während Belastung
- » Allg. Red Flags: Ermüdung, Gewichtsverlust, allg. Unwohlsein, Fieber
- » Pathologische Frakturen
- Lokalisation: Metaphysen der langen Röhrenknochen (zu 50 % Kniegelenk), bzw. Schulter (prox. Humerus); häufig mit Weichteilbeteiligung

Diagnostik

- Anamnese, klin. Untersuchung
- Laboruntersuchung
- Rö., CT, MRT
- Biopsie

Therapie

- Chemo plus chirurgische Entfernung u. Strahlentherapie

Hinweise zur Physiotherapie

- Red-Flag-Hinweise deuten können und direkte ärztliche Überweisung
- Zwei Altersgipfel: 1.) in Adoleszenz Wachstumsschub; 2.) > 60 Lj. häufig zusammen mit Morbus Paget

Besondere Informationen

- Häufigster primärer Knochentumor; v. a. bei 10–25-Jährigen; Jungen häufiger betroffen als Mädchen
- Rasche Metastasierung, v. a. pulmonal
- Häufigster maligner Knochentumor, aggressives Wachstum, knochenbildender Tumor
- Bevorzugte Lokalisation: kniegelenknaher Bereich, proximaler Humerus
- Ohne Fernmetastasierung beträgt die 5-Jahres-Überlebensrate bei adäquater Therapie 50–80 %

Ovarialkarzinom

Bösartiger Tumor des Ovars, ausgehend vom Oberflächenepithel; syn. Eierstockkrebs.

Ursachen

- In 80 % der Fälle unbekannt
- In 20 % der Fälle werden diskutiert familiäre Disposition, z. B. Mutationen BRCA1 und BRCA2, u. hormonelle Ursachen, Assoziation mit Mammakarzinom

Symptome

- Späte, meist unspezifische Symptomatik
- » Unterbauchbeschwerden, Völlegefühl, vermehrter Harndrang, Blähungen, Schmerzen beim Stuhlgang
- » Zunahme Bauchumfang durch Tumor selbst o. tumorbedingten Aszites
- » In höheren Stadien Allgemeinsymptome, z. B. Müdigkeit, Leistungsabfall, Gewichtsverlust
- » Bei Stieldrehung o. Ruptur des Tumors Bild eines akuten Abdomens

Diagnostik

- Häufig Zufallsbefund bei Vorsorgeuntersuchung
- Anamnese, gyn. Untersuchung
- Vaginales u. abdominales Sono
- Labor: CRP, BSG, BB, Tumormarker (CEA u. CA 125, CA 72–4)
- Staging u. Metastasensuche: CT, MRT, Rektoskopie bzw. Koloskopie, Zystoskopie, i. v.-Urogramm

Therapie

- Bei unklaren Ovarialtumoren Laparoskopie mit intraoperativer Schnellschnittuntersuchung → nach Diagnosesicherung Radikal-OP (= Entfernung von Uterus, beiden Ovarien, großem Netz, pelvinen u. paraaortalen LK, ggf. befallenen Blasen- u. Darmanteilen); ggf. Anus praeter-Anlage
- Postop. meist (Poly-)Chemotherapie
- Antikörpertherapie
- Hormontherapie bei palliativer Zielsetzung

Hinweise zur Physiotherapie

- Red-Flag-Hinweise deuten können
- Nach Radikal-OP ggf. postop. Intensivbetreuung (1–3 Tage): Prophylaxen durchführen, Mobilisation, Lagerung
- Lymphödemprophylaxe: Beine hochpositionieren, Bewegungsübungen, Überlastung und Verletzungen vermeiden, keine direkte Wärmeanwendung, ggf. Kompressionsbehandlung
- Grundsätze der onkolog. Therapie beachten, emotionale Unterstützung, Gesprächsbereitschaft zeigen
- Kontaktvermittlung zu Sozialdiensten

Besondere Informationen

- Altersgipfel: 6.–7. Lebensjahrzehnt, kann aber in allen Altersstufen auftreten
- Verlaufskontrollen bei ausgedehnten Tumoren z. B. über 5 Jahre alle 3 Mon.
- Prognose wegen fehlender Früherkennung schlecht
- Stadieneinteilung nach TNM-Klassifikation

Pankreaskarzinom

Bösartiger Tumor der Bauchspeicheldrüse und deren exokrinen Anteils; syn. Bauchspeicheldrüsenkrebs.

Ursachen

- Unbekannt
- Familiäre Ätiologie
- Risikofaktoren: Nikotinabusus, Alkoholabusus, chron. Pankreatitis, Adipositas, Diabetes mellitus

Symptome

- » Meist erst im späten Stadium: Gewichtsverlust, Oberbauchbeschwerden, Verdauungsstörungen, Rückenschmerz (!)
- » Begleitpankreatitis
- » Rezid. Thrombophlebitiden u. Thrombosen mögl.
- » Bei Pankreaskopf- u. Papillentumor Verschlussikterus (Gelbsucht)

Diagnostik

- Meist schwierige u. späte Diagnostik → ca. 80 % aller Pat. haben bei Diagnosestellung bereits Metastasen
- (Endo-)Sonografie, MRT bei Tumorgröße > 2 cm, ERCP, Angio-CT
- Tumormarker CA 19–9 u. CA 50 zur Verlaufskontrolle

Therapie

- Kurative OP aufgrund später Diagnose nur bei 10–20 % der Pat. mögl.
- Kurative Verfahren, z. B.: Whipple-OP, totale o. subtotale Duodenopankreatektomie
- Postop. Chemotherapie
- Palliative Verfahren, z. B. Stenteinlage bei Ikterus, Gastrojejunostomie, Chemotherapie

Hinweise zur Physiotherapie

- Je nach Situation des Pat.: Prophylaxen durchführen, Mobilisation, Lagerung
- Grundsätze der onkolog. u. palliativen Therapie beachten
- Diabetische Ernährungsberatung nach Pankreasentfernung
- Förderung der Compliance, Anschlussheilbehandlung anbahnen

Besondere Informationen

- Männer häufiger als Frauen betroffen, Altersgipfel 60.–70. Lj.
- Metastasen: regionale LK, Leber, Einwachsen in umgebende Strukturen wie Duodenum, Blutgefäße, Gallengänge

Pankreatitis

Entzündung der Bauchspeicheldrüse mit Selbstandauung des Organs durch aktivierte Pankreasenzyme; syn. Bauchspeicheldrüsenentzündung.

Ursachen

- Akute Pankreatitis:
  - Gallensteinleiden u. Entzündung der Papilla Vateri (ca. 50 %), Alkoholmissbrauch (ca. 35 %), Nebenwirkungen von Medikamenten (10 %), unklare Ursache (10 %)
  - Selten Infektionen, Trauma (auch ERCP), Medikamente, z. B. Glukokortikoide, Östrogene; Stoffwechselstörungen
- Chron. Pankreatitis: zu 80–90 % chron. Alkoholabusus, selten Gallensteine, ebenso Rauchen, Medikamentennebenwirkungen, autoimmun

Symptome

- » Plötzl. Beginn mit heftigen, konstanten Oberbauchschmerzen, evtl. gürtelförmig in Rücken ausstrahlend, „Gummibauch“
- » Übelkeit, Erbrechen, Fettstühle, Kachexie, Subileus o. Ileus, evtl. Fieber
- » In schweren Fällen: Ikterus, Aszites, Pleuraerguss, Schock- u. Sepsiszeichen

Diagnostik

- Anamnese, klin. Untersuchung
- Labor:
  - Pankreasenzyme ↑ (Lipase, Elastase 1 u. α-Amylase ↑↑) u. Entzündungsparameter im Blut
  - Häufig auch: BZ ↑, Elektrolytverschiebungen, Kreatinin ↑, Harnstoff ↑, Leberwerte ↑, Hb ↓, Hkt ↓, Azidose in BGA
- Sono, Rö-Thorax, Kontrastmittel-CT, ggf. CT- o. sonogesteuerte Feinnadelpunktion (nur wenn sicher benigne) zum Keimnachweis in Nekrosen

Therapie

- Ggf. intensivmedizinische Behandlung
- Parenterale Ernährung u. Volumensubstitution bis zum Ausgleich der Hypovolämie; ggf. Magensonde; verbesserte Prognose bei früher enteraler Ernährung über Magen- o. Jejunalsonde
- Schmerztherapie
- Antibiotika bei Nekrosen u. Fieber > 39 °C
- Säureblockade mit Protonenpumpenblocker
- Bei V. a. Gallensteineinklemmung frühzeitige ERCP
- Ggf. Schocktherapie, maschinelle Beatmung, Hämodialyse
- Bei nekrotischem Verlauf ggf. chirurg. Nekrosenentfernung (Nekrosektomie) u. Lavage

- Chron. Pankreatitis: absoluter Alkoholverzicht, Therapie entzündl. Schübe wie akute Form, Enzymsubstitution, evtl. Insulin

Hinweise zur Physiotherapie

- Schwere der Erkrankung erfordert Unterstützung bei Lebensaktivitäten und Durchführen notwendiger Prophylaxen
- Intensivmedizinische Überwachung: Vitalzeichen, Atmung, Flüssigkeitsbilanz, ZVD, Schmerzen, Allgemeinbefinden
- Zur Schmerzlinderung bauchdeckenentlastende Positionierung, z. B. Knierolle
- (Eingeschränkte) Bettruhe, dann langsam Mobilisation, Thromboseprophylaxe
- Beratung zu Anpassung der Lebensgewohnheiten bei chron. Pankreatitis, Umgang mit Insulin und Enzymen, Ernährungsberatung, Verweis auf Selbsthilfegruppen

Besondere Informationen

- Komplikationen:
  - Hypovolämischer Schock
  - Pseudozysten
  - Pankreasinsuffizienz
  - Pleuraerguss
  - Abszesse
  - Sepsis
  - Akutes Nierenversagen
  - ARDS
  - Pfortaderthrombose
  - Spätfolge: Entartung → Pankreaskarzinom
- Verlauf der akuten Pankreatitis variabel: 85 % akute ödematöse Form, 10–15 % nekrotisierender Verlauf mit Teilnekrose (Letalität ca. 15 %) o. Totalnekrose (Letalität > 50 %)

Perikarditis

Akute oder chron. entzündl. Erkrankung des Herzbeutels mit mögl. Ergussbildung.

Ursachen

- Infektionen: Viren (z. B. Coxsackie-Viren, Influenza), Bakterien (z. B. Streptokokken, Tuberkulose)
- Autoimmunerkrankungen
- Mitreaktion z. B. bei Pleuritis, Peritonitis, Myokardinfarkt
- Endokrine Erkrankungen (Urämie), herzchirurg. Eingriffe, Strahlentherapie, Trauma u. a.

Symptome

- ❯ Zunächst Pericarditis sicca (trockene fibrinöse Form): allg. Schwäche, Schweißneigung, Fieber, Atemnot, Beklemmungsgefühl u. Schmerzen hinter Sternum, auskultatorisches Perikardreiben
- Im Folgestadium Übergang in Pericarditis exsudativa (feuchte Form, v. a. bei Infektionen) mögl.: Ansammlung von Flüssigkeit im Herzbeutel (Perikarderguss), Schmerz u. Perikardreiben verschwinden, Herztöne dann sehr leise
- Extremform des Perikardergusses: lebensbedrohl. Herzbeuteltamponade → sofortige Schockbehandlung u. Entlastungspunktion

Diagnostik

- Auskultation (Perikardreiben), EKG, Rö-Thorax, Echo (Perikarderguss?), ggf. CT, MRT
- Blut: Entzündungszeichen (BSG ↑, CRP ↑)
- DD: akute Perikarditis muss gegen akutes Infarktgeschehen abgegrenzt werden

Therapie

- Therapie der Grunderkrankung, bei bakterieller Ursache z. B. Antibiotikatherapie
- Bettruhe, Analgesie, NSAR, ggf. Glukokortikoide
- Punktion der Ergussflüssigkeit: diagnostisch u. therapeutisch zur Entlastung
- Bei Urämie Dialysebehandlung
- Bei Rezidiven ggf. Perikardfensterung o. Perikardektomie

Hinweise zur Physiotherapie

- Bettruhe einhalten lassen
- Prophylaxen durchführen
- Im weiteren Verlauf Aktivität fördern (angepasstes Ausdauertraining)
- Engmaschige o. kontinuierl. Überwachung: Vitalzeichen, Temp., Atmung, Schmerzen
- Sehr langsame Steigerung der körperl. Aktivitäten nach Akutphase; Sport und Anstrengung noch 6 Mon. vermeiden

Besondere Informationen

- Spätkomplikation Pericarditis constrictiva: Fibrosierung u. Verkalkung der Perikardblätter → Einschnürung des Herzens („Panzerherz“) u. Behinderung der diastolischen Kammerfüllung → OP-Indikation

Periphere arterielle Verschlusskrankheit (pAVK)

Chron. Verengungen u. Verschlüsse der Extremitätenarterien, in > 90 % sind Beinarterien betroffen.

Ursachen

- Häufigste Ursache (95 % der Fälle) Arteriosklerose
- Gefäßentzündungen (selten)
- Risikofaktoren wie bei ➤ Arteriosklerose

Symptome

- ❯ In 90 % der Fälle pAVK-Befall der Beine (beim Befall der Armarterien analoge Symptomatik):
  - Schmerzlokalisation distal der Gefäßstenose
  - Claudicatio intermittens: belastungsabhängige, den Pat. zum Anhalten zwingende Schmerzen, Schmerzabnahme in Ruhe
  - Belastungsabhängige Schwäche u. Abblassen der betroffenen Extremität, Kältegefühl, Gefühlsstörungen, Puls schwach oder gar nicht mehr tastbar
  - Höheres Stadium: Ruheschmerz, Nekrosen, Ulzera

Diagnostik

- Anamnese, Auskultation, Pulsstatus (abgeschwächter o. fehlender Puls), seitenvergleichende RR-Messung
- Inspektion: blasse marmorierte Haut, gestörtes Nagelwachstum, fehlende Behaarung, Atrophie der Muskeln/Haut
- Doppler- u. Duplexsono, Arteriografie, (Angio-)CT, transkutane pO_2-Messung
- Abklärung weiterer Manifestationen der Arteriosklerose, z. B. KHK

Therapie

- Behandlung u. Minimierung der Risikofaktoren, Aufklärung des Pat.
- Stadium I–II: Gehstreckentraining mind. 1 Std. (⅔ der Maximalgehstrecke gehen, pausieren, weitergehen), Gefäßtraining (kontraindiziert in Stadien III u. IV)
- Stadium II–IV medikamentös: Thrombozytenfunktionshemmung
- Prostanoide
- Stadium II–IV erfordern i. d. R. rekanalisierende Maßnahmen, z. B. lokale Lyse, PTCA, TEA, Bypass-OP, Amputation

Hinweise zur Physiotherapie

- Bei arteriellen Gefäßerkrankungen betroffene Extremität flach/tief positionieren, keine Hochlagerung!
- Beobachtung der Durchblutung der Beine (Hautfarbe, -temp., Schmerzen)
- Sorgfältige Dekubitusprophylaxe im Bereich der Fersen und Zehen
- Warmhalten der Extremitäten, z. B. mit Wollsocken, Wattepackungen auch nachts
- Keine lokalen Wärmeanwendungen, z. B. Heizkissen, Wärmeflasche, Vollbäder > 36 °C, hyperämisierenden Salben

- Keine einschnürenden Socken, Kompressionsstrümpfe o. -verbände
- Verletzungen u. Druckstellen durch enge Schuhe vermeiden
- Beratung: Sorgfältige Haut- u. professionelle Fußpflege
- Schulung u. -beratung des Pat.: Verhaltensänderung (z. B. Rauchen einstellen, Übergewicht reduzieren, Blutdruck im Normbereich)
- Gehstrecken- u. Gefäßtraining
- Schmerztherapie

Besondere Informationen

Einteilung der pAVK nach:
- Lokalisation: Becken-, Oberschenkel- u. Unterschenkeltyp
- Schweregrad: Stadieneinteilung nach Fontaine (I–IV)
  - Stadium I: Beschwerdefreiheit
  - Stadium II: Claudicatio intermittens (IIa: schmerzfreie Gehstrecke ≥ 200 m; IIb: schmerzfreie Gehstrecke ≤ 200 m)
  - Stadium III: Ruheschmerz, besonders nachts
  - Stadium IV: Ruheschmerz, Nekrose/Gangrän/Ulkus (Ulcus cruris)
- Bei 90 % der Pat. ab Stadium III zudem KHK und Beteiligung der zerebralen Gefäße, hohes Risiko, am Myokardinfarkt oder Schlaganfall zu versterben

Peritonitis

Bauchfellentzündung.

Ursachen

- Primär (selten): direkte bakterielle Infektion durch hämatogene Streuung
- Meist sekundär bei Erkrankungen o. Verletzungen der Bauchorgane:
  - Hohlorganperforationen (z. B. Ösophagus, Darm, Gallenblase), bakteriell: Perforation eines bakteriell kontaminierten Hohlorgans (z. B. Appendix, weibliche Genitale), abakteriell, z. B. Austritt von Galle, Pankreassekreten, Zysteninhalt
  - Durchwanderung der Darmwand o. lymphogene Ausbreitung, z. B. bei Entzündungen o. Ischämie
  - Postop., z. B. bei Anastomoseninsuffizienz
  - Traumata

Symptome

- » Lokale Peritonitis: starker, örtl. begrenzter Bauchschmerz
- » Diffuse Peritonitis: starke Bauchschmerzen, zunehmende Abwehrspannung der Bauchmuskulatur bis hin zum akuten Abdomen mit paralytischem Ileus → lebensbedrohl. Krankheitsbild
- » Fieber, Übelkeit, Erbrechen
- » Tachykardie, Hypotonie, Schock, Sepsis

Diagnostik

- Klin. Untersuchung, Sono-Abdomen
- Rö-Thorax, Abdomenübersicht, ggf. CT-Abdomen
- Blut- u. Urinuntersuchungen, z. B. Entzündungs-, Gerinnungsparameter

Therapie

- Kreislaufstabilisierung u. rasche operative Herdsanierung, Spülung der Bauchhöhle, Einlage dicklumiger Drainagen
- Bei schwerer Form provisorischer Verschluss des Abdomens, (z. B. mit Reißverschluss), alle 24–48 Std. Öffnung zur Spülung u. Reinigung der Bauchhöhle
- Antibiotikatherapie, postop. Intensivtherapie
- Bei primärer Peritonitis meist konservative Therapie ausreichend

Hinweise zur Physiotherapie

- Schweres Krankheitsbild erfordert intensivmedizinische Therapie
- Prophylaxen durchführen, Mobilisation, Lagerung

Besonderheiten beim Kind

Eltern nach Möglichkeit in die Therapie einbeziehen: Hilfestellung bei Positionierung, Körper- und Mundpflege, Vorlesen lassen, Körperkontakt ermöglichen

Besondere Informationen

- Peritonitis eigentl. keine Erkrankung, sondern Symptom (hinter der Peritonitis steckt i. d. R. eine Ursache, die behandelt werden muss)
- Einteilung der Peritonitis nicht einheitl.
- Akutkomplikationen: Sepsis, Kreislaufversagen, Multiorganversagen
- Prognose abhängig von Ursache, Ausbreitung u. Abwehrlage des Pat., Letalität bis zu 50 % (Abschätzung der Letalität durch Mannheimer Peritonitis-Index)

Pertussis

Bakteriell bedingte hoch ansteckende Infektionskrankheit; syn. Keuchhusten.

Ursachen

- Erreger: Bakterium Bordetella pertussis
- Übertragung: Tröpfcheninfektion

Symptome

- Stadium catarrhale (1–2 Wo.): Schnupfen, Husten
- ❯ Stadium convulsivum (3–6 Wo.): typische Keuchhustenanfälle: heftige stakkatoartige Hustenstöße (ohne zwischenzeitl. Atmen) mit vorgestreckter Zunge, endend mit juchzendem Inspirium, ggf. begleitet von Erbrechen, ggf. Zyanose; abschließend oft Entleerung zähen, glasigen Schleims u. Erbrechen; bis zu 50 Anfälle tgl., häufig durch Essen o. Trinken ausgelöst
- Stadium decrementi (6–10 Wo.): Hustenanfälle klingen langsam ab
- Bei Säuglingen keine typischen Hustenanfälle, sondern Atempausen, die zum Tod führen können

Diagnostik

- Klin. Bild
- Labor: Erregernachweis aus Nasopharyngealsekret und Blutbild

Therapie

- Antibiotikatherapie (Makrolide)
- Prophylaktische Antibiotikagabe für Säuglinge mit Kontakt zu einer an Keuchhusten erkrankten Person

Hinweise zur Physiotherapie

- Cave: Quellenisolierung, Schutzmaßnahmen, nicht immunisierte Menschen dürfen nicht zum Kranken
- Körperl. Schonung, Prophylaxen durchführen
- Atemerleichternde ASTE
- Für kühle, feuchte Raumluft sorgen; keine sekretfördernden Maßnahmen → Schleimproduktion bereits erhöht bei Pertussis

Besonderheiten beim Kind

- Hustenanfälle sind quälend u. beängstigend → Kind beruhigen u. Sicherheit vermitteln
- Im Hustenanfall Eltern nicht mit dem Kind allein lassen, zu Maßnahmen informieren
- Häufige kleine Maßnahmen, viel Flüssigkeit anbieten
- Minimal Handling, reizarme Umgebung, für Ruhephasen sorgen

Besondere Informationen

- Hohe Ansteckungsrate, Inkubationszeit: 7–20 Tage, bei Antibiose-Beginn Isolation für 5 Tage
- Prophylaxe: Schutzimpfung ab 2. Lebensmon. (kein lebenslanger Impfschutz)
- Keine lebenslange Immunität bei durchgemachter Pertussis
- Erwachsene bei hartnäckigem Husten auch auf Pertussis testen

Perniziöse Anämie

Durch Vitamin-B_{12}-Mangel oder -Resorptionsstörung verursachte Anämie.

Ursachen

- Mangelernährung
- Erhöhter Vitaminbedarf u./o. gestörte Vitaminaufnahme (z. B. Intrinsic-Faktor-Mangel)
- Weitere Ursachen:
  - Chron. Gastritis (verhindert Synthese des Intrinsic-Faktors in den Belegzellen)
  - Ileitis terminalis (gestörte Resorption von Vit.-B_{12}/Intrinsic-Faktor)

Symptome

- Langsame Entstehung der Symptome:
  - Müdigkeit, Schlappheit
  - Blässe
  - Tachykardie
- Bei Cobalamin-Mangel (Vitamin-B_{12}-Mangel):
  - Hunter-Glossitis
  - Unspez. neurolog. Symptome durch Schädigung der Myelinscheiden
  - Gewichtsverlust
  - Psychose durch Cobalaminmangel

Diagnostik

- Laboruntersuchung (Hämoglobin ↓, Erythrozytenzahl ↓, MCV und MCH ↑)
- Blutausstrich (Megaloblasten, Megalozyten, Granulozyten)
- Allg. Diag. eines Vit.-B_{12}-Mangels: Holo-Transcobalamin ↓, Methylmalonsäure und Homocystein ↑

Therapie

- Behandlung der Primärursache
- Substitution von Vit.-B_{12} (plus Intrinsic-Faktor)

Hinweise zur Physiotherapie

- ➢ Anämie

Besondere Informationen

- Bei früher Therapie gute Prognose
- Unbehandelt → starke neurologische Symptome

Pfeiffer-Drüsenfieber

Virusinfektion des lymphatischen Gewebes; syn. infektiöse Mononukleose.

Ursachen

- Erreger: Epstein-Barr-Virus (zur Herpesgruppe gehörend)
- Übertragung durch Speichel

Symptome

- Im Kleinkindalter oft asymptomatisch
- » Kurzes Vorstadium: Müdigkeit, Schlaf- u. Appetitlosigkeit, Gliederschmerzen
- » Hauptsymptome: intermittierendes Fieber (> 3 Wo.), LK-Schwellung (v. a. Hals u. Nacken), Milz- u. Lebervergrößerung, Tonsillitis, Exanthem (selten)
- Klin. Bild oft uncharakteristisch
- Hepatitis (selten)

Diagnostik

- Anamnese, klin. Untersuchung
- Diagnosesicherung durch BB u. Virus-AK-Bestimmung, Mononukleose-Schnelltest um den 4. Tag positiv
- DD: akute Leukämie → großes Diff.-Blutbild zum Ausschluss

Therapie

- Symptomatische Therapie
- Körperl. Schonung, Bettruhe
- Schmerz- u. fiebersenkende Medikamente
- Gabe von Aminopenicillinen führen häufig zu Arzneimittel-Exanthem

Hinweise zur Physiotherapie

- Mundschutz tragen, Isolierung des Patienten
- Körperliche Schonung (wg. Gefahr der Milzruptur)
- Prophylaxen durchführen, Mobilisation, Lagerung

Besondere Informationen

- Inkubationszeit: 1–3 Wo.
- In erster Linie erkranken ältere Kinder u. junge Erw.
- Infektionen im frühen Kindesalter verlaufen meist symptomfrei
- Lebenslange Immunität
- Prognose: i. d. R. guter Verlauf, Dauer ca. 2–3 Wo., häufig fühlen Betroffene sich noch mehrere Wo. abgeschlagen u. matt
- Schutz vor stumpfen Traumen in Milzgegend → Gefahr der Milzruptur
- Komplikationen: Meningoenzephalitis, Myokarditis, Pneumonie, autoimmunhämolytische Anämie, Thrombozytopenie, Splenomegalie, Übergang in chron. Verlaufsform

Pharyngitis

Akute o. chron. Entzündung der Rachenschleimhaut; syn. Rachenentzündung.

Ursachen

- Akute Pharyngitis: häufig virale Infektion, z. B. Influenzaviren, Infektionen der oberen Atemwege, aber auch bakterielle, z. B. Streptokokken
- Chron. Pharyngitis:
  - Langfristige Einwirkung von Noxen, z. B. Nikotin, Staub, Reizgase, Alkohol
  - Chron. behinderte Nasenatmung

Symptome

- » Akute Pharyngitis: grippeähnlich
  - Halsschmerzen
  - Schluckbeschwerden
  - Meist Fieber
- » Chron. Pharyngitis:
  - Trockener Husten
  - Räusperzwang
  - Zäher Schleim
  - Beschwerden verstärken sich nach längerem Sprechen

Diagnostik

- Anamnese, klin. Bild
- Racheninspektion, ggf. Rachenabstrich

Therapie

- Akute Pharyngitis:
  - Antibiotika bei bakterieller Ursache
  - Symptomatische Therapie, z. B. Paracetamol, Halswickel
- Chron. Pharyngitis:
  - Auslösende Noxen meiden
  - Befeuchtung der Atemwege/Mundhöhle
  - Bei behinderter Nasenatmung ggf. operative Korrektur

Hinweise zur Physiotherapie

- Hygienevorschriften beachten
- Beratung: Befeuchtung durch Inhalation (Salbei, Emser Salz), ölige Nasentropfen, Lutschpastillen, Halswickel, Eiswürfel zum Lutschen
- Je nach Situation des Pat.: Prophylaxen durchführen, Mobilisation

Besonderheiten beim Kind

- Medikamentöse und physikalische Maßnahmen zur Fiebersenkung
- Angemessene Beschäftigung je nach Zustand des Kindes (Eltern einbeziehen)

Besondere Informationen

- Akute Pharyngitis: ein plötzl. Beginn spricht für bakterielle Ursache, Schnupfen und Husten für Virusinfekt
- Komplikationen: Otitis media, Peritonsillar-/Pharyngealabszess

Phlebothrombose

Verschluss einer tiefen Vene durch Thrombenbildung; syn. tiefe Venenthrombose.

Ursachen

- Risikofaktoren („Virchow-Trias“):
  - Strömungsverlangsamung, z. B. bei Immobilisierung, Herzinsuffizienz, Varizen
  - Gefäßwandschädigung, z. B. durch Frakturen, OP, Entzündungen
  - Veränderte Blutzusammensetzungen, z. B. durch Schwangerschaft, Einnahme von Antikonzeptiva, APC-Resistenz

Symptome

- » Schwere- u. Spannungsgefühl, Fußsohlen- u. Wadenschmerz bei Belastung, ziehender Schmerz entlang der Venen
- » Differenz der Beinumfänge, bläul.-rote Verfärbung der Haut, manchmal Glanzhaut u. Überwärmung
- » Druckempfindlichkeit im Verlauf der tiefen Venen
- » Positiver Wells-Score (TVT [tiefe Venenthrombose])
- » Ggf. subfebrile Temp., Tachykardie
- Vielfach symptomarmer Verlauf, Diagnose erst nach Auftreten einer Lungenembolie

Diagnostik

- Anamnese, körperl. Untersuchung, Wells-Score (TVT [tiefe Venenthrombose]), Doppler- u. Duplexsono, Phlebografie
- Labor: D-Dimer-Bestimmung, Gerinnungsstatus mit AT III, Protein C, Protein S u. Suche nach APC-Resistenz
- Oben genannte klinische Zeichen nur bei 50 % der Pat.

Therapie

- Therapieziele: Verhinderung einer Lungenembolie, Auflösung des Thrombus
- Kompressionstherapie: Wickeln (alle 12 Std.), später Anpassung der Kompressionsstrümpfe
- Antikoagulation in Akutphase mit Heparin, dann mit Cumarinen/DOAKs etwa 3–6 Mon.
- Thrombektomie bei schweren, anders nicht beherrschbaren Verschlüssen
- Thrombolysetherapie, strenge Indikationsstellung

Hinweise zur Physiotherapie

- Tgl. Beinumfang messen, betroffenes Bein u. Befinden des Pat. beobachten: Tachykardie, Atemnot, Atemfrequenz ↑, atemabhängige Schmerzen? → V. a. Lungenembolie

- Pat. ohne Anhalt für Lungenembolie bleiben unter adäquater Therapie mobil, sonst Bettruhe mit Hochpositionierung des Beins, Unterstützung bei Prophylaxen (auf Fersen achten!)
- Kompressionsverband sorgfältig anlegen, später Kompressionsstrümpfe
- Beratung: Ausreichende Trinkmenge, Obstipationsprophylaxe (kein Pressen beim Stuhlgang wegen Emboliegefahr)
- Beratung zur Rezidivprophylaxe: mind. 3 Monate lang Kompressionsstrümpfe tragen (je nach Kontrollbefund), Bewegung und venenrückflussfördernde Gymnastik, Beine häufig hochpositionieren, angeordnete Antikoagulation einnehmen, vor längeren Flug-, Busreisen ggf. Low-Dose-Heparinisierung

Besonderheiten beim alten Menschen

Meist langfristige Kompressionstherapie erforderlich

Besondere Informationen

- Komplikationen:
  - Lungenarterienembolie (50 % der Fälle), zumeist aber periphere LAE
  - Postthrombotisches Syndrom (25 % der Fälle)
- Rezidivprophylaxe:
  - Risikofaktoren minimieren
  - Kompressionsstrümpfe
  - Frühmobilisation nach OP
  - Abklärung Rezidivrisiko (z. B. Ausschluss Faktor-V-Leiden Mutation)
  - Rezidivprophylaxe
- Ab Pubertät Thromboseprophylaxe bei Immobilisationen

Phlegmone

Diffuse, sich infiltrativ ausbreitende Entzündung des interstitiellen Bindegewebes.

Ursachen

- Erreger: v. a. hämolysierende Streptokokken, Staphylokokken, selten anaerobe Keime
- Eintrittspforte häufig über kleine Hautläsionen
- Ausbreitung zwischen tiefen Hautschichten o. entlang von Sehnen u. Faszien mögl.

Symptome

- » Fieber, allg. Krankheitsgefühl, Schmerzen, Entzündung
- » Betroffener Hautbezirk (v. a. Beine o. Hände) schmerzhaft geschwollen u. gerötet; in schweren Fällen eitrige Einschmelzungen des Gewebes

Diagnostik

- Klin. Bild
- Blut: Entzündungszeichen (BSG ↑, CRP ↑, Leukozytose)
- DD: Erysipel mit Übergang zur Phlegmone, Abszess

Therapie

- Operative Ausräumung
- Systemische Antibiotikagabe
- Ruhigstellung, lokale Antiseptika
- Sanierung der Eintrittspforten

Hinweise zur Physiotherapie

- Symptome deuten können
- Lokale Therapie: Kühlung, desinfizierende Umschläge
- Ruhigstellung der betroffenen Extremität, wenig sprechen u. kauen bei Infektion im Gesichtsbereich
- Nach chirurg. Inzision: Kontrolle der Wunde, schmerzlindernde u. abschwellende Maßnahmen

Besondere Informationen

- Entzündung ist nicht begrenzt, daher Gefahr der generalisierten Ausbreitung (Sepsis)
- ➤ Komplikation: Amputationsgefahr

Plasmozytom

Entartung einer Plasmazelle; Produktion von Unmengen eines einzigen (fehlerhaften) Antikörpers; syn.: multiples Myelom.

Ursachen

- Weitgehend unbekannt
- Monoklonale Gammopathie als Vorstufe des Plasmozytoms
- Weitere anerkannten Risikofaktoren: Alter, männliches Geschlecht, familiäre Häufung
- Chronische Infektionen (wie HIV-Infektionen oder Hepatitis-C-Virusinfektion) werden mit erhöhtem Risiko in Zusammenhang gebracht

Symptome

- » Anämiezeichen: Abgeschlagenheit, Blässe, Kurzatmigkeit
- » Gewichtsverlust
- » Knochen- und Rückenschmerzen
- » Infektanfälligkeit
- Häufig Zeichen einer Niereninsuffizienz (massives Anfluten von Antikörpern in Niere) und pathologische Frakturen (da sich tumoröse Plasmazellen in gesundes Knochengewebe fressen)
- Durch Blutbildung v. a. in den platten Knochen Symptome am Schädel (Schrotschußschädel), Wirbelsäule, Becken, Rippen, Sternum

Diagnostik

- Klin. Bild, körperl. Untersuchung
- Laboruntersuchung (Blutbild, BSG, Immunelektrophorese, Kalzium)
- CT
- Knochenmarkpunktion

Therapie

- Autologe Stammzelltransplantation (nur in besonderen Zentren)
- Chemotherapie

Hinweise zur Physiotherapie

- Red-Flag-Hinweise deuten können und direkte ärztliche Überweisung veranlassen
- Im Krankenhaussetting: Prophylaxen durchführen, Mobilisation
- Rehabilitative Maßnahmen

Besondere Informationen

- Erkrankungsrisiko steigt mit dem Alter; vor dem 45. Lj. äußerst selten
- Verschiedene Verlaufsformen; von foudroyant bis zu kaum verringerter Lebenserwartung

Pleuraerguss

Flüssigkeitsansammlung in der Pleurahöhle.

Ursachen

- Exsudat:
  - Tumoren u. Metastasen (50 %), Infektionen (30 %), Herzinsuffizienz (10 %)
  - Pankreatitis, Kollagenosen
  - Autoimmunologisch
  - Traumatisch
- Transsudat:
  - Nephrotisches Syndrom, Nierenerkrankungen
  - Lebererkrankungen
  - Lungenarterienembolie
  - Herzinsuffizienz

Symptome

- » Atemnot, atemabhängige Thoraxschmerzen unterschiedl. Stärke
- » Gedämpfter Klopfschall über Erguss, abgeschwächtes bzw. fehlendes Atemgeräusch

Diagnostik

- Klin. Bild, körperl. Untersuchung, Auskultation
- Rö-Thorax, Sono zum Nachweis u. zur gezielten Punktion
- Diagnostische Pleurapunktion bei jedem neu aufgetretenen Pleuraerguss, da 50 % durch bösartige Tumoren bedingt sind; blutiges Punktat ohne Trauma/iatrogene Verletzung ist malignitätsverdächtig

Therapie

- Therapie der Grunderkrankung
- Entlastung durch Pleurapunktion o. -drainage
- Bei Rezidiven ggf. Pleurodese (medikamentöse Verklebung der Pleurablätter), Pleurektomie

Hinweise zur Physiotherapie

- Atemunterstützende Maßnahmen, Hilfe bei Atemnot
- Pat. ist stark in seiner Belastbarkeit eingeschränkt, benötigt Unterstützung bei Lebensaktivitäten, Notwendige Prophylaxen durchführen

Besondere Informationen

- Einteilung je nach Art der Flüssigkeit:
  - Seröser Erguss (Serothorax): klares gelbl. Sekret
  - Pleuraempyem (Pyothorax): eitriger Erguss
  - Hämatothorax: Blut im Pleuraraum
  - Chylothorax: milchig-trübes Sekret, Austritt von Lymphflüssigkeit in Pleuraraum

Pleuritis

Entzündung der Pleura; syn. Brustfell-/Rippenfellentzündung.

Ursachen

- Meist sekundär, z. B. bei Pneumonie, Tbc, Lungentumor, Peritonitis, Kollagenosen, Lungenarterienembolie, Urämie, systemische Infektionen

Symptome

- Reizhusten
- ❯ Starke atemabhängige Thoraxschmerzen, Schonatmung, Pleurareiben
- ❯ Meist Entwicklung eines entzündl. Pleuraergusses → Übergang von Pleuritis sicca (trocken) in Pleuritis exsudativa (feucht)
  - Mit Ergussbildung lassen Schmerzen und Pleurareiben oft nach
  - Je nach Ergussgröße Atemnot u. Druckgefühl in Brust

Diagnostik

- Anamnese, Auskultation (charakteristische Reibegeräusche)
- Suche nach Grunderkrankung durch Blutuntersuchungen, Rö-Thorax sowie durch Tuberkulintest
- Bei Pleuritis exsudativa Punktion des Ergusses, Untersuchung der Ergussflüssigkeit

Therapie

- Therapie der Grunderkrankung, z. B. Antibiotika, Kortison, Zytostatika
- Schmerztherapie, damit Pat. durchatmen kann

Hinweise zur Physiotherapie

- Atemgymnastik, schmerzbedingte Atemeinschränkung erfordert konsequente Pneumonieprophylaxe, Lagerung
- Pat. möglichst auf gesunde Seite positionieren
- Je nach Befinden des Pat. Unterstützung bei Lebensaktivitäten

Besondere Informationen

- Hauptkomplikationen: Verdickung u. Verwachsung beider Pleurablätter (Pleuraschwarten)
- Prognose abhängig von Grunderkrankung

Pneumonie

Entzündung des Lungengewebes; syn. Lungenentzündung.

Ursachen

- Erreger: Bakterien (z. B. Pneumokokken), Viren (z. B. Influenzaviren), Pilze, Parasiten (z. B. Protozoen)
- Aspiration chemischer Noxen, z. B. Magensaft (Aspirationspneumonie)
- Physik. Schädigung, z. B. Strahlentherapie, Rauch-/Gasinhalation
- Kreislaufstörungen mit Infarktpneumonie
- Risikofaktoren:
  - Hohes Alter
  - Schluckstörungen
  - Nikotin, Alkoholismus
  - Bettlägerigkeit
  - Allg. Abwehrschwäche
  - Vorbestehende Erkrankung, z. B. Herzinsuffizienz, chron. Bronchitis, Diabetes mellitus, AIDS, zystische Fibrose

Symptome

- » Typische Pneumonie (meist bakterielle Erreger):
  - Plötzl. Beginn mit Schüttelfrost, Fieber > 39 °C, Atemnot, ggf. pleuritischer Schmerz (atemabhängig)
  - Husten, eitriger Auswurf, später evtl. Hämoptysen
  - Süßl. o. übelriechender Mundgeruch
  - Schonatmung, „Nasenflügeln" (atmungsabhängige Bewegung der Nasenflügel)
  - Dyspnoe, Tachypnoe
- » Atypische Pneumonie:
  - Langsamer Beginn, Kopf- u. Gliederschmerzen, Fieber < 38 °C, trockener Husten, mäßig Sputum
  - Prodromalzeichen: Pharyngitis, Schnupfen, Otitis
- Symptome der typischen u. atypischen Pneumonie variieren erregerabhängig

Diagnostik

- Rö-Thorax, Anamnese, körperl. Untersuchung, Auskultation, Perkussion, ggf. Bronchoskopie mit Bronchiallavage
- Labor: BB, CRP ↑, BSG ↑, Tuberkulintest, BGA
- Erregernachweis aus Sputum, Trachealsekret, bronchoskopisch gewonnenem Material, Blutkultur, evtl. Pleurapunktat
- Ggf. CT, Ultraschall, Lungenbiopsie
- Legionellen-Antigen im Urin

Therapie

- Antibiotika bei bakterieller Ursache, Antimykotika bei Pilzpneumonie

- Viral bedingt: Virostatika nur im Frühstadium wirksam, meist nur symptomatische Therapie mögl.
- Allg. Maßnahmen:
  - Körperl. Schonung, Sekretolytika, ausreichende Flüssigkeitszufuhr, Antipyretika
  - Atemtherapie, ggf. O_2-Gabe o. Intensivmedizin: nichtinvasive Beatmung/Intubation

Hinweise zur Physiotherapie

- Hygienevorschriften beachten
- Bettruhe bei hohem Fieber, dann langsame Steigerung der Mobilisation bei sinkendem Fieber
- Während Therapie Temp., Atmung, Husten, Puls, RR, Flüssigkeitsbilanz beobachten
- Unterstützung bei Lebensaktivitäten, notwendige Prophylaxen durchführen
- Sekretolyse fördern (z. B. Inhalation, Flüssigkeit), Lagerungsdrainage, Anleitung zum produktiven Husten

Besonderheiten beim Kind

- Klinik bei Neugeborenen u. Säugl. oft unspezifisch auch auf Trinkschwäche, Erbrechen, Temperaturinstabilität, Atempausen achten; im frühen Kindesalter Bauchschmerzen, Nahrungsverweigerung
- Pulsoxymetrie sowie Ermittlung der Atemfrequenz zur Einschätzung des Schweregrads der Pneumonie
- Atemgymnastische Maßnahmen bei Kindern u. Jugendl. ohne Vorerkrankung oder Komplikation nicht sinnvoll

Besonderheiten beim alten Menschen

- Pneumonie ist v. a. im Alter lebensbedrohlich
- Symptomatisch oft einhergehend mit Desorientiertheit (mangelnde O_2-Versorgung des Gehirns)
- Aspirationsprophylaxe durchführen
- Impfung gegen Pneumokokken und Influenza empfehlenswert

Besondere Informationen

- Einteilung der Pneumonien nach verschiedenen, sich z. T. überlappenden Kriterien:
  - Begleitumstände: primär, sekundär
  - Verlauf: akut, chron.
  - Patholog.-anatomischen Kriterien
  - Rö-Befund
  - Infektionsort: ambulant, nosokomial (in Klinik erworben)
- Komplikationen:
  - ARDS
  - Lungenabszess
  - Pleuraempyem
  - Systemische Erregerausbreitung (z. B. Meningitis)
  - Thrombose
  - Lungenembolie
- Prognose: lt. WHO häufigste Todesursache in Industrieländern unter Infektionskrankheiten, Letalität bei zuvor Gesunden ca. 1 %, bei nosokomialer Infektion auf Intensivstation 30–70 %
- Wenn Pat. nach Brandereignis Ruß im Rachenraum hat → Intubationsindikation, da akute Gefährdung durch Zuschwellen der Atemwege

Pneumothorax

Ansammlung von Luft im Pleuraraum mit nachfolgendem Lungenkollaps; kurz Pneu.

Ursachen

- Spontanpneumothorax:
  - Idiopathisch (v. a. bei jungen Männern), häufig Ruptur einer unter der Pleura gelegenen Emphysemblase
  - Symptomatisch bei Lungenerkrankungen, z. B. Tbc, Lungenfibrose
- Traumatischer Pneumothorax:
  - Offen: mit Brustwanddefekt, z. B. nach Stichverletzung
  - Geschlossen: nur Pleura selbst verletzt, z. B. nach Rippenfraktur
  - Iatrogen: durch diagnostische o. therapeutische Maßnahme, z. B. nach ZVK-Anlage
- Hämatopneumothorax (Ansammlung von Blut im Pleuraraum):
  - Meist penetrierende Verletzungen, stumpfes Trauma mit Rippenbrüchen
  - Seltener nach Lungenembolie, Pleurakarzinose, Pleurapunktion

Symptome

- » Akut einsetzende Atemnot, Husten, Zyanose, Tachypnoe
- » Stechende Schmerzen auf betroffener Thoraxseite
- Asymmetrische Atembewegungen, einseitig fehlendes Atemgeräusch
- » Weichteilemphysem, z. T. bis ins Gesicht reichend
- » Spannungspneumothorax: Luft dringt in Pleuraspalt ein, kann aber infolge eines Ventilmechanismus nicht entweichen → Mediastinalverlagerung (= lebensbedrohl. Notfall) mit Schocksymptomatik
- » Hämatopneumothorax: starke, meist atemabhängige Schmerzen, Dyspnoe, evtl. paradoxe Atmung; Kreislauf: Herzfrequenz ↑, RR ↓ bis hin zum Schock

Diagnostik

- Klin. Bild, körperl. Untersuchung, Auskultation, Perkussion, Rö-Thorax, EKG, BGA, CT
- Hämatothorax: zusätzl. Sono, Pleurapunktion

Therapie

- Kleiner Spontanpneu: Bettruhe, Spontanresorption nach 3–4 Tagen, O_2-Gabe beschleunigt Resorption
- Anlage einer Thoraxdrainage, Analgetika, ggf. O_2-Gabe
- Operative Therapie bei bronchopleuraler Fistel
- Bei Spannungspneumothorax schnellstmögl. Umwandlung in offenen Pneu, mit großlumiger, langer Kanüle in 2. Interkostalraum mediklavikular stechen → Luft kann entweichen

- Hämatothorax: kausale Therapie, ggf. Notfallversorgung erforderl.; Anlage einer Thoraxdrainage; bei großem u. anhaltendem Blutverlust Thorakotomie

Hinweise zur Physiotherapie

- Beobachten: Vitalzeichen, Atmung, Bewusstsein, Schmerzen
- Durchführung atemunterstützender Maßnahmen, Pneumonieprophylaxe
- Hämatopneumothorax: Oberkörperhochpositionierung, wenn Pat. bei Bewusstsein ist, sonst auf verletzte Seite positionieren bei Seitenpositionierung zur Aspirationsprophylaxe

Besonderheiten beim Kind

Gute und sichere Schlauchfixierung bei Thoraxdrainage, Eltern aufklären über Handhabung, altersentsprechende Beschäftigung des Kindes im Bett

Besondere Informationen

- Prognose bei Spontanpneu gut, aber hohe Rezidivquote (⅓ aller Pat.), Prognose sonst abhängig von Grunderkrankung
- Komplikationen des Hämatothorax: bei offener Verletzung Infektion, Pleuraschwarte
- Tauch-/Flugverbot bis zur pneumologischen Freigabe
- Raucherentwöhnung

Poliomyelitis

Meldepflichtige akute virale Infektionskrankheit; syn. Polio, Kinderlähmung.

Ursachen

- Erreger: Poliomyelitis-Virus Typ I–III
- Übertragung: von Mensch zu Mensch durch Schmierinfektion

Symptome

- Inapparenter (klin. stumm) Verlauf 90–95 %
- Abortiver Verlauf (5 %): unspez. Grippesymptomatik, Gesundung nach ca. 3 Tagen
- ❯ Paralytischer Verlauf (0,1–1 %): Muskelschmerzen, Meningismus u. asymmetrische Lähmungen, ggf. mit Beteiligung der Atemmuskulatur

Diagnostik

- Klin. Bild
- Virusnachweis im Stuhl o. Rachenabstrich o. Liquor
- Ggf. Antikörper im Serum

Therapie

- Kausale Therapie nicht mögl.
- Symptomatische Therapie, bei Atemlähmung Intubation u. maschinelle Beatmung

Hinweise zur Physiotherapie

- Behandlungsverbot im Erstkontakt (als sektoraler HP Physiotherapie)
- Isolierungs- u. Hygienemaßnahmen nach Hygienestandard einhalten
- Therapeutische Maßnahmen abhängig vom Zustand des Pat. durchführen (Prophylaxen, Mobilisation)

Besondere Informationen

- Inkubationszeit: 1–3 Wo.
- Prognose:
  - Rückbildung der Symptome innerhalb eines Jahres, häufig bleiben jedoch neurolog. Schäden zurück
  - Verlaufsformen mit Lähmungen: Letalität 2–20 %
- Spätkomplikation: Postpolio-Syndrom (PPS)
- Prophylaxe: Schutzimpfung ab 2. Lebensmonat
- Seit 1990 kein Infektionsfall in Deutschland mehr, Risiko eher bei ungeimpften Reisenden/eingewanderten Personen

Polyneuropathie

Nicht traumatisch bedingte Erkrankung mehrerer peripherer Nerven.

Ursachen

- Stoffwechselerkrankungen, z. B. Diabetes mellitus
- Alkohol (häufigste Ursache), Arzneimittel, Gifte (z. B. Blei, aber auch bestimmte Chemotherapeutika)
- Infektionskrankheiten, z. B. Diphtherie, Sepsis
- Begleitreaktion bei Tumoren
- Vitamin-B_{12}- u. Folsäuremangel
- pAVK

Symptome

- » Sensibilitätsstörungen u. Parästhesien, meist symmetrisch an Extremitäten
- Schmerzen
- » Periphere, schlaffe Lähmungen mit Muskelatrophie, verminderte o. fehlende Reflexe
- » Vegetative Störungen, z. B. gestörte Blasen- u. Darmentleerung
- » Trophische Hautveränderungen
- Ggf. Druckschmerzhaftigkeit peripherer Nerven

Diagnostik

- Anamnese, körperl. Untersuchung (u. a. Vibrationsempfinden mittels Stimmgabel)
- Blutuntersuchungen zur Ursachenklärung (z. B. HbA_{1c}, Vitamin-B_{12}-Spiegel)
- Elektromyografie, Elektroneurografie
- Evtl. Nerven- u./o. Muskelbiopsie, evtl. Lumbalpunktion

Therapie

- Therapie der Grunderkrankung, z. B. optimale BZ-Einstellung, Vitaminsubstitution, Alkoholkarenz, ggf. Antibiotika
- Medikamentöse Behandlung

Hinweise zur Physiotherapie

- Therapie orientiert sich am Verlauf u. an Grunderkrankung
- Evtl. Blasentraining
- Füße vor Verletzungen schützen

Besonderheiten beim alten Menschen

- Hinweis bei Entlassung: Fußpflege ausschließlich durch Podologie
- Förderung der Harnkontinenz (Expertenstandard)

Besondere Informationen

- Je nach Grunderkrankung unter optimaler Therapie Rückbildung von Symptomen über Wo. u. Mon. mögl.

Prostatasyndrom, benignes (BPS)

Gutartige Vergrößerung der Prostata durch Zunahme von Drüsen-, Muskel- u. Bindegewebe; syn. Prostataadenom, benigne Prostatahyperplasie (BPH).

Ursachen

- Ursache unbekannt, diskutiert werden Veränderungen des Östrogen-Testosteron-Haushalts, Adipositas, Entzündungen der Prostata
- Diskutiert wird auch eine genetische Komponente

Symptome

- Symptome resultieren aus zunehmender Einengung der Harnröhre
- » Reizstadium: abgeschwächter Harnstrahl, verlängerte u. nächtl. Miktion
- » Restharnstadium: häufiger Harndrang, vollständige Blasenentleerung nicht mehr mögl. → erhöhtes Risiko von Harnwegsinfekten
- » Dekompensationsstadium: Überlaufblase mit Harnrückstau bis zu Nieren u. Nierenfunktionsstörung, Inkontinenz
- Harnverhalt, in jedem Stadium mögl.

Diagnostik

- Anamnese, körperl. Untersuchung, rektale Tastuntersuchung der Prostata, Sono mit Restharnbestimmung, Uroflowmetrie, ggf. Urogramm u. Urethrozystoskopie
- Blut: Nierenwerte, Tumormarker (PSA)
- Bei Karzinomverdacht Prostatapunktion mit PE

Therapie

- Je nach Stadium:
  - Medikamentös, z. B. pflanzl. Naturheilstoffe, α_1-Rezeptorenblocker, 5α-Reduktasehemmer
  - Operative Entfernung der Prostata: endoskopisch (TUR-P) o. offene OP (Prostataadenomenukleation), alternativ: Laser-Verfahren, transurethrale Nadelablation (TUNA) u. a.
  - Bei Inoperabilität ggf. künstl. Harnableitung erforderl.

Hinweise zur Physiotherapie

- Im Reizstadium Beratung des Pat., z. B. Überdehnung der Blase u. Kälteexposition vermeiden, keine zu enge Unterwäsche tragen, lokale Wärme erleichtert Miktion
- 1. Tag postop. engmaschige Vitalzeichenkontrolle, Bettruhe, Schmerztherapie, Prophylaxen durchführen
- Beschwerden beim Wasserlassen können 4–6 Wo. nach OP andauern
- Angepasstes Inkontinenztraining

Besondere Informationen

- Ca. 50 % der über 50-Jährigen sind betroffen

Prostatakarzinom

Bösartiger Tumor der Vorsteherdrüse.

Ursachen

- Unbekannt
- Familiäre Disposition, hormonelles Ungleichgewicht werden diskutiert

Symptome

- Symptome treten erst spät auf
- » Erste Symptome oft Kreuz- u. Hüftschmerzen durch Metastasierung in Skelett (metastasiert früh in untere Wirbelsäule u. Becken)
- Im späteren Verlauf Symptome ➤ Prostatasyndrom, benignes
- » Errektionsströungen

Diagnostik

- Anamnese, körperl. Untersuchung, Rektale Untersuchung: Karzinom oft als unregelm., fast steinharter Knoten zu tasten
- Prostatapunktion mit PE
- Blut: Anämie, Tumormarker (PSA)
- Weitere Diagnostik ➤ Prostatasyndrom, benignes
- Metastasensuche: Sono, Rö-Thorax, CT, ggf. MRT, Skelettszintigrafie

Therapie

- Abhängig von Stadium u. histolog. Befund
- Radikale Prostatektomie, wenn Tumor auf Prostata begrenzt ist u. keine Metastasen nachweisbar sind; führt stets zur Unfruchtbarkeit u. in 50 % aller Fälle zur Impotenz
- Strahlentherapie bei kleinem Tumor, nicht vollständig zu entfernendem Tumor u. Inoperabilität
- Reduktion männl. Geschlechtshormone (Androgene) durch LH-RH-Analoga, antiandrogene Medikamente o. Entfernung beider Hoden
- Ggf. transurethrale Elektroresektion der Prostata (TUR-P) als palliative Maßnahme

Hinweise zur Physiotherapie

- Transurethraler Dauerkatheter verbleibt zur Anastomosensicherung bis zu 21 Tage, nach Entfernung häufig (vorübergehende) Stressinkontinenz
- Besondere Anforderungen resultieren aus psychischer Extremsituation des Pat.: Schamgefühle ernst nehmen, evtl. Psychoonkologen einbeziehen, Selbsthilfegruppen
- Prä- und postop. Maßnahmen bei Prostatektomie, Grundsätze der onkolog. Therapie beachten
- Konstantes Inkontinenztraining

Besondere Informationen

- Häufigster Tumor bei Männern über 70 J., häufigster maligner Tumor beim Mann
- Bei Therapie im frühen Stadium beträgt 10-Jahres-Überlebensrate 70 %
- Krebsfrüherkennung ab 45. Lj. durch PSA-Bestimmung im Blut und digitale rektale Untersuchung

Psoriasis

Chron., nicht infektiöse in Schüben verlaufende Hauterkrankung mit genetischer Disposition; syn. Schuppenflechte.

Ursachen

- Entzündungsreaktion der Haut bewirkt überschießendes Wachstum hautbildender Zellen
- Genaue Ursache unklar, vermutl. Zusammenspiel genet. Faktoren u. exogener Auslöser (multifaktoriell), z. B. Infekte, Verletzungen, psychische Belastungen, Immunsuppression, Nebenwirkung von Medikamenten

Symptome

- » Psoriasis vulgaris (häufigste Form):
  - Scharf begrenzte, entzündl. gerötete, mit einer Schicht silbergrauer Schuppen bedeckte Herde, evtl. Juckreiz
  - Bevorzugte Lokalisation: Ellenbeugen, Knie, Sakralbereich, Analfalte, behaarte Kopfhaut
  - Befall der Nägel: vollständige Zerstörung der Nagelplatte (Krümelnägel), gelbl. Verfärbungen (Ölflecke), Tüpfelnägel mit grübchenförmigen Einsenkungen
- » Weitere Formen:
  - Erythrodermie psoriatica: ganze Haut gerötet u. psoriatisch verändert
  - Psoriasis pustulosa: sterile Pustelbildung v. a. an Handinnenflächen u. Fußsohlen
  - Psoriasis pustulosa generalisata: schwerste, z. T. lebensbedrohl. Form, Pustelbildung breitet sich auf gesamten Körper aus
  - Psoriasis arthropathica: zusätzl. Gelenkbeteiligung

Diagnostik

- Anamnese, klin. Bild, körperl. Untersuchung
- Psoriasis-Phänomene:
  - Kerzenwachsphänomen: durch vorsichtiges Kratzen lösen sich silbrige Schüppchen (wie bei Kerzenwachs)
  - Phänomen des letzten Häutchens: nach weiterem Kratzen glänzendes Häutchen sichtbar
  - Phänomen des blutigen Taus: Entfernung des Häutchens führt zu punktförmigen Blutungen

Therapie

- Zunächst Schuppenauflagerungen mit Keratolytika entfernen, anschließend Lokaltherapie mit dithranol- u. teerhaltigen Salben, Kortikosteroide nur im akuten Schub
- Bestrahlungstherapie (selten bei Kindern): Photochemotherapie (PUVA-Therapie), selektive Ultraviolett-Phototherapie (SUP-Therapie)

- In schweren Fällen systemische Therapie mit Retinoiden, Zytostatika, Immunsuppressiva

Hinweise zur Physiotherapie

- Symptome deuten können (an Gelenkbeteiligung denken!)
- Basis jeder Therapie: individuell abgestimmte Hautreinigung und -pflege (auch zwischen den Schüben), ausgewogene Ernährung, atmungsaktive u. nicht zu enge Kleidung, geregelte Lebensweise, Stressvermeidung
- Zu Selbsthilfegruppen informieren

Besonderheiten beim Kind

- Hohe Belastung betroffener Familien durch Integration zeitaufwändiger Hautpflege, je nach Alter mangelnde Compliance des Kindes
- Umfassende Information u. Anleitung der Eltern und des chronisch kranken Kindes
- Besondere Herausforderung für Jugendliche in sensibler Lebensphase, Krankheit zu akzeptieren: evtl. psychologische Unterstützung

Besondere Informationen

- Keine Heilung mögl., nur symptomatische Therapie durch Vielzahl an Substanzen sowie physik. u. alternativer Therapieformen
- Häufigkeit ca. 1–3 % der Bevölkerung; Gipfel der Erstmanifestation 10.–30. Lj. für den Frühtyp, Spättyp tritt um das 50. Lj. auf
- Häufigste Hauterkrankung weltweit

Pyelonephritis (PN)

Meist bakteriell bedingte Entzündung von Nierenbecken u. Nierenparenchym; syn. Nieren- u. Nierenbeckenentzündung.

Ursachen

- Akute PN: meist aufsteigender Infekt bei Zystitis
- Bei Neugeborenen hämatogene Infektion mögl.
- Chron. PN: meist Folge nicht ausgeheilter Harnwegsinfekte, Risikofaktoren: z. B. Harnabflussstörung, geschwächtes Immunsystem, Fremdkörper, Schwangerschaft
- Reflux im Kindesalter

Symptome

- » Akutes Krankheitsbild mit Fieber > 38 °C, Schüttelfrost, Übelkeit, Erbrechen
- Symptome der Blasenentzündung (z. B. Dysurie, Hämaturie, Pollakisurie)
- » Rücken- o. Flankenschmerzen, Nierenlager klopfschmerzhaft
- » Bei chron. PN weniger ausgeprägte Symptomatik
  - AZ-Verschlechterung, Gewichtsabnahme, dumpfer Rückenschmerz
  - Entwicklungsverzögerung beim Kind

Diagnostik

- Klin. Bild, Anamnese, körperl. Untersuchung
- Urin: Leukozyten-, Erythrozyten- u. Nitratnachweis; Urinkultur
- Blut: BB, BSG ↑, CRP ↑, erhöhte Kreatinin- u. Harnstoffwerte, bei chron. PN ggf. Anämie
- Nieren-Sono: Größe der Nieren? Harnaufstau? Nierensteine? Narben? Abszess?
- Ggf. i. v.-Urogramm, gyn. Untersuchung, Nierenszintigrafie

Therapie

- Antibiotika i. v. nach Abnahme der Urinkultur, ggf. Korrektur nach Antibiogramm
- Bei chron. PN Antibiotikatherapie erst nach Vorlage des Antibiogramms
- Begünstigende Faktoren möglichst beseitigen
- Viel trinken

Hinweise zur Physiotherapie

- Körperliche Schonung
- Beratung: Pat. viel trinken lassen
- Schmerzlindernde Maßnahmen, Prophylaxen durchführen
- Rezidivprophylaxe: über Maßnahmen zur Vermeidung eines Harnwegsinfekts informieren

Besondere Informationen

- Komplikation: Gefahr der lebensbedrohl. Urosepsis
- Verlauf der chron. PN unterschiedl., oft Zerstörung von Nierengewebe u. Entwicklung einer chron. Niereninsuffizienz mit Dialysepflicht

Raynaud-Syndrom

Anfallsweise auftretende, schmerzhafte Minderdurchblutung der Finger (seltener der Zehen) bis max. 30 min Dauer.

Ursachen

- Primäre Form: Gefäßspasmen u./o. Arterienverschluss ausgelöst durch Kältereiz o. Stress, keine organische Ursache
- Sekundäre Form: organische Veränderungen der Fingerarterien durch Erkrankungen, z. B. systemischer Lupus erythematodes, Sklerodermie, hämatolog. Erkrankungen, Medikamenten-NW, Vibrationstrauma, Vaskulitiden, Kollagenosen

Symptome

- Dreiphasiger Verlauf: initiale Blässe, Zyanose, postischämische Rötung (reaktive Hyperämie), Hypoxie
- Symmetrischer Befall der Finger (selten des Daumens), Schmerzen o. Missempfindungen
- Spasmus löst sich nach max. 30 Min.
- Sekundäre Form: meist asymmetrischer Befall, Anfälle häufiger u. länger anhaltend, in höheren Stadien trophische Störungen u. Nekrosen an Kuppen

Diagnostik

- Anamnese, Kälteprovokation
- Kapillarmikroskopie bei sekundärem Raynaud-Syndrom
- Akrale Oszillografie
- Labor: Ausschluss eines sek. Raynaud-Syndroms

Therapie

- Kälte, Nässe, Stress vermeiden, Nikotinabstinenz
- Im akuten Anfall Besserung durch Wärmezufuhr
- Bei sekundärer Form auch Therapie der auslösenden Grunderkrankung, ggf. Kalziumantagonisten, Prostaglandin

Hinweise zur Physiotherapie

- Symptome deuten können
- Beratung: Im akuten Anfall Erwärmung der betroffenen Körperteile, z. B. Handschuhe, hohe Raumtemp., warme Flüssigkeit trinken, nur vorsichtige direkte Wärmeanwendung

Besondere Informationen

- 3 % der Bevölkerung betroffen, primäre Form betrifft zu 80 % Frauen; häufig bei jungen Frauen, Anfälle können sich mit zunehmendem Alter verlieren
- Verlauf der sekundären Form abhängig von Grunderkrankung

Refluxösophagitis

Entzündung der Ösophagusschleimhaut infolge eines gastroösophagealen Refluxes; syn. gastroösophageale Refluxkrankheit (GERD).

Ursachen

- Unzureichender Verschluss des unteren Ösophagussphinkters (Kardiainsuffizienz) → Rückfluss aggressiver Magensäure
- Axiale Gleithernie
- Erhöhter Druck im Bauchraum, z. B. durch Magenausgangsstenose, Kardiakarzinom, Sklerodermie, Schwangerschaft
- Begünstigt durch Übergewicht, Alkohol, Nikotin, bestimmte Medikamente

Symptome

- » Sodbrennen u. Aufstoßen, v. a. nach Nahrungsaufnahme, beim Bücken, im Liegen und nachts → Zahnschmelzschäden, Läsionen der Stimmbänder
- » Retrosternale Schmerzen, Schluckbeschwerden, Luftaufstoßen, Reizhusten, Heiserkeit
- Bei Säuglingen schlaffes Erbrechen nach Trinken o. in Rückenlage
- » Aspiration von Magensäure führt auch zu chron. Husten, Pneumonie, Asthma bronchiale

Diagnostik

- Anamnese, körperl. Untersuchung
- Bei Erw. v. a. Endoskopie mit PE, ggf. Ösophagusmanometrie u. Langzeit-pH-Metrie
- Bei Kindern v. a. Langzeit-pH-Metrie (24 Std.), ggf. Rö-Kontrastdarstellung

Therapie

- Allg. Maßnahmen: Gewichtsreduktion, Ernährungsgewohnheiten ändern, mit erhöhtem Oberkörper schlafen
- Medikamentös: Hemmung der Säureproduktion mit Protonenpumpeninhibitoren (PPI)
- Ggf. laparoskopische Fundoplikatio, Bougierung narbiger Verengungen
- Bei Säuglingen häufige Gabe kleiner Mahlzeiten, Oberkörperhochlagerung, evtl. Gabe von Protonenpumpeninhibitor (PPI) (z. B. Omeprazol) u. Metoclopramid
- Bei ursächl. Gleithernie Fundoplikatio, Hiatusplastik o. Gastropexie

Hinweise zur Physiotherapie

- Informationen über Ernährungs- u. Lebensumstellung vermitteln, z. B.:
  - Häufige kleine Mahlzeiten
  - Eiweißreich u. fettarm essen
  - Verzicht auf Kaffee, säurehaltige Nahrung, Alkohol u. Nikotin

- Nur im Sitzen essen
- Bewegung nach dem Essen, nicht hinlegen
- Nahrungskarenz 3 Std. vor Schlafengehen
- Schlafen mit erhöhtem Oberkörper

Besonderheiten beim Kind

- Bei Säugl. Nahrung andicken (pflanzliche Bindemittel, Reisflocken) oder Gabe von Anti-Reflux-Nahrung (AR)
- Aufrechte Position nach der Mahlzeit einnehmen lassen (Sitzschalen kontraproduktiv, fördern Reflux)
- Information und Anleitung der Eltern je nach Belastung durch die Symptomatik

Besondere Informationen

- Heilt bei Kindern mit zunehmendem Alter oft spontan aus
- Gastroösophagealer Reflux ist in begrenztem Maße physiolog.
- Komplikationen: Ulzera, Ösophagusstenosen, nächtl. Aspiration von Magensaft, Barrett-Ösophagus (Präkanzerose des Ösophaguskarzinoms → engmaschige Verlaufskontrollen erforderlich)
- Verschiedene Klassifikationen: z. B. Savary und Miller, Los Angeles, MUSE-Klassifikation

Reizdarmsyndrom (RDS)

Häufige funktionelle Darmstörung ohne fassbare organische Ursache; syn. Reizkolon, Colon irritabile.

Ursachen

- Unbekannt
- Begünstigend, z. B. Stress, seelische Konfliktsituationen, Fehlbesiedlung der Darmflora

Symptome

- Unregelm. auftretender Bauchschmerz (> 3 Mon.) wechselnder Stärke u. Lokalisation
- Nachlassen der Schmerzen nach Stuhlentleerung
- Schmerzen eher morgens beim Aufstehen
- Blähungen
- Obstipation, Durchfall o. beides im Wechsel (veränderte Stuhlgewohnheiten)
- Ggf. Schleimbeimengungen im Stuhl
- Gefühl der inkompletten Darmentleerung
- Gelegentlich auch Reizmagen: Magenschmerzen, Völlegefühl

Diagnostik

- Anamnese ist richtungweisend (ROM-IV-Kriterien), Ausschlussdiagnose
- Körperl. Befund unergiebig, Pat. im guten AZ trotz chron. Beschwerden
- Diagnosestellung erfolgt erst nach Ausschluss anderer Krankheiten
- Zur Ausschlussdiagnostik: Labor, Stuhlkultur/-ausstrich (Ausschluss von Inf./Parasiten), Sono, Koloskopie

Therapie

- Ernährungsumstellung, z. B. kleinere, ballaststoffreiche Mahlzeiten mit reichl. Flüssigkeit
- Identifizierung u. Abbau von Stressfaktoren; Entspannungstechniken, z. B. autogenes Training
- Ggf. unterstützend psychotherapeutische Maßnahmen
- Ggf. Arzneimittel zur Symptomlinderung, z. B. Spasmolytika

Hinweise zur Physiotherapie

- Symptome deuten können
- Beratung zu Ernährungsumstellung, Entspannungstechniken, evtl. Kontakt zu Selbsthilfegruppe herstellen

Besondere Informationen

- RDS ist das weltweit am häufigsten vorkommende gastroenterolog. Krankheitsbild
- Frauen im Verhältnis 2:1 betroffen, meist zwischen 30.–40. Lj. auftretend
- RDS hat direkt keine anderen Erkrankungen zur Folge

Rheumatisches Fieber

Nach einer Streptokokkenangina auftretende systemische Erkrankung mit akuter Manifestation an Herz, Gelenken, Haut u. ZNS (kombiniert o. isoliert).

Ursachen

- Infektion oberer Luftwege mit β-hämolysierenden Streptokokken der Gruppe A, z. B. Pharyngitis, Tonsillitis o. Scharlachinfektion; meist 1–3 Wo. nach Infektion immunolog. bedingte Entzündung durch Kreuzreaktion

Symptome

- » Ca. 10–20 Tage nach Racheninfekt Fieber u. durch mögl. Organbeteiligung bedingte Symptome (Major- und Minorsymptome):
  - Herz (60 %): Karditis, je nach Befall Symptome der Endokarditis, Myokarditis o. Perikarditis
  - Gelenke: Polyarthritis, v. a. große Gelenke betroffen
  - Haut (30 %): Erythema anulare rheumaticum, Erythema nodosum o. Rheuma-Knötchen
  - Gehirn (20 %): Chorea minor (Veitstanz)

Diagnostik

- Diagnosefindung anhand Jones-Kriterien:
  - Grundvoraussetzung: vorausgegangener Scharlach, Rachenabstrich mit Nachweis von Streptokokken der Gruppe A, positiver AK-Nachweis gegen Streptokokkenantigene im Blut
  - 5 Hauptkriterien: Karditis, Polyarthritis, Chorea minor, Erythema anulare rheumaticum, Rheuma-Knötchen
  - Nebenkriterien: Fieber, Gelenkschmerzen, PQ-Zeit-Verlängerung o. PR-Zeit-Verlängerung, BSG ↑ u./o. CRP ↑
- Diagnose gilt als gesichert, wenn folgende Kriterien erfüllt sind:
  - Grundvoraussetzung + 2 Hauptkriterien
  - Grundvoraussetzung + 1 Haupt- u. 2 Nebenkriterien

Therapie

- Medikamentös: Antibiotikagabe, NSAR bei Gelenkschmerz, Kortikosteroide bei schwerer Karditis, Benzodiazepine bei Chorea minor
- Nach Ende des Akutstadiums: Fokussanierung (Tonsillen/Zähne) u. Rezidivprophylaxe (Antibiotikagabe über Jahre)

Hinweise zur Physiotherapie

- Im akuten Stadium Bettruhe: Durchführung der Prophylaxen, Mobilisation

- Je nach Schwere u. Verlauf Unterstützung bei den Lebensaktivitäten
- Nachsorge, rehabilitative Maßnahmen

Besondere Informationen

- Herzklappenschäden sind gefährlichste Folge des rheumatischen Fiebers (zu 80 % Mitralklappenbefall, zu 20 % Aortenklappenbefall)
- Bis zu 50 % entwickeln rheumatische Herzerkrankungen
- Meist erkranken Kinder zwischen 5 u. 15 Jahren
- Zahl der Erkrankungen in Industrieländern aufgrund frühzeitiger antibiotischer Behandlung stark rückläufig, in Entwicklungsländern auch heute noch häufigste entzündl.-rheumatische Erkrankung im Jugendalter

Rotatorenmanschetten-Tendinopathie

Schmerzhafte Symptomatiken an den Sehnen der Rotatorenmanschette.

Ursachen

- Instabilität o. Fehlbelastung des Glenohumeralgelenks
- Überlastung der Rotatorenmanschette
- Sportarten mit unilateraler Dominanz
- Unspezifische Ursache

Symptome

- Je nach Betroffenheit des Muskels
- Schmerzen
- Bewegungseinschränkungen je nach Funktion des Muskels
- Folgende Muskeln können betroffen sein:
  - M. supraspinatus: Schmerzen bei Abduktion
  - M. infraspinatus: Schmerzen bei Außenrotation
  - M. subscapularis: Schmerzen bei Innenrotation (häufig bei Tennis- oder Wurfsportarten)

Diagnostik

- Anamnese, klin. Bild
- Sono, MRT
- Röntgen (zum Ausschluss knöcherner Verletzungen)

Therapie

- Injektion von Kortison (aktuelle Studien zeigen jedoch, dass Kortison Sehnengewebe auf Dauer schwächt)
- Bei Riss einer Sehne: operative Wiederherstellung der Sehne

Hinweise zur Physiotherapie

- Interpretation Painful-Arc
- Schmerzlinderung, Funktionserhalt
- Schneller Beginn aktiver Therapie, strukturierter Aufbau der Sehne
- Ggf. biomechanische Gewohnheiten interpretieren und versuchen zu adaptieren

Besondere Informationen

- Aktuelle Studien zeigen, dass eine Sehne nicht länger als 1–2 Wochen ruhiggestellt werden soll → rascher Verlust an Festigkeit der Sehne

Röteln

Meist harmlose Virusinfektion mit kleinfleckigem Ausschlag; syn. Rubeola, Rubella.

Ursachen

- Erreger: Rubella-Virus
- Übertragung: Kontakt- o. Tröpfcheninfektion, höchst infektiös

Symptome

- Meist nur geringe Beschwerden, oft auch symptomfrei
- » 14–21 Tage nach Ansteckung: Schnupfen, Fieber, Schwellung der Hals- u. Nacken-LK
- » Wenige Tage andauerndes kleinfleckiges Rötelnexanthem, v. a. Gesicht, Rücken, Streckseiten der Extremitäten
- » In 50 % der Fälle Splenomegalie

Diagnostik

- Klin. Bild

Therapie

- Rein symptomatisch

Hinweise zur Physiotherapie

- Behandlungsverbot im Erstkontakt (als sektoraler HP Physiotherapie)
- Allgemeine Schonung, Vitalzeichenkontrolle, evtl. Prophylaxen durchführen
- Hygienevorschriften beachten: Mundschutz, Schutzkittel und Schutzhandschuhe bei Kontakt mit dem Kranken tragen, Pat. ist isoliert

Besondere Informationen

- Inkubationszeit: 10–21 Tage
- 7 Tage vor Exanthemausbruch bis 7 Tage danach sind erkrankte Kinder ansteckend
- Eine Rötelninfektion bei Schwangeren kann Föten schwer schädigen, v. a. in Frühschwangerschaft (Risiko > 50 %) = Rötelnembryopathie (z. B. Herzfehler und Katarakt)
  - Kontrolle des AK-Titers vor geplanter Schwangerschaft
  - Schwangere sollten Kontakt mit Röteln-Infizierten meiden
- Prophylaxe: Schutzimpfung STIKO-Empfehlung f. Kinder ab dem 11. Lebensmonat
- Meldepflichtig nach IfSG
- Komplikationen:
  - Arthritiden
  - Thrombozytopenien mit Blutungskomplikationen
  - Sehr selten Enzephalitis

Sarkoidose

Systemerkrankung mit Ausbildung entzündl. Knötchen (Granulome), die im gesamten Körper auftreten können, am häufigsten ist die Lunge befallen; syn. Morbus Boeck.

Ursachen

- Unbekannt, evtl. genetische Disposition

Symptome

- » Chron. Sarkoidose (häufiger):
  - Frühstadium häufig symptomlos, evtl. Abgeschlagenheit
  - Später bei Befall der Lunge: Husten, Belastungsdyspnoe
  - Je nach befallenem Organ, z. B. Hautveränderungen, geschwollene Gelenke, Gelenkbeschwerden, Parotitis, Augenentzündungen
- » Akute Sarkoidose (Löfgren-Syndrom) bei 10 % der Pat.:
  - Beginnt akut mit Fieber, Erythema nodosum, typisch sind geschwollene schmerzhafte Sprunggelenke
  - Häufig trockener Husten

Diagnostik

- Rö-Thorax, hochauflösende CT zur Stadieneinteilung
- Bronchoskopie mit bronchoalveolärer Lavage, Lufu, Labor
- Je nach befallenem Organ, z. B. Augenuntersuchung, MRT
- DD: Tuberkulose

Therapie

- Stadium I u. Löfgren-Syndrom wegen günstigen Spontanverlaufs kontroll-, aber nicht behandlungsdürftig, 95 % sind nach 2 Jahren spontan geheilt
- In höheren Stadien u. bei Befall pulmonaler Organe Glukokortikoidtherapie, ggf. Immunsuppression mit Medikamenten nötig
- Ultima ratio Lungentransplantation

Hinweise zur Physiotherapie

- Je nach Schweregrad:
  - Atemerleichternde u. -unterstützende Maßnahmen, Erhalt der Thoraxbeweglichkeit durch Dehnpositionierungen, Atemgymnastik
  - Sekretlösende u. -mobilisierende Maßnahmen, Pneumonieprophylaxe
  - Evtl. Sauerstoff-Langzeittherapie notwendig
  - Palliative Therapie im Endstadium

Besondere Informationen

- Altersgipfel 20.–40. Lj.; Löfgren-Syndrom v. a. bei jungen Frauen, vor dem 5. Lj. als Early-onset-Sarkoidose (EOS) möglich mit Arthritis, Uveitis, Exanthem, Hepatosplenomegalie, Kachexie, rezidiv. Fieber
- In 10 % der Fälle Übergang in Lungenfibrose mit Ateminsuffizienz u. Cor pulmonale

Schädel-Hirn-Trauma (SHT)

Sammelbezeichnung für offene o. gedeckte Kopfverletzungen mit Gehirnbeteiligung.

Ursachen

- Traumatisch durch Gewalteinwirkung auf den Kopf, z. B. Schlag, Sturz, Aufprall
- > 50 % der Fälle begleitend nach Verkehrsunfall

Symptome

- Äußere Anzeichen einer Kopfverletzung
- Ggf. keine Symptome; Verschleierung der Symptome z. B. durch Alkoholeinfluss → Fehleinschätzung!
- Ggf. Latenzzeit beachten!
- » Symptome, die auf ein SHT hindeuten können:
  - Übelkeit, Erbrechen, Bewusstseinsstörung, evtl. mit zunehmender Eintrübung, Verhaltensauffälligkeiten
  - Kopfschmerzen, Schwindel, Gleichgewichtsstörungen
  - Pupillendifferenz
  - Krämpfe o. sonstige neurologische Ausfallerscheinungen
  - Erinnerungslücken (Amnesie)
  - Visuelle Halluzinationen
- Hirndrucksteigerung infolge von Massenverschiebung
- Hirndruckerhöhung: lebensbedrohlicher Notfall mit Gefahr der Einklemmung!

Diagnostik

- Anamnese, neurologischer Status
- Klin. Untersuchung, z. B. Schädelfraktur
- CCT (bei Kindern Entscheidung im interdisziplinären Team)/MRT, zerebrale Angiografie
- Labor: Protein S100

Therapie

- Frühzeitige aggressive Therapie vermindert Sekundärschäden, ggf. lebensrettende Erstmaßnahmen, z. B. Intubation und Beatmung
- Je nach Krankheitsbild unterschiedlich, z. B. Hämatomausräumung bei epiduralem Hämatom
- Neuro-Rehabilitation im Anschluss

Hinweise zur Physiotherapie

- Therapie u. Überwachung bei schwerem SHT auf neurologischer/neurochirurgischer Intensivstation
- Bei leichteren SHT engmaschige Kontrolle von Blutdruck, Puls, Atmung, Bewusstsein (z. B. Glasgow Coma Scale), Pupillenreaktion, -form und -differenz, Kopfschmerzsymptomatik
- Beobachtung auf Liquor-, Blutaustritt aus Nase u. Ohr, Schwellungen, Hämatome, Wunden
- Prophylaxen u. Unterstützung bei Lebensaktivität

Besonderheiten beim Kind

- Bei Säugl. u. Kleinkindern auf motorische Auffälligkeiten u. Veränderungen im Verhalten achten, dazu Eltern befragen
- Einfache Fragen zum Grad der Orientierung je nach Alter und Entwicklungsstand
- Konzept der Basalen Stimulation® einsetzen, ruhige u. reizarme Umgebung schaffen, Eltern anleiten u. situationsgerecht informieren

Besondere Informationen

- Klassifizierung nach Tönnis und Loew (GCS):
  - Grad I (GCS 13–15): leichtes SHT (Commotio cerebri)
  - Grad II (GCS 9–12): mittelschweres SHT (leichte Contusio cerebri, leichte Hirnprellung)
  - Grad III (GCS ≤ 9): schweres SHT (schwere Contusio cerebri) mit Hirnödem/-blutung
- Schädel-Hirn-Verletzungen bei Menschen < 45 J. zweithäufigste Todesursache
- Komplikationen/Langezeitschäden:
  - ZNS-Funktionsstörungen
  - Enzephalomalazie
  - Hydrozephalus
  - Liquorfisteln
- Im Kontaktsport (z. B. American football, Fußball) sind Symptome klare Red Flags in Bezug auf Fortsetzung des Spielbetriebs

Scharlach

Akute bakterielle Infektionskrankheit, Sonderform der Streptokokkenangina.

Ursachen

- Erreger: β-hämolysierende Streptokokken der Gruppe A (Streptococcus pyogenes)
- Übertragung meist durch Tröpfchen-, selten durch Schmierinfektion

Symptome

- » Meist plötzl. Beginn mit hohem Fieber, Kopf- und Gliederschmerzen , Schüttelfrost, evtl. Erbrechen
- » Tonsillitis: geschwollene u. gerötete Mandeln, starke Halsschmerzen, Schluckbeschwerden, geschwollene Hals-LK
- » Exanthem: rotfleckiger Ausschlag an Rachenschleimhaut u. am weichen Gaumen
- » Meist ab 2. Tag: Exanthem (dichtstehend, feinfleckig), von Leistenbeugen über Rumpf zum Kopf, Mund-Kinn-Dreieck bleibt ausgespart (periorale Blässe ca. 2–3 Tage)
- » Ab 3. Tag hochrot geschwollene Papillen („Himbeerzunge“)
- Nach Ablauf der Erkrankung Schuppung der Haut (v. a. Handinnenflächen, Fußsohlen)

Diagnostik

- Klin. Bild
- Rachenabstrich durch Streptokokken-Schnelltest (beweisend ist aber nur Kultur)
- Petechien am Unterarm nach Blutdruckmessung

Therapie

- Penicillinbehandlung über 10 Tage, bei Allergie Erythromycin
- Symptomatische Behandlung, z. B. Paracetamol

Hinweise zur Physiotherapie

- Behandlungsverbot im Erstkontakt (als sektoraler HP Physiotherapie)
- Hygienevorschriften beachten (CAVE Ansteckungsgefahr)
- Starkes Krankheitsgefühl
- Bettruhe, körperliche Schonung
- Beratung: Warme Getränke (Salbeitee), weiche Kost, viel Flüssigkeit, kühle Halswickel

Besondere Informationen

- Inkubationszeit: 2–7 Tage
- Ansteckungsgefahr endet 1–2 Tage nach Antibiotikaeinnahme
- Max. Häufigkeit 3.–10. Lj., saisonal auftretend
- Keine Immunität nach Erkrankung
- Prognose gut, nach ca. 2 Wo. Urinuntersuchung zum Ausschluss von Streptokokkenzweiterkrankungen (rheumatisches Fieber, Glomerulonephritis, Endokarditis)

Schilddrüsenkarzinom

Schilddrüsen(SD)-Krebs.

Ursachen

- Begünstigt durch genet. Faktoren u. ionisierende Strahlen

Symptome

- Meist SD-Vergrößerung mit Knotenbildung harter Konsistenz
- ❯ Spätsymptome:Schluck- u. Atembeschwerden, Heiserkeit durch Tumorinfiltration des Nervus reccurens, Horner-Syndrom

Diagnostik

- Anamnese, Sono, Szintigrafie, Feinnadelpunktion, ggf. OP zur Diagnosesicherung
- CT, MRT der Halsregion
- Metastasensuche: Rö-Thorax u. CT Thorax, Knochenszintigrafie (hämatogene Metastasen finden sich in Lunge u. Skelett)
- Labor: SD-Hormonbestimmungen

Therapie

- Operativ: meist Entfernung der gesamten SD (totale Thyreoidektomie) u. regionaler Hals-LK; ggf. Neck dissection
- Postop. Radiojodtherapie (Elimination von SD-Restgewebe o. Metastasen)
- Bei undifferenzierten Tumoren postop. perkutane Bestrahlung
- Hoch dosierte Dauersubstitution mit SD-Hormonen (L-Thyroxin)

Hinweise zur Physiotherapie

- Postop. Therapie nach Schilddrüsen-OP:
  - Pat. in Oberkörperhochlage, halbsitzend, Kopf gerade und ohne Zug auf das OP-Gebiet, zusätzliches kleines Kissen im Nacken
  - Ruckartige Kopfbewegungen vermeiden; zu Seitwärtsbewegungen mit gesamtem Oberkörper anleiten
  - Beobachtung auf Nachblutung (Halsumfang nimmt zu), Verletzung des N. recurrens (Heiserkeit); Pat. soll sich bei Parästhesien in Händen sofort melden
  - Unterstützung beim Trinken, Aspirationsgefahr durch Schluckbeschwerden
- Schmerzlindernde Maßnahmen
- Psychische Betreuung, evtl. Psychoonkolog. einbeziehen, Selbsthilfegruppen vermitteln, Grundsätze der onkologischen Therapie

Besondere Informationen

- Bösartige SD-Tumoren machen insgesamt 0,5 % aller Malignome aus

- Frauen etwa dreifach so häufig betroffen beim differenziertem SD-Karzinom, gleichhäufig bei C-Zell-Karzinom o. anaplastischem Karzinom
- Kontrolluntersuchungen alle 6 Mon., Thyreoglobulin und Calcitonin dienen als Tumormarker
- Typen: papilläres, follikuläres, medulläres Schilddrüsenkarzinom

Schlaganfall

Akute Durchblutungsstörung o. Blutung des Gehirns mit neurolog. Ausfällen; syn. Hirninsult (engl. Stroke), veraltet: Apoplex o. Hirnschlag.

Ursachen

- Zerebrale Ischämie (80 %):
  - Thrombotischer Verschluss einer Hirnarterie bei Arteriosklerose
  - Karotisstenose, -verengung
  - Arterioarterielle Embolien, Embolien aus Herz (z. B. bei Vorhofflimmern, Myokardinfarkt)
  - Selten Arteriitis, Hirntumor, Migräne
- Hämorrhagischer Infarkt (20 %): Intrazerebrale Blutungen, Subarachnoidalblutung, selten Schädel-Hirn-Traumen, Vaskulitis, Antikoagulanzientherapie
- Risikofaktoren:
  - Arterielle Hypertonie
  - Diabetes mellitus
  - Rauchen
  - Hohe Blutfette
  - Ovulationshemmer
  - Foramen ovale
  - Herzrhythmusstörungen (Vorhofflimmern), Klappenvitien

Symptome

- » Neurolog. Ausfälle je nach betroffenem Hirnareal:
  - Verwirrtheit
  - Bewusstseinstrübung bis zum Koma
  - Hemiplegie, Hemiparese
  - Sensibilitäts-, Sprach-, Seh- u. Schluckstörungen
  - Gesichtsfeldausfall
  - Übelkeit, Erbrechen
  - Harninkontinenz
- » Bei Lokalisation in Kleinarterien:
  - Drehschwindel
  - Gang- u. Augenbewegungsstörungen
- » Neurolog. Ausfälle meist kontralateral (auf der zum Infarktbezirk entgegengesetzten Körperhälfte); Ausnahmen: Ischämien von Rückenmark u. Hirnstamm
- » Transitorische ischämische Attacke (TIA, ➤ Karotisstenose) = Warnzeichen für drohenden Schlaganfall

Diagnostik

- Anamnese, klin. Bild, BZ-Stix (Abklärung Hypoglykämie)
- CCT o. MRT, EKG, Echo, Doppler-Sonografie, ggf. Angio

Therapie

- Schlaganfall ist ein Notfall, der schnelles Handeln erfordert → Verlegung/Therapie in Stroke Unit
- Basistherapie parallel zur Diagnostik:
  - Kreislaufüberwachung u. -stabilisierung, Sicherung der Atmung

  - Normalisierung von Körpertemp., BZ, Elektrolyt- u. Flüssigkeitshaushalt
  - Behandlung des Hirnödems: Hochlagerung Kopf u. Oberkörper um 15–30°, seitl. Abknicken des Kopfes vermeiden
  - Je nach Therapieoptionen: Low-dose-Heparinisierung zur Thromboseprophylaxe, ggf. Vollheparinisierung, nicht bei Hirnblutung
- Spezielle Akuttherapie:
  - 6 Stunden Zeitfenster für interventionelles Katheterverfahren mit mechanischer Thrombektomie
  - Ansonsten Thrombolyse mittels rekombinantem Gewebeplasminogenaktivator (rt-PA, Behandlung innerhalb eines 3-Std.-Fensters), nicht bei Hirnblutung
  - Kraniotomie u. Hypothermie bei malignem Mediainfarkt
  - Dekompressive Kraniektomie bei raumfordernden Hirninfarkten
- Rezidivprophylaxe:
  - Thrombozytenaggregationshemmer
  - Risikofaktoren minimieren, Therapie der Grunderkrankung, z. B. Karotis-PTA o. -TEA bei Karotisstenose

Erstmaßnahmen bei V. a. Schlaganfall

- Arzt/Ärztin informieren
- FAST-Schema
  - Halbseitige Gesichtslähmung? (Face)
  - Armhalteversuch? (Arm)
  - Sprachstörungen? (Speech)
  - Wie lange liegen die Symptome schon vor? (Time)
- Keine Zeit verlieren, da Grad der dauerhaften Behinderungen durch einen Schlaganfall mit Verzögerungen der Behandlung auf einer Stroke Unit zunimmt.

Hinweise zur Physiotherapie

- Beobachten/Monitoring: Vitalzeichen, Bewusstsein, Pupillen, neurologische u. psychische Auffälligkeiten
- Frühmobilisation u. -rehabilitation nach Bobath-Konzept u. Kinaesthetics
- Unterstützung bei den Lebensaktivitäten, dabei aber Aktivität und Selbstständigkeit des Pat. gemeinsam im interdisziplinärem Team
- Durchführung notwendiger Prophylaxen, v. a. Pneumonie-, Dekubitus-, Sturzprophylaxe
- Pat. benötigen viel Zuspruch u. einfühlsame Therapie, ihre Lebenssituation hat sich mit einem „Schlag“ verändert

Besondere Informationen

- Behandlung möglichst auf Stroke Unit (spez. Schlaganfallstationen), multidisziplinäre Betreuung
- Komplikationen:
  - Pneumonie
  - Harnwegsinfekt
  - Inkontinenz
  - Dehydratation
  - Schluck- u. Sprachstörungen
  - Neglect
  - Schulterkomplikationen, Hand-Syndrom auf der stärker betroffenen Seite
  - Hüftkomplikation
  - Pflege sehr komplex, da Lähmungen unterschiedlich (spastisch, schlaff) und das gesamte Ausmaß der Erkrankung sehr individuell ist
  - Wer regelmäßig mit Schlaganfallpatienten arbeitet, sollte sich unbedingt ausgiebig in diesem Bereich fortbilden

Schock

Lebensbedrohliches Zustandsbild, bei dem die Zirkulation in den Kapillaren vermindert ist, Missverhältnis zwischen Sauerstoffangebot und Sauerstoffbedarf.

Ursachen

- Obstruktiver Schock (Lungenarterienembolie, Perikardtamponade, Spannungspneumothorax)
- Distributiver Schock (Sepsis, Anaphylaxie, Intoxikation)
- Hypovolämer Schock (z. B. Blutverlust)
- Kardiogener Schock (z. B. Herzinsuffizienz)

Symptome

- ❯ Systol. Blutdruck ↓, Herzfrequenz ↑
- ❯ Blasse, fahle Haut
- ❯ Kalter Schweiß
- Durstgefühl
- ❯ Oligurie
- ❯ Tachypnoe
- ❯ Gestörte Vigilanz
- Zunächst symptomfreie Verläufe mögl.
- ❯ Anzeichen einer Anaphylaxie (Schwellungen, Atemwegsschwellungen/Bronchospasmus)

Diagnostik

- Anamnese
- Scoring-Systeme (z. B. SOFA-Score)
- Labor: Blutgas, Hb, Hk, Erythrozytren, Laktat, ph-Wert, ZVD
- Pulsoximetrie
- Sono
- EKG
- MRT

Therapie

- Kausal: abhängig von Schockform
- Atemwege freihalten
- Vor Unterkühlung schützen
- Sauerstoff
- Evtl. Schocklagerung (Wirksamkeit wird diskutiert)
- Großlumige periphere Zugänge (z. B. für Infusionslösung)
- Beruhigung und Schmerzreduzierung
- Ggf. Antibiotika
- Ggf. Glukokortikoide

Erstmaßnahmen bei Schock

- Arzt/Ärztin informieren
- Engmaschige Kontrolle von RR, Puls (zentral an der A. carotis, da peripher oft nicht tastbar), Atmung, Bewusstsein
- Unterstützung bei weiteren diagnostischen und therapeutischen Maßnahmen abhängig von der Schockform
- Pat. beruhigen, nicht alleine lassen

Hinweise zur Physiotherapie

- Symptome deuten können
- Erstmaßnahmen beachten
- Prophylaxen durchführen

Besonderheiten beim Kind

- Eltern einbeziehen zur Beruhigung des Kindes, gleichzeitig Eltern betreuen, bei allen Maßnahmen am Kind Ruhe und Sicherheit vermitteln, Positionierung des Kindes situationsabhängig
- Aufmerksame Beobachtung des Kindes: initial oft diskrete Schockzeichen, dann rasche Progredienz nach längerer Kompensationsphase
- Hypovolämischer Schock häufigste Form im Kindesalter

Besonderheiten beim alten Menschen

Septischer Schock am häufigsten

Besondere Informationen

- Orientierende Feststellung der peripheren Durchblutung: Fingernagelprobe/Rekapillarisierungszeit
- Adrenalin/Noradrenalin wird ausgeschüttet → Herzfrequenzsteigerung
- Schockformen:
  - Volumenmangelschock (hypovolämischer Schock)
  - Kardiogener Schock, z. B. Herzinsuffizienz
  - Septischer Schock, z. B. bei Urosepsis
  - Anaphylaktischer Schock, z. B. Insektengiftallergie
  - Sonderformen: neurogener Schock, spinaler Schock, endokriner Schock

Schwangerschaftsinduzierte Hypertonie (SIH)

Spätgestose ab der 20. Schwangerschaftswoche, kann im Rahmen einer Präeklampsie zu Proteinurie und Ödemen führen, bei zudem bestehenden Krampfanfällen zur Eklampsie.

Ursachen

- Genaue Ursache unklar, diskutiert werden:
  - Gestörte endotheliale Funktion → patholog. Veränderungen im Prostaglandinstoffwechsel u. Renin-Angiotension-Aldosteron-System
  - Immunolog. Faktoren
- Risikogruppen:
  - Erstgebärende
  - Frauen mit Mehrlingsschwangerschaften
  - Diabetes mellitus
  - Nierenerkrankungen

Symptome

- » Hauptsymptome:
  - Hypertonie: RR ≥ 140/90 mmHg
  - Präeklampsie, wenn:
  - Proteinurie: Eiweißausscheidung im 24-Std.-Sammelurin > 0,3 g/l
  - Generalisierte Ödeme (periphere Ödeme ohne Bedeutung) u. abnorme Gewichtszunahme > 500 g pro Wo. aufgrund der Wassereinlagerung
- Übergang zur nächsten Stufe ist individuell unvorhersehbar u. kann sich schnell vollziehen
- » Präeklampsie: Schwindel, Kopfschmerzen, Ohrensausen, Kopfschmerzen, Augenflimmern, Sehstörungen, Übelkeit, Erbrechen, Oligurie, evtl. Thrombozytenabfall
- » Eklampsie: tonisch-klonische Krämpfe mit Zungenbiss, Zyanose, Bewusstlosigkeit u. Koma (= lebensbedrohl. Notfall für Mutter u. Kind)

Diagnostik

- Erstmaliges Auftreten von Hypertonie ggf. auch Proteinurie im letzten Trimenon der Schwangerschaft führt zur Diagnose SIH
- Weitere Untersuchungen zur Risikoabschätzung u. Verlaufskontrolle:
  - Blutuntersuchungen: Routinelabor, BB, Nierenwerte, Leberwerte, Gerinnungsstatus
  - Eiweiß im Sediment bzw. im 24-Std.-Sammelurin
  - Engmaschige RR-Kontrolle, Ödem- u. Gewichtskontrolle
  - 3 × tgl. CTG-Kontrolle, Doppler-Sonografie (Beurteilung der Plazentadurchblutung), transabdominales Sono

Therapie

- Bettruhe
- Bei Präeklampsie dringliche Klinikeinweisung, Eklampsie ist ein Notfall
- Blutdrucksenkende Mittel (Methyldopa, β-Blocker)
- Magnesium zur Minderung der Krampfbereitschaft
- Einzige ursächl. Therapie ist Beendigung der Schwangerschaft, meist aber wegen noch bestehender Unreife des Kindes nicht sofort mögl. (Risikoabwägung), ggf. Induktion der fetalen Lungenreife mit Glukokortikoiden
- Bei Zeichen einer fetalen Gefährdung u. bei Eklampsie sofortige Beendigung der Schwangerschaft

Hinweise zur Physiotherapie

- Pat. befindet sich in psychischer Extremsituation: ruhige Atmosphäre schaffen, Gesprächsbereitschaft zeigen
- Bei leichter SIH: relative Bettruhe, Ruhe, eiweiß- u. ballaststoffreiche Kost, regelm. Vitalzeichenkontrolle (v. a. RR), Prophylaxen durchführen
- Bei Präeklampsie: Krankenhauseinweisung, absolute Bettruhe, bevorzugt Linksseitenpositionierung, Reizabschirmung u. Einzelzimmer, engmaschige Vitalzeichenkontrolle (v. a. RR), Prophylaxen durchführen
- Eklampsie: Notfall-, Intubations- und Sectiobereitschaft, ggf. Vorbereitung auf Frühgeburt

Besondere Informationen

- SIH eine der häufigsten Schwangerschaftskomplikationen (5–7 % aller Schwangeren)
- Gefährdung für Mutter u. Kind abhängig vom Schweregrad
- 30 % der (Prä-)Eklampsie entwickeln HELLP-Syndrom: Sonderform mit schwerer Leberfunktionsstörung = **H**ämolyse, **e**rhöhte **L**eberenzyme, verminderte (**l**ow) Thrombozytenzahl (**p**latelets)
- Maternale Letalität bei HELLP-Syndrom ca. 3 %, kindl. Letalität > 20 %

Sepsis

Lebensbedrohl. Allgemeininfektion mit systemischer Entzündungsantwort des Organismus; syn. Septikämie, Blutvergiftung.

Ursachen

- Lokale Infektion
- Mögl. Erreger: grampositive u. gramnegative Bakterien, Pilze (v. a. Candida albicans, Aspergillen), Viren, Protozoen (Malariaerreger, Amöben)
- Mögl. Sepsisherde: Fremdkörper (z. B. Katheter, Implantate), OP-Wunden, Infektionen (häufig Urogenitaltrakt), Traumen, kontaminierte Infusionen u. Transfusionen, Dekubitus, Lunge (Pneumonie)
- Begünstigt z. B. durch immunsuppressive u. Zytostatikatherapie, allg. Abwehrschwäche, Diabetes mellitus

Symptome

- Abhängig von Grunderkrankung, Abwehrlage, Infektionsherd
- Atemfrequenz ↑, Puls ↑, RR ↓
- » Hohes, intermittierendes Fieber, häufig kein Fieber bei Säuglingen, alten o. immunschwachen Pat.
- » AZ ↓
- » Leber- u. Milzvergrößerung
- » Bewusstseinsstörung, Verwirrtheit
- Petechien
- Weitere Symptome je nach Sepsisherd

Diagnostik

- Verdachtsdiagnose nach klin. Bild und SOFA-Score
- Diagnosesicherung durch Erregernachweis in Blutkultur
- Herdsuche u. Schweregradeinschätzung: Sono-Abdomen, Rö-Thorax, Blutuntersuchungen (Laktatbestimmung), Urinstatus u. -kultur, ggf. Stuhlkultur, ggf. Lumbalpunktion mit Liquordiagnostik, mikrobiolog. Untersuchung von Katheterspitzen, Drainagesekret, Wundabstrichen, Trachealsekret

Therapie

- Sofortiger Therapiebeginn entscheidend, Zeitfenster nach Diagnosestellung 1 Stunde: i. v. Zugänge – Blutkulturenabnahme – Breitbandantibiosebeginn – Volumengabe
- Kalkulierte Antibiotikatherapie nach Abnahme der Blutkulturen, ggf. nach Vorliegen des Ergebnisses Umstellung erforderl.
- Sanierung des Sepsisherdes, z. B. Katheterwechsel, operative Sanierung
- Intensivmedizinische Versorgung

Hinweise zur Physiotherapie

- Intensivmedizinische Beh.: Durchführung der Prophylaxen

- Übernahme/Unterstützung bei den Lebensaktivitäten, notwendige Prophylaxen durchführen
- Vorsicht: erhöhte Blutungsneigung durch Gerinnungsstörung

Besonderheiten beim Kind

- Sorgfältige Beobachtung des Abdomens: abdominelles Kompartmentsyndrom als Komplikation im Kindesalter, Nekrotisierende Enterokolitis bei Frühgeborenen
- Engmaschige Kontrolle auf Petechien/Hauteinblutungen: Hinweis auf Meningokokkensepsis mit fulminantem Verlauf

Besondere Informationen

- Pathophysiolog. Einteilung:
  - Sepsis: systemisches Entzündungssyndrom als Folge einer Infektion, geht immer mit Organstörungen einher Hinweise: GCS < 15, AF ≥ 22/min, RR_{sys} ≤ 100 mmHg (qSOFA-Zeichen)
  - Septischer Schock: Sepsis mit Schock, schwerste Form der Sepsis
- Komplikationen:
  - Verbrauchskoagulopathie
  - Multiorganversagen
  - Septische Metastasen
  - Septischer Schock
  - Akutes Nierenversagen
  - ARDS
- Prognose: hohe Letalität, bis zu 50 % der Fälle im septischen Schock
- 40 % der Überlebenden haben Langzeitschäden wie Critical Illness Polyneuropathy and Myopathy

Sklerodermie, progressive systemische (PSS)

Generalisierte Erkrankung des kollagenen Bindegewebes mit Fibrosierung der Haut durch Kollagenanhäufung, inneren Organen u. Gefäßen; syn. progressive systemische Sklerose.

Ursachen

- Genaue Ursache unklar
- Genetische Veranlagung
- Autoimmunologische Prozesse
- Zusammenhang mit Tumorerkrankungen wird vermutet
- Umwelteinflüsse, gehäuft bei mechanischen Berufsgruppen

Symptome

- » Beginn mit Hautveränderungen i. d. R. an distalen Extremitätenabschnitten: ödematöse Schwellung, später Verdickung u. Atrophie; 90 % entwickeln Raynaud-Syndrom
- » Befall des Gesichts: Verkleinerung der Mundöffnung (Mikrostomie), Verkürzung des Zungenbändchens, mimische Starre
- » Beugekontrakturen infolge Hautschrumpfungen einhergehend mit Gelenkbeschwerden
- » Im fortgeschritten Stadium bei 80 % der Fälle Befall der inneren Organe, z. B. Durchblutungsstörungen, Schluckbeschwerden, Refluxösophagitis, Durchfall, Obstipation, Lungenfibrose u. später Cor pulmonale/pulmonale Hypertonie, Myokardfibrose, in 20 % der Fälle Niereninsuffizienz

Diagnostik

- Klin. Bild
- AK-Nachweis
- Hautbiopsie, Kapillarmikroskopie
- Röntgendiagnostik, Sonografie

Therapie

- Ursächl. Behandlung nicht mögl., Therapieziel: Fortschreiten der Fibrosierung hemmen, Symptome lindern
- Medikamentöse Basistherapie mit Antirheumatika, ggf. Kortikosteroide, Immunsuppressiva
- Symptomatische Medikation, z. B. NSAR bei Gelenkschmerzen
- Prostaglandine können zur Durchblutungsförderung eingesetzt werden
- Maßnahmen zum Erhalt der Gelenkbeweglichkeit, z. B. physik. Therapie, Massagen

Hinweise zur Physiotherapie

- Beratung: Erschwerte Nahrungsaufnahme durch Mikrostomie u. Reflux → Ernährung u. Zubereitung darauf abstimmen
- Pat. frieren sehr leicht → bei allen Maßnahmen berücksichtigen
- Selbsthilfegruppe

Besondere Informationen

- Frauen 5-mal häufiger betroffen, Hauptmanifestationsalter 30.–50. Lj.
- Prognose: bei Beteiligung innerer Organe schlecht, oft therapierefraktär; Überlebensrate durch Beteiligung von Herz, Lunge, Niere herabgesetzt
- Es existieren unterschiedliche Formen mit unterschiedlicher Prognose
- Pat. an Spezialklinik anbinden

Skoliose

Verkrümmung bzw. Achsenabweichung der Wirbelsäule, von „skoliós" = krumm.

Ursachen

- In meisten Fällen unbekannt
- Erbliche Disposition

Symptome

- Häufig schmerzfrei
- Thoraxdeformität
- » Kardiopulomonale Beteiligung möglich
- Symptome treten oft erst nach Wachstumsabschluss auf

Diagnostik

- Inspektion (in Frontal- und Sagittalebene)
- Adams-Vorbeugetest
- Beachte: Thorakale Rot. + Lendenwulst immer auf konvexer Seite der Deformität
- Röntgen (Messung Cobb-Winkel)

Therapie

- Beh. in Abhängigkeit des Cobb-Winkels:
  - Cobb-Winkel < 20 Grad: Physiotherapie
  - Cobb-Winkel 20–50 Grad: Physiotherapie u. Korsettbeh.
  - Cobb-Winkel > 50 Grad: OP
- Korsettbeh. (möglichst 23 h/Tag)
- OP: untersch. Techniken; Spondylodese

Hinweise zur Physiotherapie

- Beh. nach Schroth
- Strukturiertes Krafttraining
- Ggf. Atemtherapie
- Manuelle Techniken zur Schmerzlinderung

Besondere Informationen

- Etwa 3–5 % der Bevölkerung sind betroffen, Mädchen 4-mal häufiger als Jungen
- Erstmanifestation zwischen dem 10. und 12. Lj.
- Früherkennung wichtig; durch regelmäßige Vorsorgeuntersuchungen
- Formen der Skoliose:
  - Thorakale Skoliose im Bereich der BWS
  - Lumbale Skoliose im Bereich der LWS
  - Thorakolumbale Skoliose im Übergangsbereich zwischen BWS und LWS
  - Thorakale und lumbale (doppelbogige) Skoliose im Bereich von BWS und LWS

Spinalkanalstenose, lumbal

Degeneration der Wirbelsäule.

Ursachen

- Durch Degeneration: Bandscheiben trocknen aus, Wirbel liegen enger zusammen, Ligamente wölben sich, verkalken und drücken auf den Wirbelkanal

Symptome

- Rückenschmerzen
- » Ausstrahlende Schmerzen in die Beine
- » Parästhesien und Lähmungen
- » Deutliche Einschränkung der Gehdistanz
- » Bei fortschreitender Stenose:
  - Blasen- und Mastdarmstörungen
  - Gestörte Sexualfunktion
  - Claudicatio spinalis

Diagnostik

- Anamnese, klin. Bild
- MRT (Lumen des Spinalkanals < 10 mm)
- Röntgen

Therapie

- Konservative Therapie: Schmerztherapie, symptomatische Therapie
- Operative Therapie: Dekompression der Nerven, Fusion zweier Wirbel, interspinöse Implantate

Hinweise zur Physiotherapie

- Schmerzlinderung
- Aktivitätslevel langsam steigern
- Flexionsbeweglichkeit und Kontrolle der Beckenkippung aktiv lernen
- Kräftigung der Bauch-, Rücken-, und Beinmusk.

Besondere Informationen

- DD: vaskuläre Claudicatio, Coxarthrose, osteoporotische Frakturen, Tumoren im Wirbelkanal
- Tritt häufig bei über 70-Jährigen auf

Sprunggelenksfraktur

Fraktur des Außen- u./o. Innenknöchels; syn. Malleolarfrakturen.

Ursachen

- Häufig durch indirekte Gewalt, z. B. Umknicken des Fußes nach außen o. innen
- Seltener direkte Gewalteinwirkung

Symptome

- » Heftige Schmerzen im Knöchelbereich, starke Schwellung der (Außen-)Knöchelregion
- » Deformität, lokales Hämatom

Diagnostik

- Anamnese, klin. Untersuchung
- Rö: Sprunggelenk in 2 Ebenen, ggf. gesamter Unterschenkel, ggf. CT/MRT
- DD: Bänderverletzungen, Talusfraktur, Kalkaneusfraktur

Therapie

- Erstmaßnahmen: Reposition bei Luxation, zum Transport Hochlagerung des Beins u. Ruhigstellung in einer Schiene, offene Verletzungen steril abdecken
- Konservativ bei unverschobenen Weber-A-Frakturen z. B. mit Vakuumschuhorthese
- Operative Stabilisierung aller anderen Frakturen: osteosynthetisch mit Platten, Schrauben o. Zuggurtung
- Vakuumschuhorthese
- Physiotherapie

Hinweise zur Physiotherapie

- Postop. frühzeitig Bewegungsübungen nach ärztlicher Anordnung durchführen, ggf. auch Ruhigstellung im Gipsverband erforderl.
- Bei stabiler Osteosynthese Gehen an Unterarmgehstützen mit Teilbelastung des Fußes (ca. 6 Wo. nach OP volle Belastung mögl.)

Besondere Informationen

- Häufigste Bruchverletzung der unteren Extremitäten
- Fraktur des Außenknöchels, Einteilung nach Weber:
  - Weber A: Fraktur unterhalb der Syndesmose
  - Weber B: Fraktur auf Höhe der Syndesmose
  - Weber C: Fraktur oberhalb der Syndesmose, stets mit Syndesmosenverletzung, oft mit Innenknöchelverletzung
  - Maisonneuve-Fraktur (Sonderfall Weber C): hohe Fibulafraktur mit Läsion der Membrana interossea
- Bimalleoläre Fraktur: Fraktur des Außen- u. Innenknöchels, trimalleolär bei zusätzl. Abrissfraktur der hinteren Tibiakante
- Prognose: i. d. R. Abheilung innerhalb von 3 Mon.

Subarachnoidalblutung (SAB)

Meist akut verlaufende, arterielle Blutung in den Subarachnoidalraum zwischen Arachnoidea u. Pia mater.

Ursachen

- Ruptur eines zerebralen Aneurysmas
- Schädel-Hirn-Trauma
- Selten Angiomblutung

Symptome

- » Akuter Vernichtungskopfschmerz, Übelkeit, Erbrechen, Bewusstseinstrübung, im weiteren Verlauf Koma
- » Lichtscheue u. Nackensteife, Pupillenveränderungen, Glaskörpereintrübungen
- » Zerebrale Krampfanfälle
- » Zerebrale Herdsymptome je nach Schwere der Blutung, z. B. Sprachstörungen, Halbseitenlähmungen
- » Hirndrucksteigerung infolge von Massenverschiebung
- » Hirndruckerhöhung = lebensbedrohl. Notfall mit Gefahr der Einklemmung (epidurales Hämatom)

Diagnostik

- Anamnese, neurolog. Status
- CCT o. MRT, Lumbalpunktion bei unauffälligem CT, zerebrale Angio

Therapie

- Bei Aneurysma: Ausschaltung interventionell (Coiling) o. operativ (Clipping); bei gutem AZ Früh-OP, sonst zunächst konservativ u. dann Spät-OP
- Blutdruckregulation, ggf. Hirndrucktherapie
- Analgesie: Morphinderivate, Paracetamol, kein ASS
- Vasospasmusprophylaxe bzw. -therapie

Hinweise zur Physiotherapie

- Maßnahmen gegen Hirndruckerhöhung:
  - Hochpositionierung des Kopfes u. Oberkörpers um 15–30°, seitl. Abknicken des Kopfes vermeiden
  - Husten, Niesen, Pressen vermeiden; bei Pneumonieprophylaxe Pat. nicht abklopfen o. vibrieren
- Bettruhe u. Prophylaxen (Thrombose, Obstipation, Pneumonie)
- Nach Akutphase frühzeitige Rehabilitation

Besondere Informationen

- Klassifizierung der Blutungsschwere (Grad 1–5) erfolgt nach Hunt u. Hess
- Komplikationen: Einklemmungssyndrom, Rezidivblutung, Hydrozephalus, Vasospasmen, Krampfanfälle
- Prognose: abhängig von Ausmaß u. Lokalisation der Blutung
- Letalität in Akutphase: 20–50 %, 25 % verbleiben mit Langzeitfolgen

Subdurales Hämatom

Blutungen in den Subduralraum (zwischen Dura Mater und Arachnoidea).

Ursachen

- Anpralltrauma am Kopf

Symptome

- » Beschwerden werden langsam stärker durch venöse Sickerblutungen:
- » Kopfschmerzen (mit vegetativen Begleitsymptomen) bis hin zu Bewusstseinstrübungen
- » Später können auch Symptome wie z. B. Persönlichkeitsveränderungen, oder eine Hemiplegie auftreten

Diagnostik

- Klin. Untersuchung, neurologische Untersuchung
- CT kranial
- MRT

Therapie

- Neurochirurgische Hämatomausräumung

Hinweise zur Physiotherapie

- Red-Flag-Hinweise deuten können und direkte ärztliche Überweisung veranlassen
- Traumata Anamnese erfragen

Besondere Informationen

- Im Alter zwischen 70–79 J. tritt subdurales Hämatom 5-mal häufiger auf
- Prognose anhängig von Größe und Symptomverlauf
- Einteilung:
  - Akutes subdurales Hämatom: zeitlicher Zusammenhang zwischen Trauma und Beeinträchtigung des Bewusstseins (Stunden – 1 Tag)
  - Chronisches subdurales Hämatom: schleichende Symptome; können Wochen später erst auftreten; häufige Symptome: Kopfschmerzen, Konzentrationsschwäche, Schwindel, Übelkeit, Müdigkeit u. Verwirrtheit

Synkope

Plötzl. auftretender kurz andauernder Bewusstseinsverlust; griech. „plötzl. Kräfteverlust".

Ursachen

- Minderversorgung des Gehirns mit O_2 o. Glukose
- Bei vasovagaler Synkope: Schreck, Angst, Hysterie, Aufregung
- Bei orthostatischer Synkope: RR ↓
- Kardiogene Ursachen: Herzrhythmusstörungen, Herz-/Lungenerkrankungen

Symptome

- » Plötzl. Bewusstseinsverlust von kurzer Dauer
- » Vorboten der vasovagalen Synkope
  - Übelkeit
  - Schwächegefühl
  - Kältegefühl
  - Sehstörungen/Hörstörungen
  - Schwindel

Diagnostik

- Anamnese, BZ-Stix
- Nach Sturz: Verletzungen?
- EKG

Therapie

Erstmaßnahmen bei Synkope

- Pat. hinlegen, Beine hochlagern
- Kreislauf stabilisiert sich i. d. R. nach Sek.
- Bei Bewusstseinsverlust sturzbedingte Verletzungen versorgen
- Kausales Vorgehen, ggf. Monitoring-Überwachung nötig (Herzrhythmusstörungen)

Hinweise zur Physiotherapie

- Erstmaßnahmen beachten
- Pat. nicht allein lassen, ihn im Anschluss über Vorfall informieren
- Auch in Folge Blutdruck, Puls u. Atmung kontrollieren
- Beratung zu präventiven Maßnahmen (regelmäßige körperliche Betätigung, bei längerem Stehen auf Zehenballen wippen, viel trinken, Kreislauftraining, langsames Aufstehen aus dem Bett, v. a. im Alter Kompressionstherapie)

Besondere Informationen

- Synkopen können Symptome einer anderen Krankheit sein, z. B.:
  - Aortenstenose
  - Myokardinfarkt
  - Karotissinus-Syndrom
  - Transitorisch ischämische Attacke
  - Hypoglykämie
  - Einteilung der Synkope: orthostatisch, neurokardiogen/vasovagal, kardial, zerebrovaskulär

Tetanus

Bakterielle Infektionskrankheit; syn. Wundstarrkrampf.

Ursachen

- Endotoxine des Bakteriums Clostridium tetani
- Infektion häufig durch Verletzung, oft in Kombination mit Fremdkörpern (z. B. Holzsplitter)

Symptome

- » Tonische Krämpfe (Trismus, Risus sardonicus)
- » Erhöhter Muskeltonus (Opisthotonus)
- » Neurologische Symptome (Kribbeln, Taubheitsgefühl)
- » Respiratorische Komplikationen (z. B. Obstruktion der Atemwege)
- » Teilweise Beteiligung des sympathischen Nervensystems (z. B. Blutdruckschwankungen)
- Todesursachen: v. a. respiratorische Insuffizienz, kardiovaskuläre Komplikationen

Diagnostik

- Klin. Untersuchung, Überprüfung des Impfschutzes (Tetanus-Impf. nach STIKO empfohlen)
- Prüfung von schützenden Antikörpern mittels ELISA

Therapie

- Tetanus-Immunglobulin applizieren zur Neutralisation von noch nicht gebundenem Toxin
- Chirurgische Wundversorgung
- Antibiotische Behandlung
- Einleitung Intensivtherapie
- Freihalten der Atemwege (notfalls Tracheotomie, künstliche Beatmung)

Hinweise zur Physiotherapie

- Symptome deuten können
- Ggf. intensivmedizinische Therapie: Prophylaxen durchführen, Mobilisation, Lagerung

Besondere Informationen

- Klare Empfehlung einer aktiven Immunisierung entsprechend der STIKO
- Impfung i. d. R. 2. Lebensmonat; Auffrischung der Impfung im 10 Jahresintervall

Besonderheiten beim Kind

- Neonatale Form: entwickelt sich bei Kindern, die von nicht-immunisierten Müttern entbunden werden und bei denen Nabelpflege nicht hygienisch durchgeführt wurde
- Erkrankung tritt in den ersten beiden Lebenswochen auf
- Symptome: Rigidität, Trinkschwäche und Krämpfe

Thoracic-Outlet-Syndrom (TOS)

Neurogene oder vegetative Erscheinung am Arm; Einengung des Plexus brachialis sowie der A. subclavia.

Ursachen

- Kompression von Gefäßen oder Nervensträngen an Stellen mit engem Durchgang im Nacken- und Schultergürtelbereich
- Verspannte Mm. scaleni und M. sternocleidomastoideus (häufig bei asthmatischen Pat. → vermehrter Einsatz der Atemhilfsmuskeln)
- Weitere Engstellen:
  - M. pectoralis minor, Procc. coracoideus, Thoraxwand
  - Zwischen der 1. Rippe und Klavikula: übermäßige Kallusbildung an Klavikula oder an der Rippe nach einer Fraktur

Symptome

- Kompression A. subclavia: blasse, zyanotische Unterarmhaut
- » Kompression im Bereich Plexus brachialis: Parästhesien oder Taubheit im Dermatom C8/Th1
- » Kompression V. subclavia: Schwellung Arm, Blaufärbung, Schweregefühl
- » Cave: Bei Schwellung oder bläulicher Färbung an DD Armvenenthrombose denken

Diagnostik

- Anamnese u. klin. Untersuchung
- Neurolog. Untersuchung (Sensibilität, Motorik) z. B. ULTTs, Adson-Test
- Duplex-Sono, evtl. CT/MRT/Rö

Therapie

- Bei schweren Fällen: Resektion der Halsrippe, Durchtrennung des M. pectoralis minor, Entfernung v. überschießendem Kallus

Hinweise zur Physiotherapie

- Symptome deuten können
- Provakationstest bei Verdacht durchführen (positives Ergebnis ist nicht ausreichend für die Diagnosestellung)
- Manuelle Therapie angepasst an Lokalisation der Kompressionsstelle

Besondere Informationen

- Verhältnis Männer/Frauen: 1:2

Thorakale Wirbelfraktur

Komplette oder teilweise Unterbrechung der Knochenkontinuität im Bereich der Brustwirbelsäule.

Ursachen

- Pathologische Prozesse (z. B. Tumoren in Vergangenheit, metabolische Störungen) verändern Knochenstabilität- und -struktur → kleine Traumata reichen aus
- Traumatische Ereignisse

Symptome

- » Konstante Schmerzen im Bereich der BWS
- » Häufig Schmerzen nachts
- » Schmerzen beim Husten, Niesen, tiefem Einatmen

Diagnostik

- Anamnese u. klin. Untersuchung
- Röntgen, MRT, CT
- Messung der Knochendichte (als Ausschlussverfahren, wenn kein Trauma vorliegt)

Therapie

- Bei stabiler Fraktur: konservative Therapie
- Bei instabiler Fraktur: operative Therapie
- Medikamentöse Therapie zur Schmerzlinderung

Hinweise zur Physiotherapie

- Red-Flag-Hinweise deuten können
- Zur Bestätigung der Verdachtsdiagnose: Perkussions- und Vibrationstest
- Schmerzlindernde Maßnahmen
- Stabilisation der WS (zu Beginn isometrisch in RL, später in verschiedenen ASTE u. dynamisch)

Besondere Informationen

- 25 % der Frauen in der Postmenopause erleiden vertebrale Kompressionsfrakturen → Folge von Verlust der Knochendichte

Thrombozytopenie

Verminderte Thrombozytenzahl < 150/nl.

Ursachen

- Verringerte Thrombozytenproduktion, z. B. nach Strahlentherapie, Erkrankungen des Knochenmarks, Zytostatikatherapie
- Beschleunigter Thrombozytenabbau in Milz, z. B. Hypersplenismus
- Vermehrter Verbrauch von Thrombozyten, z. B. bei Verbrauchskoagulopathie o. durch Auto-AK
- Medikamentös induziert, z. B. durch Chinin, Heparin, Sulfonamide, gelegentl. durch ASS, Barbiturate, Penicilline u. a.
- Weitere Auslöser: z. B. Alkoholkonsum, Infektionen, Immunerkrankungen
- Akute idiopathische thrombozytopenische Purpura (ITP)
- Chron. idiopathische thrombozytopenische Purpura (Morbus Werlhof)

Symptome

- » Je nach Thrombozytenzahl: verstärkte Blutung bei Verletzungen, Hautblutung bei Mikrotraumen, diskrete petechiale Hautblutungen
- Klin. Manifestation meist erst bei Thrombozyten < 30/nl: zunehmende petechiale Hautblutungen am ganzen Körper, Schleimhautblutungen, bei schweren Verläufen intestinale o. zerebrale Blutungen mögl.

Diagnostik

- Anamnese u. klin. Untersuchung
- Labor: BB, Thrombozyten-AK
- Thrombozytopenie ist das Symptom einer Erkrankung, erfordert Ursachensuche
- Pseudothrombozytopenie im Labor: ausgelöst Kälteagglutinine oder Technik der Blutabnahme → erneute Abnahme in Spezial-Citrat-Röhrchen

Therapie

- Therapie der Grunderkrankung
- Meiden aller auslösenden Medikamente
- Ggf. Substitution von Thrombozytenkonzentraten
- Ggf. Gabe von Kortikosteroiden o. Immunglobulinen, ggf. Splenektomie, ggf. Gabe von Immunsuppressiva

Hinweise zur Physiotherapie

- Pat. vor Verletzungen schützen bzw. Informationen geben: z. B. weiche Zahnbürste,

weiche Nahrungsmittel, Stolper- und Stoßfallen beseitigen, Trockenrasur, Obstipationsprophylaxe, nicht zu fest die Nase putzen, keine i. m.-Injektionen
- Bei Blutungen: Arzt informieren, Ruhigstellung und Hochlagerung der betroffenen Extremität, kühlen, ggf. Druckverband o. Tamponade, Eiskrawatte bei Nasenbluten
- Keine ASS/Aspirin Einnahmen (bei Thrombozytopenie absolut kontraindiziert)

Besonderheiten beim Kind

- Auf rektale Temperaturmessung u. routinemäßiges Blutdruckmessen verzichten
- Ggf. Bauchschmerzen durch Einblutungen in Magen-Darm-Schleimhaut: Wunschkost, kleine Portionen anbieten, keine blähenden Speisen
- Für angemessene Beschäftigung sorgen, Eltern informieren und anleiten
- Umfeld des Kindes (Kita, Schule, Freunde) aufklären, um Frühzeichen zu erkennen (Einblutungen)

Besondere Informationen

- ITP tritt v. a. bei Kindern nach Virusinfekt auf
- Thrombozytopenie in Schwangerschaft häufig durch Hämodilution u. erhöhten Thrombozytenumsatz DD: Symptom eines HELLP-Syndroms

Thrombophlebitis

Entzündung einer oberflächl. Vene, syn. oberflächliche Venenthrombose.

Ursachen

- Bakteriell: meist durch Bagatelltrauma (Injektionen, Verweilkanülen, Gefäßkatheter), im Krankenhaus auch an den Armen durch Venenverweilkanülen
- Abakteriell: Thrombenbildung mit lokal begrenzter entzündl. Reaktion (meist bei Varikosis), zumeist an den Beinen
- Genetisch bedingt; dann zumeist an nicht varikösen Extremitäten, wechselnder Extremitäten

Symptome

- » Schmerzhaft geröteter, derber Venenstrang
- » Lokale Schwellung, Haut gerötet u. überwärmt
- » Bei bakterieller Form Fieber u. Schüttelfrost mögl.

Diagnostik

- Klin. Bild, ggf. BB u. Blutkultur
- Sono-Duplex/Kompressions-Sonografie

Therapie

- Keine Bettruhe! Pat. sollte mit Kompressionsverband möglichst viel umhergehen
- Heparintherapie bei Bettlägerigkeit
- Schmerzlinderung u. Abschwellung durch lokale Anwendungen
- Bei bakterieller Form ggf. Antibiotikatherapie
- Ggf. Stichinzision mit Auspressen des Koagels nur bei frischen Thrombosen; Varizensanierung bei rezid. Thrombophlebitiden

Hinweise zur Physiotherapie

- Beratung: Kompressionsverband auch nachts belassen, betroffenes Bein nachts hochlagern, Kompressionsstrümpfe müssen vor Aufstehen angezogen werden
- Bei bettlägerigem Pat.: Thromboseprophylaxe; statisches Anspannen und dynamisches Bewegen der Füße und Beine (Thrombosetretprogramm) → Aktivierung der Venen-Muskel-Pumpe und Erhöhung des venösen Rückstroms im tiefen Venensystem
- Pneumonieprophylaxe
- Generell gilt hier: Der beste Schutz vor Thrombose ist Bewegung

Besondere Informationen

- Komplikationen:
  - Sepsis
  - Lokale Nekrose
  - Phlebothrombose

Thyreoiditis

Schilddrüsen(SD)-Entzündung.

Ursachen

- Akute eitrige Thyreoiditis: Bakterien, meist Staphylo- o. Streptokokken
- Akute nicht eitrige Thyreoiditis: Mykobakterien, Viren, Pilze
- Subakute Thyreoiditis de Quervain: Ursache unklar, häufig nach viralem Atemwegsinfekt, evtl. genetische Disposition
- Chron. lymphozytäre Thyreoiditis (Hashimoto-Thyreoiditis): Autoimmunerkrankung, vermutl. genet. Disposition
- Weitere Thyreoiditisformen: Basedow-Thyreoiditis (Autoimmunthyreoiditis), Postpartum-Thyreoiditis, invasiv-sklerosierende Thyreoiditis
- Strahlenthyreoiditis

Symptome

- ❯ Akute Thyreoiditis: akute schmerzhafte SD-Schwellung mit Hautrötung, oft LK-Schwellung, ggf. Abszesspunktion
- ❯ Subakute Thyreoiditis: SD derb u. berührungsempfindl., allg. Krankheitsgefühl, Fieber, starke Halsschmerzen, vorübergehende Hyperthyreose, später Eu- o. Hypothyreose
- Chron. Thyreoiditis: schleichender Beginn, weitestgehend symptomarm, evtl. SD-Vergrößerung, Hypothyreose

Diagnostik

- Blutuntersuchungen: SD-Hormone, Entzündungszeichen
- Sono, Szintigrafie, Feinnadelpunktion
- Bei Hashimoto-Thyreoiditis Auto-AK-Suche (TPO-AK, Tg-AK)

Therapie

- Akute Thyreoiditis: kausal, z. B. Antibiotikagabe
- Subakute Thyreoiditis: symptomatisch, z. B. Schmerz- u. Entzündungshemmung, Kortikosteroide
- Chron. Thyreoiditis: Dauersubstitution mit SD-Hormonen (L-Thyroxin)

Hinweise zur Physiotherapie

- Symptome deuten können
- Pat. über Vermeiden zusätzlicher Jodaufnahme aus Nahrung informieren (kein Jodsalz, Seefisch, Algenprodukte)

Besondere Informationen

- Einteilung erfolgt nach: Ätiologie, Verlauf o. histolog. Bild
- In Schwangerschaft auf ausreichende Jod-Zufuhr und SD-Hormon-Produktion achten

Tibiafraktur

Schienbeinbruch.

Ursachen

- Indirekte Gewalteinwirkung durch Biegung u. Rotation (z. B. Skiunfall)
- Direkte Gewalteinwirkung (überwiegend offene Frakturen)
- Selten patholog. Frakturen

Symptome

- » Tibiakopffraktur: Schmerz, Schwellung, Bewegungs- u. Belastungsunfähigkeit
- » Tibiaschaftfrakturen: Druck- u. Bewegungsschmerzen, deformierter Unterschenkel, Pat. ist gehunfähig, oft erhebl. Weichteilverletzungen, bei offener Fraktur ggf. Knochenfragment sichtbar

Diagnostik

- Anamnese, klin. Untersuchung
- Röntgen: Unterschenkel

Therapie

- Notfallversorgung: Hochlagerung u. Schienung des Beins, Wunde steril abdecken, ggf. bei starken Blutungen Kompressionsverband
- Konservative Reposition u. Gipsverband: nur bei stabilen, unverschobenen u. geschlossenen Frakturen
- Sonst operative Versorgung, z. B. Marknagelung, Plattenosteosynthese, ggf. zunächst Fixateur externe
- Knochendefekte werden mit Spongiosa aufgefüllt, Mitversorgung der Begleitverletzungen
- Ggf. Antibiotikatherapie

Hinweise zur Physiotherapie

- Postop.: Schmerztherapie, Thromboseprophylaxe, Wundkontrolle
- Mobilisation u. Belastungsaufbau abhängig vom Frakturtyp u. OP-Verfahren
- Regelm. Durchblutung, Motorik, Sensibilität wg. Gefahr eines Kompartmentsyndroms überprüfen

Besondere Informationen

- Komplikationen:
  - Pseudarthrose
  - Osteomyelitis bei offenen Frakturen mit schweren Weichteilverletzungen
  - Kompartmentsyndrom
  - Thrombosen
  - Knochennekrose
- Häufig sind Tibia u. Fibula gemeinsam gebrochen

Tonsillitis

Akute bakterielle Entzündung der Gaumenmandeln; syn. Mandelentzündung, Angina tonsillaris.

Ursachen

- Erreger: meist β-hämolysierende Streptokokken Gruppe A (Scharlach), seltener Staphylokokken, Pneumokokken, Haemophilus influenzae, EBV

Symptome

- » Hohes Fieber mit Schüttelfrost
- » Schluckbeschwerden, Halsschmerzen ausstrahlend in Ohrregion
- » Geschwollene, druckschmerzhafte Hals-LK
- Zunächst beidseits gerötete, geschwollene Tonsillen, evtl. mit weißl. Belägen

Diagnostik

- Klin. Untersuchung, Racheninspektion, Streptokokkenschnelltest
- DD: Pfeiffer-Drüsenfieber

Therapie

- Orale Penicillingabe, bei P-Allergie Cephalosporine o. Makrolidantibiotikum
- Analgetikum, z. B. Paracetamol
- Tonsillektomie bei häufigen Rezidiven o. chron. Tonsillitis

Hinweise zur Physiotherapie

- Symptome deuten können
- Hygienevorschriften beachten

Besonderheiten beim Kind

- Nach Tonsillektomie Vitalzeichenkontrolle, ausreichende Schmerztherapie, auf Nachblutungen achten (v. a. am OP-Tag und 6. Tag postop. Gefahr sehr groß), lokale Kühlung, körperliche Schonung für 2–3 Wochen, viel trinken, weiche Wunschkost, nichts Saures o. Scharfes
- Kind in den ersten 2 Wo. nicht unbeobachtet lassen, bei Nachblutung Kind beruhigen, Blut ausspucken lassen, ärztliche Information, Eiskrawatte

Besondere Informationen

- Heilt i. d. R. folgenlos ab
- Komplikationen: Otitis media acuta, Retropharyngealabszess, Peritonsillarabszess
- Nach ca. 2 Wo. Urinuntersuchung zum Ausschluss von Streptokokkenzweiterkrankungen: rheumatisches Fieber, Glomerulonephritis

Transitorische ischämische Attacke (TIA)

Vorübergehende, zerebrale Ischämie; führt zu reversiblen neurologischen Defiziten; kein akuter Infarkt.

Ursachen

- Kardiogene Embolie (z. B. auf Grund von Vorhofflimmern)
- Lakunäre Infarkte der kleinen Gefäße (z. B. auf Grund von chr. Bluthochdruck)
- Arteriosklerose
- Idiopathisch

Symptome

- Akute vorübergehende fokale Symptome, die meisten dauern weniger als 1 Stunde
- Symptome hängen vom betroffenen Gebiet ab
- » Möglicherweise kurzzeitiger Sehverlust

Diagnostik

- EKG, Laboruntersuchung (zur Ursachenfindung der TIA)
- Serumglukose
- CT, MRT
- TTE

Therapie

- Antithrombotische Therapie (medikamentös)
- Fokus auf Schlaganfallprävention
- DD ausschließen
- Bei schweren Formen: Dissektion der Arterie

Hinweise zur Physiotherapie

- Schlaganfallprävention; Pat. über Risikofaktoren aufklären; Beratung zur Änderung der Lebensgewohnheiten
- Symptomatische Behandlung

Besondere Informationen

- Prognose: erhöhtes Risiko für einen zukünftige ischämischen Schlaganfall

Trigeminusneuralgie

Heftiger, attackenartiger Gesichtsschmerz im Versorgungsgebiet des Nervus trigeminus (V. Hirnnerv).

Ursachen

- Idiopathische Form: vermutl. Folge einer hirnstammnahen Kompression der sensiblen Trigeminuswurzel durch ein Gefäß
- Symptomatische Form: infolge von Tumoren, Entzündungen, Multipler Sklerose
- Hirnstammischämie

Symptome

- ❯ Meist im Bereich der Kaumuskulatur, Lippen, Zunge o. Wangen blitzartig einschießender brennender Gesichtsschmerz (einseitig)
- Dauer: wenige Sek., Attacken können sich rasch u. häufig wiederholen
- Auslöser: äußere Reize, z. B. Kälte, Berührung der Wange, Bewegung der Gesichtsmuskulatur
- ❯ Symptomatische Form: Dauerschmerz, neurolog. Auffälligkeiten, z. B. Sehminderung, Sensibilitätsstörungen

Diagnostik

- Anamnese, neurolog. Untersuchung
- CT, MRT, Liquordiagnostik
- SEP (sensorisch evozierte Potenziale) am N. trigeminus

Therapie

- Medikamentöse Therapie mit Carbamazepin, bei unzureichender Wirksamkeit auch andere Antiepileptika
- Zur Akuttherapie Phenytoin i. v.
- Bei Erfolglosigkeit operativ: Thermokoagulation des Ganglion gasseri, mikrovaskuläre Dekompression o. radiochirurg. Gamma-Knife-Bestrahlung der Trigeminuswurzel
- Behandlung der Grunderkrankung bei symptomatischer Form

Hinweise zur Physiotherapie

- Pat. sind aufgrund fast unerträglicher Schmerzen (z. T. über Jahre) stark belastet, benötigen in besonderem Maße Zuspruch, psychische Unterstützung u. motivierende Therapie
- Beratung: auf ausreichende Flüssigkeits- und Kalorienzufuhr achten
- Schmerztherapie

Besondere Informationen

- Frauen doppelt so häufig betroffen; Erstmanifestation häufig erst sehr spät
- Trigeminusschmerz zählt zu den stärksten Schmerzen überhaupt, entsprechend meiden manche Pat. aus Angst vor einer Attacke die Nahrungsaufnahme

Tuberkulose (Tbc)

Meldepflichtige bakterielle Infektionskrankheit mit chron. Verlauf; syn. Schwindsucht.

Ursachen

- Erreger: Stäbchenbakterium Mycobacterium tuberculosis, in seltenen Fällen auch durch M. bovis und Unterarten
- Übertragung: Tröpfcheninfektion, Aerosole von Mensch zu Mensch

Symptome

- » Primäre Tbc:
  - Meist symptomlos, evtl. grippeähnl. Beschwerden
  - Selten Fieber, Nachtschweiß, Husten, Auswurf, Pleuritis, Erythema nodosum
- » Postprimäre Tbc:
  - Uncharakt. Symptome wie Leistungsabfall, Gewichtsverlust, chron. Husten evtl. mit (blutigem) Sputum u. Thoraxschmerzen
  - In 80 % der Fälle Lungenbefall

Diagnostik

- Anamnese, Rö-Thorax, CT
- Tuberkulintest, 5–6 Wo. nach Infektion positiv; negatives Testergebnis schließt Tbc nicht sicher aus
- Zur Diagnosesicherung: mehrmaliger Erregernachweis in Magensaft (nach Nahrungskarenz), Liquor, Urin, Sputum, ggf. bronchoskopische Sekretgewinnung, Blut: Interferon-Gamma-Test
- Weiterführende Diagnostik zur Abklärung einer evtl. Immunsuppression

Therapie

- Grunderkrankung behandeln (z. B. HIV, Mangelernährung, Substanzabusus)
- Medikamentös mit Tuberkulostatika (antituberkulöse Arzneimittel): Ethambutol, Isoniazid, Pyrazinamid, Rifampicin, einschleichende Therapie, Vielzahl an NW
  - Die ersten 2 Mon. Viererkombination, anschließend über 4 Mon. Zweierkombination (zumeist Isoniazid u. Rifampicin)
  - Bei Resistenzen u. intolerablen NW Gabe von Reservesubstanzen mit längerer Therapiedauer
  - Ggf. OP bei Therapieresistenz u./o- großen Kavernen
- Alkohol- u. Nikotinkarenz
- Engmaschige Therapiekontrollen/Nachsorgeuntersuchungen für 2 Jahre

Hinweise zur Physiotherapie

- Information des Pat. und der Angehörigen über Hygienegrundsätze u. Isolationsmaßnahmen

- Einzelzimmerunterbringung bei offener Tbc (Bakterien im Sputum) u. Dauer der Isolierung nach hausinternem Standard, meist bis Erregernachweis im Sputum 3-mal negativ ist (ca. 3 Wo. nach Therapiebeginn); Schutzkleidung tragen nach Hygienestandard; spezieller Mundschutz, möglichst wenig Personal beim Pat.
- Besucher sorgfältig in Hygienemaßnahmen einweisen
- Überwachung u. Kontrollen: Vitalzeichen, Temperatur, Allgemeinbefinden/Psyche
- Prophylaxen durchführen, Mobilisation, Lagerung

Besondere Informationen

- Postprimäre Tbc: Reaktivierung der Tuberkelbakterien Jahre nach Erstinfektion, z. B. bei Abwehrschwäche
- Postprimäre Tbc meist in Atmungsorganen lokalisiert, grundsätzl. aber Befall aller Organe mögl., z. B. Niere, Darm, ZNS
- Formen: offen (ansteckend), geschlossen (nicht ansteckend)
- Impfung mit derzeit verfügbarem BCG-Impfstoff wird nicht mehr empfohlen
- Erkrankungszahlen an Tbc und Resistenzlagen steigen weltweit an

Ulcus cruris

Unterschenkelgeschwür; umgangssprachl. „offenes Bein".

Ursachen

- Ulcus cruris venosum (60–80 % aller Fälle): chron.-venöse Insuffizienz, ausgeprägte Varikosis
- Ulcus cruris arteriosum: pAVK
- Ulcus cruris mixtum: pAVK + chron. venöse Insuffizienz
- Ulcus cruris neoplasticum: durch maligne Erkrankung
- Häufig auch in Assoziation mit Typ-2-Diabetes, metabolischem Syndrom

Symptome

- ❯ Venöses Ulcus cruris:
  - Nässende, oft schmerzhafte Wunde, kann bis auf Faszie u. Knochen reichen
  - Meist am Innenknöchel u. medialen Unterschenkel lokalisiert
  - Gelbl.-schmierig belegter Wundgrund; wulstige, verhärtete Wundränder
- Arterielles Ulcus cruris:
  - Bevorzugt an Druckstellen lokalisiert, z. B. Ferse, Zehen
  - Haut, Weichteile, Knochen fast immer zerstört

Diagnostik

- Anamnese, körperl. Untersuchung, klin. Bild
- Sonografie
- Angiografie
- Bei Infektion ggf. Antibiogramm

Therapie

- Sanierung der Grunderkrankung, BZ-Einstellung, Schmerztherapie, ggf. Antibiotikatherapie
- Venöses Ulkus: Förderung des venösen Rückflusses (Bewegung, Kompressionsverband, Gefäßtraining)
- Wundbehandlung, lokale Stimulierung der Granulation, nach Abheilung des Ulcus ggf. chirurg. Deckung

Hinweise zur Physiotherapie

- Venöses Ulcus cruris:
  - Kompressionsmaßnahmen, Beine hochpositionieren, Pat. zur Mobilisation anhalten, Bewegungsübungen durchführen lassen
- Arterielles Ulcus cruris: ➤ periphere arterielle Verschlusskrankheit

Besondere Informationen

- Komplikationen: Wundinfektionen, Kontaktallergien, Extremitätenverlust, Sepsis

Ulzerationen in Magen/Duodenum

Schleimhautdefekt, der die Muscularis mucosae durchbricht.

Ursachen

- Helicobacter-pylori-Besiedlung (ca. 99 % der Fälle)
- Medikamente, z. B. NSAID, ASS
- Stress, Rauchen, familiäre Disposition
- Selten: Zollinger-Ellison-Syndrom (Gastrinom), Hyperparathyreoidismus

Symptome

- ❯❯ Nacht- u. Nüchternschmerz, nach Essen Besserung
- Unspezifische Symptome, z. B. Übelkeit, Völlegefühl, Inappetenz
- ❯❯ Bluterbrechen, Teerstuhl bei Blutungen → Notfallendoskopie

Diagnostik

- Anamnese, körperl. Untersuchung, Gastroduodenoskopie mit Biopsie
- Helicobacter-pylori-Nachweis, z. B. Ureaseschnelltest, histolog. Nachweis, ^{13}C- o. ^{14}C-Harnstoff-Atemtest
- Selten Gastrinspiegelbestimmung (Zollinger-Ellison-Syndrom?) und Kalzium-, Parathormonbestimmung (Hyperparathyreoidismus?)
- DD: Magenkarzinom ist immer abzuklären (5–10 % aller Ulzera sind Karzinome), jedes Magenulcus muss biopsiert werden, um Karzinom auszuschließen

Therapie

- Ulzerogene Medikamente möglichst absetzen; Reizfaktoren wie Nikotin, Alkohol, Kaffee, fettige Speisen vermeiden
- Medikamentöse Therapie:
  - Bei HP-Besiedlung (*Helicobacter pylori*) Eradikationstherapie mit Protonenpumpeninhibitoren (PPI) u. Antibiotika über 1 Wo.
  - Bei HP-negativ: Hemmung der Säureproduktion durch mehrwöchige Gabe von PPI (z. B. Omeprazol)
- Operative Therapie: Ulcus-Umstechung und Gefäßligaturen, Magenteilresektionen nach Billroth (heute selten), z. B. bei Perforation, Penetration, endoskopisch nicht stillbaren Blutungen

Hinweise zur Physiotherapie

- Spez. Ulkusdiät nicht erforderl., Pat. meidet meist, was er nicht verträgt
- Beratung: Empfehlenswert sind v. a. zu Beginn häufig kleine Mahlzeiten, keine Spätmahlzeiten u. ausreichende Bewegung nach dem Essen
- Beratung zu Ernährung (ausgewogene Nährstoffverteilung)
- Pat. sollte Stress vermeiden, ggf. Entspannungstechniken erlernen

Besondere Informationen

- Komplikationen
  - Blutungen
  - Perforation
  - Penetration
  - Pylorusstenose
  - Maligne Entartung
- Sonderform: akutes Ulkus (Stressulkus) meist einmaliges Ereignis bedingt durch akute Stresssituationen

Unterarmschaftfraktur

Fraktur der Ulna u. des Radius o. isolierte Schaftfraktur von Radius o. Ulna (sog. Parierfraktur).

Ursachen

- Folge von Verletzung, meist direkte Gewalteinwirkung

Symptome

- Schmerzen
- » Bei Fraktur von Ulna u. Radius: schmerzhafte Bewegungseinschränkung (Pro- u. Supination) u. abnorme Beweglichkeit

Diagnostik

- Anamnese, körperl. Untersuchung
- Röntgen

Therapie

- Konservativ mit Oberarmgips bei nicht verschobenen Frakturen
- Operative Stabilisierung:
  - Notfalloperation bei Nervenläsionen/-ausfällen
  - Bei verschobenen Frakturen mit stärkerem Achsenknick: meist Plattenosteosynthese; bei Kindern mit Spicknägeln (Metallentfernung erfolgt nach ca. 1 Jahr)
  - Bei Monteggia-Luxationsfraktur u. Galeazzi-Luxationsfraktur: Plattenosteosynthese u. ggf. offene Reposition

Hinweise zur Physiotherapie

- Reha-Richtlinien einhalten gemäß ärztlicher Verordnung
- Oberarmgips für ca. 6 Wo.
- Kontrolle von Durchblutung, Motorik, Sensibilität
- Pat. im korrekten Umgang mit dem Gips beraten; Hinweis, bei welchen Symptomen Arzt/Ärztin aufgesucht werden sollte
- Keine Belastung des Arms bis zur Ausheilung

Besonderheiten beim Kind

- Kind u. Eltern zum Umgang mit Gips informieren, dabei Selbständigkeit des Kinds nach Möglichkeit erhalten
- Betroffene Extremität zwischendurch hochpositionieren, Kind adäquat beschäftigen

Besondere Informationen

- Häufigste Fraktur in Deutschland
- Sonderformen:
  - Monteggia-Luxationsfraktur: Ulnaschaftfraktur mit proximaler radio-ulnarer Luxation
  - Galeazzi-Luxationsfraktur: Radiusschaftfraktur mit Luxation im distalen Radioulnargelenk

Uterusmyom

Gutartiger Tumor der Uterusmuskulatur.

Ursachen

- Ursache unklar, Östrogene, Progesterone und Wachstumsfaktoren fördern Wachstum
- Familiäre Disposition
- Myome meist im Uteruskörper, seltener im Bereich des Uterushalses

Symptome

- Symptomatik abhängig von Lokalisation, Anzahl u. Größe der Myome
- Häufig symptomfreier Verlauf
- » Zu starke u./o. verlängerte Menstruationsblutung, Zwischenblutungen, Dysmenorrhö
- » Gehäufte Fehlgeburten
- Druckgefühl im Unterleib
- » Bei Druck des Tumors auf Nachbarorgane (Blase, Darm): Harnaufstau, Dysurie, Obstipation
- » Bei Stieldrehung eines subserösen Myoms, Bild eines akuten Abdomens

Diagnostik

- Gyn. Untersuchung, Vaginalsono zur Diagnosesicherung
- Ggf. Laparoskopie, Hysteroskopie o. fraktionierte Abrasio
- DD: Endometriumkarzinom, Zervixkarzinom

Therapie

- Bei kleinen, symptomlosen Myomen keine Therapie erforderl., aber regelm. Kontrolluntersuchungen unabdingbar, da Entartungsrisiko besteht (Leiomyosarkom)
- Bei Beschwerden o. Komplikationen je nach Alter des Pat., Symptomatik, Lage u. Größe des Myoms:
  - Myomenukleation (Ausschälung des Myoms), bei jungen Frauen mit Kinderwunsch ggf. zuvor Verkleinerung mit GnRH-Analoga
  - Vaginale o. abdominale Hysterektomie

Hinweise zur Physiotherapie

- Allg. postop. Pflege u. Überwachung: Prophylaxen durchführen, Mobilisation
- Psychische Betreuung nach Hysterektomie, viele Frauen empfinden Organverlust als tiefen Eingriff in ihre Weiblichkeit
- Beratung: körperliche Schonung, nichts Schweres heben, Beckenbodengymnastik

Besondere Informationen

- Häufige Erkrankung, tritt bei ca. 20 % aller Frauen > 30. Lj. auf
- Entartung (Leiomyosarkom) bei 0,2–0,5 % der Fälle
- Nach Menopause schrumpfen Myome i. d. R.
- Uterus myomatosus: aufgrund mehrerer Myome vergrößerter Uterus

Varikosis

Ausgedehnte Varizen (Krampfadern) an den Beinen; syn. Krampfaderleiden.

Ursachen

- Primär: meist familiäre Disposition, Venenwandschwäche, Venenklappeninsuffizienz (begünstigt z. B. durch stehende Tätigkeit, Schwangerschaft, Übergewicht, hohes Alter)
- Sekundär: Folge anderer Venenerkrankungen, z. B. nach Phlebothrombose

Symptome

- Varizen bleiben oft lange symptomlos
- » Schwellneigung (v. a. nach langem Stehen), Schwere- u. Spannungsgefühl
- » Nächtl. Muskelkrämpfe (in Waden und Füßen), Schmerzen
- » Stauungsekzem mit atrophischen Störungen
- ➤ Knöchel-Ödeme
- Bei warmen Temperaturen mehr Symptome
- Nach langem Gehen keine Zunahme der Symptome (DD zu: pAVK)

Diagnostik

- Anamnese, körperl. Untersuchung, Inspektion (stehender Pat.)
- Duplex-/Doppler-Sonografie
- Ggf. Phlebografie

Therapie

- Kompressionsverbände o. -strümpfe, Gefäßtraining, Risikofaktoren minimieren
- Sklerotherapie (Verödung)
- Operativ: Saphenaligatur, Stripping (tiefes Beinvenensystem muss durchgängig sein!)

Hinweise zur Physiotherapie

- Pat. informieren über, z. B.:
  - Tragen angepasster Kompressionsstrümpfe, morgens vor Aufstehen anziehen
  - Bedeutung von dauerhafter Kompression u. Gefäßtraining
  - „S-L-Regel": Stehen u. Sitzen ist schlecht, Laufen u. Liegen ist gut
  - Häufiges Hochpositionieren der Beine
  - Überwärmung (z. B. Sauna) u. Sonnenbäder meiden; keine schweren Lasten tragen
  - Risikofaktoren abbauen: Nikotinkarenz, Übergewicht reduzieren, Obstipationsprophylaxe, Beine nicht übereinanderschlagen, flache Schuhe
- Postop.:
  - Beobachten auf: Nachblutung, Durchblutung, korrekten Sitz des Kompressionsverbandes, Beinumfang (tgl. messen)
  - Bein hochpositionieren (Keel-Schiene), Mobilisation i. d. R. noch am OP-Tag
  - Kompressionsstrümpfe (Klasse 2 o. 3) noch für mind. 6–8 Wochen tragen

Besondere Informationen

- Je nach Lokalisation 3 Formen:
  - Besenreiser: kleine in der Haut gelegene Venen (netzartig angeordnet), meist nur kosmetisch störend, ggf. Lasertherapie
  - Retikuläre Varizen: im Subkutangewebe liegend
  - Stammvarizen: erweiterte tiefe Hauptvenen, z. B. Vena saphena magna
- Frauen 4-mal häufiger als Männer betroffen
- Komplikationen:
  - Varizenblutung
  - Thrombophlebitis
  - Phlebothrombose
  - Lungenembolie
  - Chron. venöse Insuffizienz
  - Ulcus cruris varicosum
- Bei arteriellem Ulcus/pAVK keine Kompressionstherapie

Varizellen

Meldepflichtige hochinfektiöse Erkrankung mit typischem Bläschenausschlag; syn. Windpocken, Wasserpocken.

Ursachen

- Varizella-Zoster-Virus
- Übertragung: Tröpfcheninfektion

Symptome

- » Fieber
- » Zunächst Roseolen u. kleine, rötl. Papeln auf gesamter Haut u. Schleimhaut
- » 24 Std. nach Ausbruch: juckende Bläschen mit klarem, später trübem Inhalt u. rotem Hof
- Bläschen trocknen unter Borkenbildung ein
- Bei Immunkompetenten zumeist harmlos
- Bei Immunschwäche schwere Verläufe mit Pneumonie und ZNS-Beteiligung möglich

Diagnostik

- Blickdiagnostik, Erregernachweis aus Bläschen möglich

Therapie

- Juckreiz lindern
  - Zinkschüttelmixturen
  - Bei starkem Juckreiz Antihistaminika
- Bei immungeschwächten Pat. Virostatika u. Immunglobuline

Hinweise zur Physiotherapie

- Behandlungsverbot im Erstkontakt (als sektoraler HP Physiotherapie)
- Symptome deuten können (v. a. Bläschen im Sichtbefund)
- Hygienevorschriften beachten (Cave: Ansteckungsgefahr)

Besonderheiten beim Kind

- Fingernägel kurz schneiden, kleinen Kindern nachts Handschuhe anziehen
- Lauwarme, breiige Kost bei Bläschen im Mund

Besondere Informationen

- Inkubationszeit: 2–3 Wo., hohe Ansteckungsgefahr
- Komplikationen:
  - Entzündung des Kleinhirns
  - Varizellen-Pneumonie
  - Superinfektion mit Staphylokokken
- Prophylaxe: Varizellenimpfung für Kinder u. Jugendl.
- Spätere Reaktivierung des Virus in Form einer Gürtelrose (> Herpes zoster) mögl.
- Windpocken-Infektion in Schwangerschaft kann Ungeborenes gefährden
  - Hohe Letalität für Neugeborenes (30 % der Fälle), wenn Infektion 5 Tage vor bis 2 Tage nach Geburt erfolgte
- 1 Woche nach Exanthembeginn kein Besuch öffentlicher Einrichtungen
- Lebenslange Immunität nach durchgemachter Infektion

Zentralarterien- und Zentralvenenverschluss

Zentralarterienverschluss (ZAV): plötzl. Sehverschlechterung bis hin zur Erblindung durch vollständigen Verschluss der Netzhautarterie; Zentralvenenverschluss (ZVV): plötzl. Sehverschlechterung durch Verschluss der Netzhautvene.

Ursachen

- ZAV: embolisch, thrombotisch bedingt bei vorbestehender Arteriosklerose (v. a. der Karotiden), Vaskulitis (Arteriitis temporalis), Vorhofflimmern, Herzklappenerkrankungen
- ZVV: thrombotisch bedingt, Thrombus entsteht im betroffenen Gefäß, häufig in höherem Lebensalter bei kardiovaskulären Risikofaktoren

Symptome

- ❯ ZAV: plötzl. auftretender, schmerzloser Gesichtsfelddefekt bis hin zur Erblindung des betroffenen Auges
- ❯ ZVV: Schleiersehen, nach Std. bis Tagen zunehmende Gesichtsfeldverdunkelung, Sehschärfenminderung

Diagnostik

- ZAV: Augenhintergrund-Spiegelung zeigt weiße, geschwollene Netzhaut mit kirschrotem Fleck in Makula
- ZVV: Augenhintergrund-Spiegelung zeigt Papillenödem, stark geschlängelte u. erweiterte Venen, Netzhautblutungen, Makulaödem, baumwollartige Herde in Retina

Therapie

- Augenärztlicher Notfall, das Zeitfenster bis zum Sehverlust beträgt 6 Stunden
- ZAV: notfallmäßige Senkung des Augeninnendrucks durch Bulbusmassage u. β-Blocker, lokale Thrombolyse, Antikoagulantien, ggf. Hämodilution
- ZVV: Hämodilution, Antikoagulantien, Thrombolyse, ggf. Injektion von Glukokortikoiden o. monoklonalen AK in Glaskörper
- Begleiterkrankung/auslösende Ursache beachten und ebenfalls therapieren

Hinweise zur Physiotherapie

- Symptome deuten können
- Pat. informieren über Vorbeugung durch Kontrolle der Risikofaktoren (Diabetes, Bluthochdruck, Arteriosklerose)
- Je nach Schwere u. Grad der Sehminderung Unterstützung bei den Lebensaktivitäten
- Je nach Situation des Pat.: Prophylaxen durchführen, Mobilisation

Besondere Informationen

- Prognose:
  - Bei ZAV nach 6-stündigem vollständigen Verschluss i. d. R. irreversible Schädigung der Netzhaut
  - Bei ZVV abhängig vom Ausmaß der nicht mehr durchbluteter Areale Visuserholung mögl., wenn Netzhautperfusion wiederhergestellt ist

Zervixkarzinom

Karzinom des Gebärmutterhalses; syn. Gebärmutterhalskrebs, Kollumkarzinom.

Ursachen

- Meist Infektion mit Humanen Papilloma-Viren (HPV)
- Erhöhtes Risiko durch frühen ersten Geschlechtsverkehr, häufigen Partnerwechsel, mangelnde Genitalhygiene

Symptome

- Lange symptomlos
- » Fleischwasserfarbener, süßl. riechender Fluor (Ausfluss)
- » Zwischenblutungen, Kontaktblutungen, z. B. beim Geschlechtsverkehr
- » Im späten Stadium Schmerzen, Störungen von Darm- u. Blasenfunktion

Diagnostik

- Gyn. Untersuchung, zytolog. Untersuchung von Zellabstrichen
- Biopsie (Konisation, Knipsbiopsie)
- Tumormarker: SCC u. CEA
- Zystoskopie, Rektoskopie, i. v.-Urogramm (Tumorausdehnung?)
- Metastasensuche: Sono, Rö-Thorax, ggf. Skelettszintigrafie, CT o. MRT

Therapie

- Hauptpfeiler: OP u. Strahlentherapie; Chemotherapie
- Operative Verfahren je nach Stadium: Konisation, Hysterektomie, meist Radikal-OP nach Wertheim-Meigs
- Strahlentherapie je nach Stadium primär o. sekundär

Hinweise zur Physiotherapie

- Postop.:
  - Nach Radikal-OP ggf. postop. Intensivbetreuung (1–3 Tage): Prophylaxen durchführen, Mobilisation
  - Beobachtungen und Kontrollen: Vitalzeichen, Wunde
  - Unterstützung bei den Lebensaktivitäten
  - Beratung: Sorgfältige Intimpflege, z. B. Genitalspülungen nach jeder Stuhlausscheidung
  - Lymphödemprophylaxe
  - Blasentraining nach Klinikstandard, bis kein Restharn mehr besteht, dann erst kann suprapubischer Blasenkatheter entfernt werden

- Grundsätze der onkolog. Therapie beachten, v. a. emotionale Unterstützung, Gesprächsbereitschaft signalisieren
- Kontaktvermittlung zu Sozialdiensten, Selbsthilfegruppe o. Psychoonkolog.

Besondere Informationen

- Tumor entwickelt sich über Vorstadien Dysplasie, zervikale intraepitheliale Neoplasie u. Carcinoma in situ
- Frühe lymphogene Metastasierung in LK entlang der Aa. iliacae, Aorta u. Beckenwand
- Prävention: Krebsfrüherkennungsuntersuchung durch jährlich mindestens eine Kolposkopie; seit 2006 HPV Impfung möglich, heutzutage für alle Kinder empfohlen

Zöliakie

Form der einheimischen Sprue, die sich entweder im Kindesalter oder um das 40. Lj. manifestiert.

Ursachen

- Überempfindlichkeit gegen Gliadin-Fraktion des Glutens im Klebereiweiß vieler Getreidesorten
- Vermutl. genet. Ursache, da fast alle Betroffenen einen bestimmten HLA-(Human Leukocyte Antigen)Typ aufweisen
- Hohe Assoziation mit Typ1-Diabetes, anderen Autoimmunerkrankungen, Trisomie 21, Ulrich-Turner-Syndrom

Symptome

- » Zunehmend Durchfälle ca. 3 Mon. nach Einführung getreidehaltiger Kost
- » Abdomen groß u. vorgewölbt, magere Extremitäten
- » Kinder sind schwach, blass u. oft missgelaunt
- Eisenmangelanämie mit zunehmender Zerstörung der Darmschleimhaut, Gedeihstörung
- Bei leichteren Verläufen spätere u. weniger charakteristische Symptomatik
- » Bei 40 % fehlen gastrointestinale Symptome, Manifestation über Haut/Schleimhäute: Zungenbrennen, Bläschen an Extremitätenstreckseiten

Diagnostik

- Anamnese, klin. Bild
- Dünndarmbiopsie zur Diagnosesicherung (Zottenatrophie)
- Nachweis von Endomysium-AK im Blut

Therapie

- Lebenslange glutenfreie Diät
- Zur Kompensation bereits eingetretener Verluste initial Substitution von Vitaminen u. Eisen → langsamer Rückgang der Symptome

Hinweise zur Physiotherapie

- Symptome deuten können Aufklärung von Pat. u. Eltern über glutenfreie Diät: verboten sind Weizen, Roggen, Gerste, Dinkel, Grünkern; erlaubt sind z. B. Hirse, Mais, Soja, Reis, Kartoffeln, Buchweizen; Hafer ist erlaubt, ist aber oft mit Gluten verunreinigt
- Kontaktaufnahme zur Deutschen Zöliakie-Gesellschaft u. Betreuung durch Ernährungsberatung empfehlen, Selbsthilfegruppen

Besondere Informationen

- Häufigkeit 1:500
- Bei konsequent glutenfreier Diät gute Prognose, sonst erhöhtes Risiko für maligne Lymphome

Zystadenom, ovarielles

Epitheliale ein- o. mehrkammerige Eierstocktumoren, die Zysten bilden; syn. Kystom.

Ursachen

- Unbekannt

Symptome

- » Zunahme des Bauchumfangs (kann immens groß werden)
- Druck- u. Völlegefühl, Obstipation, ggf. Aszites
- » Oft schlechter AZ, da Zystadenome hohen Eiweißverbrauch aufweisen

Diagnostik

- Gyn. Untersuchung, Sono, Laparoskopie
- DD: Ovarialkarzinom

Therapie

- Operative Therapie, meist Entfernung des betroffenen Eierstocks ausreichend

Hinweise zur Physiotherapie

- Allg. Therapie nach gyn. OP > Ovarialkarzinom

Besondere Informationen

- Formen:
  - Seröses Zystadenom: häufigster Tumor im Eierstock, Altersgipfel zwischen 40. u. 50. Lj., tritt häufig doppelseitig auf, enthält klares eiweißhaltiges Sekret
  - Muzinöses Zystadenom: Altersgipfel zwischen 30. u. 50. Lj., meist einseitig, enthält schleimige Flüssigkeit
- Komplikationen:
  - Zystenruptur
  - Stieldrehung
  - Kann in Zystadenokarzinom übergehen

Zystitis

Entzündung der Harnblase, syn. Blasenentzündung.

Ursachen

- Aszendierende (aufsteigende) Infektion: meist gramnegative Bakterien (80 % E. coli), auch grampositive Kokken, Mykoplasmen, Viren u.a.
- Begünstigt durch: Harnabflussstörungen, Katheterisierung, bei Frauen Geschlechtsverkehr, Kälte, Nässe, Stress, mangelnde Intimhygiene, Menstruation

Symptome

- » Schmerzen o. Brennen beim Wasserlassen (Dysurie)
- » Häufiger Harndrang mit kleiner Urinmenge (Pollakisurie)
- » Krampfartige Schmerzen oberhalb des Schambeins (Blasentenesmen)
- » Fieber u. allg. Krankheitsempfinden weisen auf Mitbeteiligung der oberen Harnwege hin

Diagnostik

- Anamnese, körperl. Untersuchung
- Urinstix: Eiweiß, Nitrit, Leukozyten, evtl. Mikrohämaturie
- Erregernachweis: Urinkultur

Therapie

- Je nach Erreger, z. B. Antibiotikagabe
- Kälte vermeiden, reichl. Flüssigkeit trinken

Hinweise zur Physiotherapie

- Beratung: auf ausreichende Flüssigkeitszufuhr achten (mind. 3–4 l/Tag)
- Lokale Wärmeanwendung zur Schmerzlinderung
- Keine Evidenz für Wirksamkeit von Cranberry-Produkten zur Prophylaxe von Harnwegsinfekten

Besondere Informationen

- Im 1. Lj. mehr Jungen als Mädchen betroffen, später Mädchen u. Frauen häufiger betroffen → kurze Harnröhre begünstigt das Aufsteigen der Infektion
- Bei jungen Männern auf anatomische Ursachen untersuchen

Zytomegalie

Virusinfektionskrankheit, bei intakter Immunität mit meist unkompliziertem Verlauf; syn. Speicheldrüsenviruskrankheit, Einschlusskörperchenkrankheit.

Ursachen

- Zytomegalievirus (CMV)
- Übertragung: Tröpfcheninfektion, oral, durch Speichel, Blut, Urin, sexuell übertragbar, Transfusion, Organspende

Symptome

- Bei Erstinfektion: asymptomatisch
- » Selten: Fieber, Hepatitis mit Ikterus, Hepatosplenomegalie, LK-Schwellung
- Augen: Retinitis

Diagnostik

- Klin. Bild
- Serologie: AK-Nachweis
- Urin: Zytologie
- Biopsie von Ösophagus u. Kolon
- Augenärztliche Untersuchung: Augenhintergrundspiegelung

Therapie

- Kombination zweier wirksamer Virostatika zur Vermeidung von Resistenzen u. um synergistische Effekte zu nutzen

Hinweise zur Physiotherapie

- Hygienevorschriften beachten
- Bei Immunsupprimierten Beob. auf Komplikationen (Pneumonie, Enzephalitis, Hepatitis, Chorioretinitis), Unterstützung und Prophylaxen je nach Zustand

Besonderheiten beim Kind

- Bei pränatal erworbener Infektion Beob. auf Auffälligkeiten (Hörstörungen, Sehschwäche, Intelligenzminderung, Hepatosplenomegalie, Anämie) des Säuglings/Kleinkindes
- Regelmäßige Gewichtskontrollen bei gastrointestinalen Problemen
- Prävention hat hohen Stellenwert: Schwangere informieren über Risiko der Infektion, Übertragungswege und Schutzmaßnahmen sowie zu Screening in der Schwangerschaft → Berufsverbot wenn in Risikobereichen tätig

Besondere Informationen

- Weltweit tragen ca. 40 % aller Menschen das Zytomegalievirus in sich
- Reaktivierung bei Immunsuppression möglich

Register